これから始める

スポーツエコー

Ultrasound in the Treatment of Athletes

編集 **後藤英之**
至学館大学健康科学部健康スポーツ科学科教授
名古屋市立大学大学院医学研究科整形外科臨床教授

MEDICAL VIEW

本書では，厳密な指示・副作用・投薬スケジュール等について記載されていますが，これらは変更される可能性があります．本書で言及されている薬品については，製品に添付されている製造者による情報を十分にご参照ください．

Utilization of Ultrasound in the Treatment of Athletes for Beginners
(ISBN978-4-7583-1871-6 C3047)

Editor: HIDEYUKI GOTO

2019.7.10　1 st ed

©MEDICAL VIEW, 2019
Printed and Bound in Japan

Medical View Co., Ltd.
2-30 Ichigayahonmuracho, Shinjyukuku, Tokyo, 162-0845, Japan
E-mail　ed@medicalview.co.jp

序文

　長らくスポーツ診療に携わってきて，選手からしばしば質問される言葉があります。「いつスポーツ復帰できますか？」この問いに正確に答えることは本当に難しいことです。同じような障害・外傷でも，損傷の程度，機能回復は千差万別であり，いまだに選手の治療経過から学ぶ毎日です。

　スポーツ復帰を確実にするためには，スポーツ損傷を迅速かつ的確に診断し，最適な治療を選択すること，治癒過程を詳細に分析し，機能の改善を正しく評価することが必要です。それには，損傷した筋肉・靱帯・腱などの軟部組織や微細な骨の変化，運動器の動的な変化を把握することが不可欠です。

　超音波診断装置（エコー）はこれを可能とする有用なツールです。エコーは軟部組織や骨・軟骨の微細な変化，血流，動態の評価が可能で，機器のコンパクト化によってスポーツ現場で使用されることにより，損傷部位の可視化を実現しました。また，精度の高いエコーガイド下注射によって，慢性スポーツ障害の治療にも威力を発揮しています。このようにエコーの多くの利点を生かした活用法に対して，医師はもちろん運動器に携わるメディカルスタッフからの関心が高まっています。

　本書はこのような要望に応えるために，スポーツ診療におけるエコーの役割と活用法を，より多くの職種の方に理解できるように，スポーツ現場の第一線で活躍されている医師や，エコー診療を積極的に実施している専門家の方々に執筆をお願い致しました。その内容には単なるスポーツ損傷の診断法のみならず治療の選択法や治療経過の評価，スポーツ復帰の目安，現場での活用例などを盛り込んでいただきました。また，スポーツ損傷例の治療経過を提示することによって，現場での初期評価，病院でのドクターの診断と治療，理学療法士による評価と治療計画，トレーナーによる現場復帰の支援などの情報を提供し，スポーツ診療のそれぞれの局面でエコーが実際にどのように活用されているか，その一連の流れがわかるように編集しました。また，近年のエコー関連機器の開発について海外からの情報についてもトピックスとして取り上げました。

　本書が，スポーツ診療に関わる多くの方がエコーを活用するきっかけとなり，選手のスポーツ復帰に貢献することを心より願います。

令和元年6月

至学館大学健康科学部健康スポーツ科学科 教授
名古屋市立大学大学院医学研究科整形外科 臨床教授

後藤英之

目次

第1章 基礎 エコー診療のための基礎知識

エコーの基礎知識　松崎正史 …… 2
①エコーと超音波の関係は？　②透過と散乱　③映し出されているものは何か？

エコーを治療で使いこなす秘訣 … 8
①周波数を合わせる　②フォーカスを合わせる　③アーティファクトを役立てる

運動器のエコー像　後藤英之 …… 12
①骨　②関節　③腱　④靱帯　⑤筋　⑥末梢神経　⑦血管

スポーツドクターとしてのエコーの使い方　深谷泰士 …… 17
①スポーツ現場でのエコーの役割　②練習・試合帯同時のエコーの使用
③遠征や長期間キャンプ（合宿）帯同時　④エコーの取り扱いについて

スポーツトレーナーとしてのエコーの活用例　銭田良博ほか …… 24

トレーナーがエコーを活用する意義と対象について … 24
①スポーツ障害とは　②トレーナーがエコーを使いこなすために必要なスキルについて

症例提示 … 26

トレーナーにとってのレッドフラッグ … 27

トレーナーにとってのイエローフラッグ … 28

トレーナーにとってのグリーンフラッグ … 31

Column

WBC侍ジャパンチームドクターより　富田一誠 …… 34

第2章 実践 各部位およびスポーツ疾患の描出

1. 肩関節

肩関節の描出　杉本勝正 …… 38

超音波診断に必要な肩関節の解剖 … 38
①腱板（肩甲下筋，棘上筋，棘下筋，小円筋）
②上腕二頭筋長頭腱　③関節唇（上方，前下方，後方）
④上腕骨頭（大結節，小結節，結節間溝）　⑤後方四角腔（QLS）

肩関節周囲の描出法 … 40
①肩関節エコー診断手技および正常像

症例の描出 … 43
①リトルリーグ肩（上腕骨近位骨端線離開）　②腱板損傷　③関節唇損傷
④ガングリオンによる肩甲上神経麻痺　⑤肩鎖関節損傷，鎖骨遠位端骨折
⑥上腕二頭筋長頭腱炎，脱臼，断裂　⑦Impingement症候群
⑧肩甲胸郭部滑液包炎，肩甲骨内上角炎，小菱形筋損傷　⑨後方四角腔症候群
⑩後方タイトネス

【症例】投球障害肩　福吉正樹ほか …… 54
①検査・診断　②治療

【症例】肩関節脱臼　平田正純 …… 60
①後方走査　②腋窩走査　③リハビリテーション

2. 肘関節

肘関節の描出　土屋篤志 …… 63

知っておくべき肘関節周囲の解剖 … 63
①前方の解剖　②外側の解剖　③内側の解剖　④矢状断面の解剖

肘関節周囲の描出法および疾患の描出 … 65
①前方走査　②後方走査　③内側走査　④外側走査

スポーツでよくみられる疾患の描出 … 72
①肘内側側副靱帯損傷　②内側上顆裂離骨折，内側上顆骨端障害
③上腕骨小頭部離断性骨軟骨炎（OCD）　④滑車部骨軟骨障害
⑤骨棘障害，後方インピンジメント　⑥関節内遊離体
⑦上腕骨外側上顆炎　⑧肘部管症候群（尺骨神経脱臼）

【症例】野球肘　星加昭太ほか ……80
①解剖　②病態　③診断　④エコーを中心とした画像診断
⑤浅指屈筋の関節安定性への寄与　⑥治療　⑦症例提示

3. 脊椎・体幹

脊椎・体幹の描出　吉田眞一 ……87

知っておくべき基礎知識 …87
①大後頭神経　②頚椎椎間関節　③斜角筋，腕神経叢　④肋骨，肋軟骨　⑤腰部多裂筋
⑥腰椎椎間関節　⑦腸腰靱帯　⑧仙腸関節　⑨殿部の筋と神経

各部位の描出法 …94
①頚部の描出　②肋骨，肋軟骨の描出　③腰椎の描出　④仙腸関節　⑤殿部の筋と神経

各部位でよくみられるスポーツ外傷・障害の描出 …102
①肋骨骨折　②肋軟骨損傷　③腸腰靱帯性腰痛　④多裂筋肉離れ　⑤腰椎椎間関節症
⑥腰椎分離症　⑦仙腸関節性腰痛（後仙腸靱帯）　⑧坐骨神経痛など殿部の神経痛

症例提示 …107

4. 股関節

股関節の描出　渡邊宣之 ……109

股関節を検査するために知っておくべき解剖 …109

股関節の周囲の描出法および疾患の描出 …110
①エコープローブ　②股関節エコーにおける解剖学的指標ー大腿骨頭とAIIS

FAI症例における股関節の観察 …113
①関節唇の観察　②エコーガイド下インターベンション　③注射後の股関節唇の観察
④FAI症例におけるcam病変の診かた

5. 大腿・膝関節

大腿・膝関節の描出　新庄琢磨ほか ……119

知っておくべき大腿・膝関節周囲の解剖 …119

大腿・膝関節周囲の描出法および疾患の描出 …120
①知っておくべき基礎知識　②大腿部の描出法　③膝関節部の描出法
④半月板の描出法　⑤膝蓋腱の描出法　⑥鵞足の描出法

各部位でよくみられるスポーツ疾患の描出 …128
①ハムストリング肉離れ　②大腿四頭筋損傷　③膝蓋腱炎
④オズグッドーシュラッター病（Osgood-Schlatter Disease）　⑤内側側副靱帯損傷
⑥半月板損傷　⑦軟骨損傷　⑧鵞足炎　⑨半月板逸脱

【症例】肉離れ，筋挫傷（ももかん）　土屋篤志　……136
①【症例1】左大腿部の肉離れ　②【症例2】内側広筋部の筋挫傷

6. 下腿

下腿の描出　大内 洋　……138

知っておくべき下腿の解剖 …138
①脛骨と腓骨の関係　②腓腹筋の起始停止　③ヒラメ筋の起始停止
④後脛骨筋の起始停止　⑤長趾屈筋の起始停止　⑥下腿の断層解剖

下腿の描出法および疾患の描出 …141
①下腿疲労骨折　②シンスプリント　③下腿肉離れ　④アキレス腱周囲炎

【症例】アキレス腱断裂　米田 實ほか　……148
①診断　②治療　③リハビリテーション

7. 足・足関節

足・足関節の描出　松井智裕ほか　……154

知っておくべき足・足関節の解剖 …154
①足関節外側（外側靱帯）の解剖　②足関節内側（三角靱帯）の解剖　③足関節後方の解剖

足・足関節の描出法および疾患の描出 …156
①足関節外側の描出　②足関節内側の描出　③足関節後方の描出　④足部の観察

よくみられるスポーツ疾患の描出 …162
①足関節外側靱帯損傷の描出

第3章 応用 インターベンションとリハビリテーションへの応用

1. エコーガイド下インターベンション

肩甲胸郭関節に対するエコーガイド下神経ブロック　臼井要介……168
①肩甲胸郭関節　②拮抗運動と代償運動

治療法 … 170
①C5中斜角筋内への注入　②僧帽筋・前鋸筋間への注入　③菱形筋・上後鋸筋間への注入
④僧帽筋・肩甲挙筋間への注入　⑤大胸筋・小胸筋間への注入　⑥注入部位の選択法

症例提示 … 176
①主訴・現病歴　②検査・診断　③治療

エコーガイド下fasciaハイドロリリース　洞口　敬ほか……179
①概念　②ハイドロリリースという用語の重要性と命名の背景
③適応　④治療法の紹介

症例提示（軟部組織の柔軟性改善効果を目的として）… 186
①投球障害肩（肩関節後方タイトネスが原因の場合）　②症例

エコーガイド下PRP注射療法　谷口　悠ほか……189
①筋損傷について　②筋損傷に対するPRP注射療法の研究

肉離れに対するPRP注射療法 … 191
①MRI撮像　②エコーガイド下PRP注射　③注射後

症例提示 … 194

エコーガイド下手術　Allison N. Schroederほか……197

第一世代：針の誘導 … 197
①エコーと腱剥離術　②治療：HVIGIを用いた膝蓋腱の剥離　③症例

第二世代：切離・リリース … 200
①経皮的エコー下腱切離術（PUT）または腱膜切開術
②治療：TENEXを用いた足底腱膜障害に対するPUT
③症例　④靱帯/支帯リリース　⑤腱，腱膜，筋膜リリース

2. リハビリテーションにおけるエコーの活用法

運動器リハビリテーションにおけるエコー評価　　林　典雄……208

①烏口上腕靱帯の癒着評価　②烏口肩峰アーチを基準とした回旋運動時の求心性評価
③Bennett骨棘部における滑走性評価　④橈骨輪状靱帯の癒着評価
⑤肘関節後方インピンジメント評価　⑥FAI症状に対する大腿直筋周辺組織の屈曲動態評価
⑦大腿神経障害の癒着評価　⑧膝蓋下脂肪体の硬さ評価
⑨足関節後方部でのFHLの癒着評価　⑩足底部脂肪組織の不安定性評価

超音波検査を用いたリハビリテーションへの応用　　工藤慎太郎……227

①上腕骨外上顆炎　②非特異的腰痛　③アキレス腱断裂

超音波エラストグラフィによるリハビリテーション　　福吉正樹……235

①なぜ，超音波エラストグラフィで硬さを評価するのか？
②超音波エラストグラフィとは

超音波エラストグラフィの活用例…237
①投球障害肩の運動療法に対して
②鏡視下Bankart修復術後の運動療法に対して
③投球障害肘の運動療法に対して

・索引……………………………………………………………………242〜245

これから始めるスポーツエコー

執筆者一覧

編集

後藤英之	至学館大学健康科学部健康スポーツ科学科 教授 名古屋市立大学大学院医学研究科整形外科 臨床教授

執筆者（掲載順）

松崎正史	ソニックジャパンホールディングス株式会社 代表取締役
後藤英之	至学館大学健康科学部健康スポーツ科学科 教授 名古屋市立大学大学院医学研究科整形外科 臨床教授
深谷泰士	名古屋グランパスエイトクリニック
銭田良博	株式会社ゼニタ銭田治療院千種駅前，えとうリウマチ整形外科
鵜川浩一	株式会社ゼニタ，えとうリウマチ整形外科
富田一誠	昭和大学江東豊洲病院整形外科 診療科長
杉本勝正	名古屋スポーツクリニック 院長
福吉正樹	名古屋スポーツクリニック
平田正純	AR-Ex尾山台整形外科 東京関節鏡センター 副院長
土屋篤志	名鉄病院整形外科 部長，関節鏡・スポーツ整形外科センター長
星加昭太	船橋整形外科病院スポーツ医学・関節センター
高橋憲正	船橋整形外科病院スポーツ医学・関節センター 部長
吉田眞一	よしだ整形外科クリニック 院長
渡邊宣之	公立陶生病院整形外科 部長
新庄琢磨	KINスポーツ・整形クリニック 院長
岩本　航	江戸川病院スポーツ医学科 部長
大内　洋	亀田メディカルセンタースポーツ医学科 主任部長
米田　實	特定医療法人米田病院 院長
平井利樹	特定医療法人米田病院リハビリテーション科

松井智裕	済生会奈良病院整形外科 部長
熊井　司	早稲田大学スポーツ科学学術院 教授
臼井要介	水谷痛みのクリニック
洞口　敬	日本大学病院整形外科 診療准教授
小林　只	弘前大学医学部附属病院総合診療部
木村裕明	医療法人Fascia研究会木村ペインクリニック 院長
谷口　悠	いちはら病院整形外科 科長
金森章浩	筑波大学医学医療系整形外科 講師
植村健太	ヴェルディクリニック
田中利和	キッコーマン総合病院 副院長，整形外科 部長
山崎正志	筑波大学医学医療系整形外科 教授
Allison N. Schroeder	University of Pittsburgh Medical Center, Department of Physical Medicine and Rehabilitation
James E. Eubanks	University of Pittsburgh Medical Center, Department of Physical Medicine and Rehabilitation
Kentaro Onishi	University of Pittsburgh School of Medicine Department of Physical Medicine and Rehabilitation, Orthopaedic Surgery
塚原由佳	慶應義塾大学医学部スポーツ医学総合センター
林　典雄	運動器機能解剖学研究所
工藤慎太郎	森ノ宮医療大学理学療法学科 准教授

動画視聴方法

本書の内容に関連した動画をメジカルビュー社のホームページでストリーミング配信しております。解説と関連する動画のある箇所にはQRコードを表示しています。下記の手順でご利用ください（下記はPCで表示した場合の画面です。スマートフォンで見た場合の画面とは異なります）。

＊動画配信は本書刊行から一定期間経過後に終了いたしますので，あらかじめご了承ください。

1. 動画配信ページにアクセスします。
   http://www.medicalview.co.jp/movies/

2. 表示されたページにある本書タイトルをクリックします。次のページで，本書タイトル付近にある「動画視聴ページへ」ボタンを押します。

3. パスワード入力画面が表示されますので，利用規約に同意していただき，右記のパスワードを半角数字で入力します。

4. 本書の動画視聴ページが表示されます。視聴したい動画のサムネールをクリックすると動画が再生されます。

スマートフォンやタブレット端末では，QRコードから左記❸のパスワード入力画面にアクセス可能です。その際はQRコードリーダーのブラウザではなく，SafariやChrome，標準ブラウザでご覧ください。

これから始めるスポーツエコー
インターベンションからリハビリテーションまで
2019年7月12日刊行

サンプル動画はこちら　　この書籍の紹介・ご購入はこちら

92258714

動作環境
下記は2019年6月1日時点での動作環境で，予告なく変更となる場合がございます。

- **Windows**
  OS：Windows 10/8.1/7（JavaScriptが動作すること）
  Flash Player：最新バージョン
  ブラウザ：Internet Explorer 11
  　　　　　Chrome・Firefox最新バージョン

- **Macintosh**
  OS：10.14～10.8（JavaScriptが動作すること）
  Flash Player：最新バージョン
  ブラウザ：Safari・Chrome・Firefox最新バージョン

- **スマートフォン，タブレット端末**
  2019年6月1日時点で最新のiOS端末では動作確認済みです。Android端末の場合，端末の種類やブラウザアプリによっては正常に視聴できない場合があります。
  動画を見る際にはインターネットへの接続が必要となります。パソコンをご利用の場合は，2.0 Mbps以上のインターネット接続環境をお勧めいたします。また，スマートフォン，タブレット端末をご利用の場合は，パケット通信定額サービス，LTE・Wi-Fiなどの高速通信サービスのご利用をお勧めいたします（通信料はお客様のご負担となります）。
  QRコードは（株）デンソーウェーブの登録商標です。

本Web動画の利用は，本書1冊について個人購入者1名に許諾されます。購入者以外の方の利用はできません。また，図書館・図書室などの複数の方の利用を前提とする場合には，本Web動画の利用はできません。

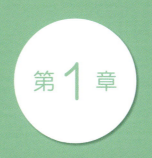

基礎

エコー診療のための基礎知識

第1章 基礎

エコーの基礎知識

松崎正史（ソニックジャパンホールディングス株式会社）

はじめに

　運動器のエコーは，ここ20年ほどで目まぐるしく進化しました。20年前では，整形外科領域における画像診断機器としての地位はほとんどなく，もちろん日常診療に必要なツールにもなっていませんでした。ちょうどその頃，世界で初めて高性能でバッテリー駆動の携帯型エコーが登場しました。当時はエコーといえば検査室に洗濯機のような大きさで設置され，とても外に持ち出す概念などまったくありませんでしたが，この携帯型エコーの登場で軟部組織損傷や骨軟骨障害を現場でみる道具となり，エコーが画像診断機器として整形外科領域で認められるスタートとなりました。

　そこから現在に至るまで，検査室向けに開発されてきたエコーは，より小型化，高性能化され，整形外科の外来診療やスポーツ現場で道具として使いこなす時代になりました（図1）。近年の画像処理技術の進歩は目覚ましく，その恩恵はエコー像の処理技術にも多く応用されています。

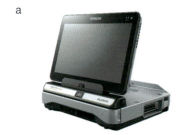
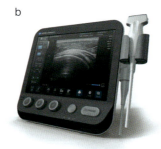
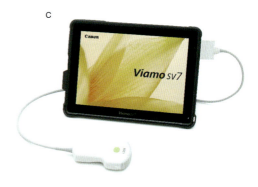

図1　最新の小型・高性能携帯型エコー
a：ARIETTA Prologue（日立製作所）
b：SONIMAGE MX1（コニカミノルタ）
c：Viamo sv7（キヤノンメディカルシステムズ）

エコーの基礎知識

超音波検査はプローブをパッと当てるだけで、その組織の断面をリアルタイムに高精細な映像として描出することができます。運動器疾患に対して診断情報がインプットされるだけではなく、瞬時に治療戦略の策定ができ、治療での注射をエコーガイド下で行う際に、針先を目的のポイントに正確にコントロールすることができるため、治療効果も格段に上がります（図2）。

ここでは、エコー像がどのような仕組みによって映像化されるのか、どのように解釈すればよいのか、また、よりよい画像を得るための方法などについて解説します。「エコーの原理は難しくて無理」「読んでいるだけで寝てしまいそう」という方々にも、最後まで一読いただき、これからプローブを持つときに「なるほど〜」と心のなかでつぶやき、ワクワクしながらエコー像をみてもらえればと願います。

> **Point**
>
> 1枚の画像は、みる人の共通言語として扱うことでスポーツを支える医師ーメディカルスタッフ間で情報共有ができます。そのため、チーム医療として、運動器障害に対して迅速な初期診断から治療プロセスの評価を行うことで、競技パフォーマンスの低下を最大限に抑えながら早期の復帰に役立たせることができます。
>
> 一方で、画像は語ることができません。それゆえ、情報が独り歩きすることで診断や評価を誤った方向に向かわせてしまう危険性も潜んでいます。

第1章 基礎

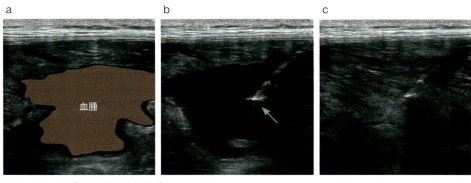

図2　エコーガイド下による治療
a：外側広筋内に無エコー像の血腫を描出。
b：エコーガイド下で針先（矢印）を血腫内に正確に誘導します。
c：血腫がすべて除去できたことを確認。

① エコーと超音波の関係は？

エコーは1960年から臨床現場で活用されているため、超音波に関して記述されている本がすでにたくさんありますが、ほとんどの本で原理の部分は、やまびこを例として紹介されており、「ヤッホー」と発した声が谷を越えて山で反射されて返ってくる現象を引き合いに出しています。ところで、皆さんがカラオケに行ったときに「エコー」というスイッチを押した瞬間、自分の声がちょっとうまくなったような気になりませんか？　自分の声の響きが、いつまでも残っているような感じで聞こえます。音の世界では、この反響音つまり反射して響く音のことをエコーとよびます。

では、エコーと超音波の関係はどのようなものでしょうか。超音波は振る舞いを目でみることができないのでなかなかイメージがつきません。そこで、ちょっと視点を変えます。テニスの壁打ちやサッカーの壁当てなどは、ボールを壁に当てると自分のところに戻ってきますが、この現象が反射となります。超音波もエコーと同じ原理で、身体のなかで起こった反射情報を映像化しているのです。

> このように他の本に書いてあるものと同じ内容を書くと、「なるほど」と納得する方や「んっ？」となんだかもやもやしたままで「まあ、いいか」とスルーしてしまう方もいるのではないでしょうか。
>
> エコーのモニターに描出されている画像は、身体のなかで反射しているはずなのに、なぜか深いところまで画像が欠けていることがありません。また、そもそもなんで白でも黒でもないグレーの成分がたくさんあるのだろうかと感じている方もいるのではないでしょうか。
>
> これから解説していきますので、ご安心ください。

3

② 透過と散乱

　超音波がボールの壁打ちとちょっと違うことに，「透過」と「散乱」の現象があります（実際には他の現象もたくさんありますが）。

・**透過**

　透過とは，壁打ちしたボールが分身の術のように一部は打った自分のほうに戻ってきますが，一部は壁を突き抜けてそのまま進んでいく現象です（図3）。生体内では，反射の現象と透過の現象を繰り返すことで超音波は進んでいきます。超音波の透過の現象によって，エコーのモニターに描出されている画像は深いところまで欠けることなく映像化することができます。

・**散乱**

　では，「反射」と「散乱」は，何が違うのでしょうか。音響工学の本を読めば，波長より長い物質に当たると「反射」，波長より短い物質に当たると「散乱」と書いてありますがピンときませんのでスルーしてしまいますよね。実際の振る舞いとはちょっと違いますが，イメージが付きやすいように水を入れた水風船を使って説明します。

　水風船を壁に軽く当てると，「ボヨ〜ン」と跳ね返ってきますが（図4a），針金のような細いものに水風船を当てると「パシッ」と割れます（図4b）。水風船のなかの水は壁に当たったときにはすべて「反射」して戻ってきますが，細い物質に当たると四方八方に散らばる「散乱」が起きます。風船の水の一塊を波長として置き換え，壁のように水の一塊より長いときには「反射」が生じ，細い針金のように短いときには「散乱」が生じると置き換えてみると，なんとなくイメージが付くのではないでしょうか。

> **Point**
> 風船が割れたときの水をよくみると，投げた方向よりさらに進むものもあれば，投げた方向に戻ってくる水しぶきも生じています。投げた方向よりさらに進む方向を「前方」，戻ってくる方向を「後方」とすると，戻ってくる水しぶきを「後方散乱」とよびます。エコーは「後方散乱」の情報もモニターに描出されている画像に反映されます。

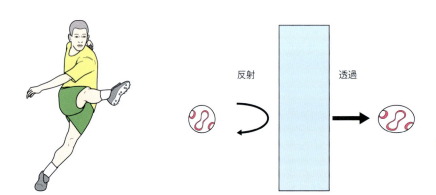

図3　透過
生体内で超音波は反射と透過を繰り返すことによって進んでいきます。

a
水風船を壁に軽く当てると

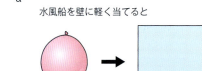

「ボヨ〜ン」と跳ね返る（反射）

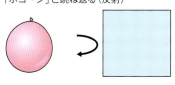

b
水風船を細い物質に当てると

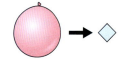

「パシッ」と割れ水が四方八方に散らばる（散乱）

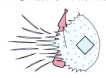

図4　反射と散乱
a：反射のイメージ
b：散乱のイメージ

③ 映し出されているものは何か？

　水風船のなかに入っていた水の量を戻ってきた超音波の強さに置き換えると，「ボヨ〜ン」と反射で生じた超音波の強さは大きく，散乱で生じた超音波の強さは非常に小さくなります。この超音波の強さが画像の白から黒までのグレーによる色調によって画像としてモニターに表示されています。

・反射と散乱の映像化

　実際に，散乱によってグレーが映像化されていることをイメージするために，一般的なシリコンゴムと不純物を除いた透明度の高いシリコンゴムを重ねて超音波を当ててみます。浅層にある透明度の高いシリコンゴムは内部構造が均一なため，超音波としての情報がまったく生じないので黒い層の映像として描出されます（図5）。2枚重ねたシリコンゴムの境界は，それぞれの特性が異なるため，反射が生じ境界面で白い1本のラインが描出されます。深層にある一般的なシリコンゴムは，内部に目で識別することができない微細な物質で散乱が生じるため，グレーの映像として描出されます。

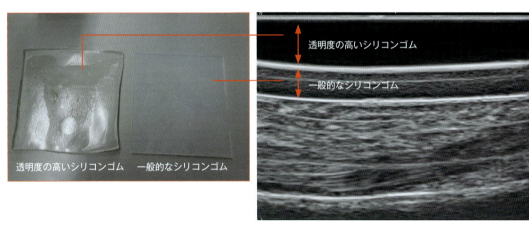

図5　反射と散乱の映像化
シリコンゴムを重ねて撮像したエコー像。浅層の透明度の高いシリコンゴムは均一な構造のため黒く表示されますが，深層の一般的なシリコンゴムは微細構造による散乱によってグレーで表示されます。2枚のシリコンゴムの境界では強い反射が起きるため，白い1本のラインで表示されます。

・散乱の振る舞いによる映像化

　正直まだもやっとしている方のために，生体での散乱の振る舞いを映像化してみます。長時間のフライトで気を付けなければいけないのは，エコノミークラス症候群ですが，実際に，超音波を使ってその状態を映像化することができます。

　下肢にプローブを当てて静脈を描出し，プローブより末梢部をミルキングすることで静脈内の血流が一気に中枢部に流れ，血管内の赤血球がバラバラになりサラサラ血流の状態になります。つまり，血管内は赤血球が均一な状態になっているため超音波の情報は検出できず，無エコー像として真っ黒に映像化されます（図6a）。そのまま，プローブを保持して静脈を観察すると，徐々に血管内はもやもやした薄いグレーに映像化されます（図6b）。赤血球がくっつき合い血管内で不均一が生じ，その大きさが超音波で検知できる波長より小さい散乱体となるため，モニターに白からグレーさらに黒で映像として描出されます。

> **用語**
>
> **エコノミークラス症候群**：
> 　同じ姿勢で長い時間下肢を動かさないことによって静脈に血栓が生じ，血流にのって心臓，肺へと移動して肺動脈が塞栓されることで命の危険にさらされてしまうことは，皆さんご存知かと思います。テレビの健康番組などで，サラサラ血液とドロドロ血液を紹介している場面をみた方も多いのではないでしょうか。この現象は，血液中の赤血球が速度の速い血流のなかではバラバラになっていますが，血流が遅く滞留が生じ，赤血球がくっつき合うことで赤血球の塊となり，さらに液体の流れが遅くなることで静脈血栓のリスクが高くなります。

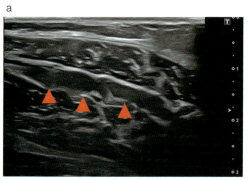 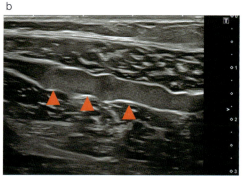

図6　散乱の振る舞いによる映像化
a：ミルキング直後の下肢静脈（矢印）。血管内は均一なため超音波の情報がなく無エコーで描出されます。
b：プローブを保持してしばらくした下肢静脈（矢印）。血管内に不均一が生じ，もやもやエコーが描出されます。

Question

この2つのエコー像を比べたとき，どちらの物質が厚いでしょうか？

「もちろん右のほうが厚い」と判断する方も多いと思われますが，本当でしょうか？

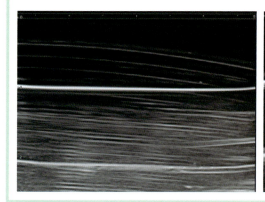 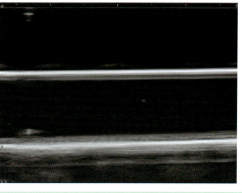

エコーの基礎知識

左の画像はコップに水があふれる状態にしてラップをかぶせて水槽のなかに入れて撮像したもので，右の画像はラップの代わりにアルミホイルをかぶせて撮像したものです（図7）。実は，どちらも厚さは同じ0.01mmです。

ではなぜ，画像上で厚さの違いが生じたのでしょうか。それは，物質の境界面で起こる「反射の強さ」がアルミホイルとラップで違うためです。アルミホイルでは，水槽の水との境界で強い反射が起きるため，返ってきた情報も強くなります。エコーは，身体からの微弱な情報をよりはっきり映像化するような仕組みがされています。そもそも，境界面で反射が起きるので厳密な意味において空間的に厚さは生じませんが，反射の強さによってこのような現象が生じてしまいます。

「それって本当？」と思う方も多いのではないでしょうか。反射の強さによって厚さの違いが生じてしまうことは，超音波の出力を変更することで証明されます。同じ条件下で，超音波の出力を下げることで得られた境界面の白いラインの厚さが変わります（図8）。

> **Point**
>
> エコー像上での輝度の高い白いラインの厚さは，身体のなかの組織の厚さが変わっていることを表しているわけではない可能性があることを常に念頭に置いて，画像を読み解く必要があります。
>
> 身体のなかに入射された超音波は，生体内で反射，透過，散乱によって得られた情報だけで，生身の人間を鉈でスパッと割ったような断面を血一滴も出すことなくモニターに映像化しています。実際にみていない画像を目の当たりにするため，そのすべてを「真実」ととらえないよう注意が必要です。

第1章 基礎

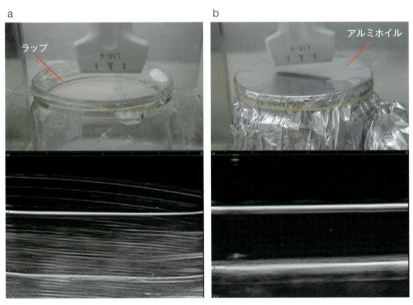

図7 反射の強さによる描出の違い
a：ラップの反射からの境界面の描出
b：アルミホイルの反射からの境界面の描出

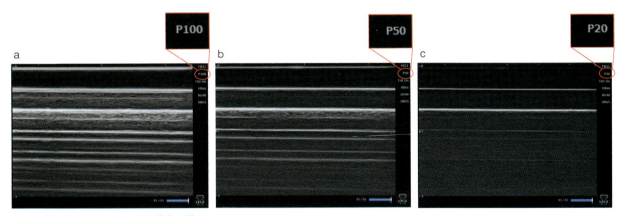

図8 音響出力の変化による描出の違い
音響出力が低下すれば，反射強度も低下します。
反射強度の低下に伴って境界面の白いラインの厚さが変化します。
a：音響出力100%
b：音響出力50%
c：音響出力20%

エコーを治療で使いこなす秘訣

先述の通り，持ち運び可能なエコーの小型化によって，エコーは多くの臨床現場で活用されています。超音波検査を行う機会が多くなるということは，必然的に年齢や体格といったさまざまな条件が異なってきます。そのため，エコーにはさまざまな条件設定ができるような調整機能が準備されています。

しかし，検査室で1人1時間くらいかけて撮像すれば，その調整機能も十分発揮することができますが，運動器のエコーを撮像するシチュエーションはプローブを当てる時間もせいぜい2～3分で，素早く診断し治療戦略を組み，すぐにエコーガイド下での治療に進むため，迅速さが求められ，エコーの詳細な調整機能を使いこなす状況下ではありません。

そこで，簡単な操作でよりよい撮像条件を合わせることができる機能を3つ紹介します。

周波数を合わせる

まず，1つは周波数。エコーの撮像する周波数はプローブに埋め込まれている振動子によって決定されてしまいます。運動器エコーの対象となる構成体のほとんどは3cmくらいの深さにあるため，高い周波数が用いられます。周波数が高いと分解能が向上するため高精細な映像が得られますが，感度が足りないため深部まで到達できません。

解説している本はたくさんありますので，原理的なところは割愛しますが，現在の機器の多くは18MHz前後で表示されるプローブを用いていることが多いのではないでしょうか。表示されている周波数は，その周波数に限定して超音波を発生しているのではなく，一定の幅，ざっくりですが14～22MHzといった範囲の周波数，周波数帯域の超音波を発生しています。しかし，どの周波数を表示するかについての明確な規定はありません。エコーで映像化されている画像は，その周波数帯域における浅部ではより高い周波数の高精細の情報で，深部ではより低い周波数の感度の情報で画像構築しています。

「じゃあ，やっぱり高い周波数を使ったほうが高精細な画像が得られるからいいのでは」といった考えになりますが，周波数帯域のなかでも強弱が存在するため高い周波数＝高精細で均一な画像とはなりません。よりよい画像を得るためには，患者さんの年齢，太っている，痩せている，対象のポイントが浅部か深部かによって条件を変える必要があります。そこで，エコーには周波数切り替えという機能があります。簡単なスイッチによって周波数を変えることができますので，条件に合わせてパパッと変えてみてください（図9）。

> **Point**
>
> 高年齢の腰痛の患者さんが多いといった場合は，高周波数のプローブによる周波数切り替えによってカバーできない低い周波数の領域を必要とするケースに遭遇するかもしれません。その場合には，周波数が低いプローブをあえて選択する必要があります。
>
> 周波数が異なる2種類のプローブを準備することになるとコストもかかりますので，新規で導入する場合は，対象の患者層などを考慮して取り扱うプローブの周波数を選択することも重要です。

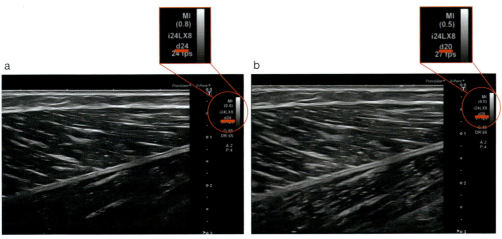

図9　周波数の切り替え
周波数を切り替えることによって内部構造や深部の描出が明瞭になります。
a：24MHzによる腓腹筋，ヒラメ筋。
b：20MHzによる腓腹筋，ヒラメ筋。

② フォーカスを合わせる

　次にフォーカスです。超音波のフォーカスは，カメラのレンズによるフォーカスとちょっと異なります。エコーのモニターに表示される画像には縦，横にスケールが表示されています。縦のスケールの少し横に三角や四角のマークがありませんか。これがフォーカスです。

　プローブの振動子から超音波を発生させ体内に入射しますが，非常に微弱なものです。この微弱なものをより大きなパワーに変換するために電子フォーカスという技術を用います。小さな波は，重なり合うことにより大きなうねりとなります。小さな2つの波が，狙ったポイントでちょうど重なりあうように到達する時間を制御して波を発生させます。狙ったポイントを表示しているのが，画面上の三角や四角のマークになります（図10）。

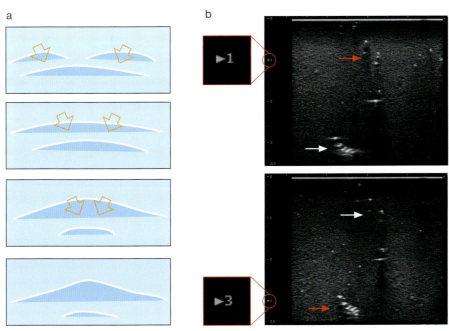

図10　フォーカスの仕組み
a：波面の重なりによるフォーカス。離れた波が時間とともに重なることで大きな波になります。
b：フォーカス設定による変化。スケールの横にある▷がフォーカスポイント。フォーカスポイントにあるターゲット（赤矢印）はしっかりと描出されます。

③ アーティファクトを役立てる

アーティファクトは超音波の特性によって生じる本来は画像を読み解くためには「邪魔者」として扱われるものですが、その特性を逆手に取ることで臨床情報に役立てることができます。アーティファクトである多重エコーは、超音波の原理や音響工学の本を読めば説明されていますが、反射が強い境界面があると、その間で繰り返し反射が生じて、その反射情報をアーティファクトとして生体では存在しない情報を画像上に表示してしまいます。逆に超音波が対象物を完璧にとらえたことで起こる現象ともいえます。

運動器エコーで多重エコーを効果的に活用するのが、エコーガイド下で行う注射です。注射針に縦軸方向で超音波を当てると注射針全体像が描出されます。注射針全体像を超音波が完璧にとらえた場合は、内腔間で繰り返し反射を起こすため多重エコーが生じます。この多重エコーは、注射針の内腔間で生じるため針の太さによって多重エコーの見え方が異なります（図11）。

エコーガイド下で行う注射において、平行法で行う場合は使用する針の太さで見え方が変わる点や、針の多重エコーの描出状況によって、超音波が針の走行にビシッと合っているのか否かについての情報を得ることで、微調整して正確に針先を進めることができます。

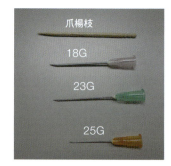

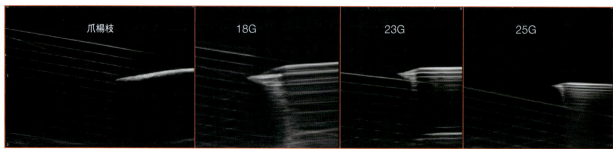

図11　注射針の太さによる多重エコーの描出の変化
注射針の太さの違いによって内腔の距離が変わるため多重エコーの描出が変わります。
爪楊枝は内腔がないので多重エコーは描出しません。

エコーの基礎知識

・コメットサイン (comet-tail sign)

　強い反射が起こる注射針のように強い反射が起こる対象物の間に距離がある場合は多重エコーが生じますが，小さなギャップの場合，多重エコーによる現象は画像上に超音波の進んでいく方向に強く白い1本の線として描出されます。超音波用語でコメットサイン (comet-tail sign) とよばれる現象です。この現象を実験で再現してみます。

　図7のコップに水があふれる状態にラップをかぶせたものと，ラップの代わりにアルミホイルをかぶせたものに，針で小さな穴をあけてみます。ラップでは，小さな穴をあけた部分を撮像してもラップ表面で生じた境界面の不整像が観察されるだけで，コメットサインは描出されません。しかし，アルミホイルに小さな穴をあけた部分を撮像するとコメットサインが描出されます。運動器構成体で組織の境界面で，強い反射を起こす代表的なものは骨です。骨で起こる小さなギャップ，つまりX線では描出できないような小さな骨折もコメットサインによって，その診断の補助として役立てることができます (図12)。

> **Point**
> 　このように，超音波の特性を利用することで，診断能力を向上させるものはいくつもあり，他の画像診断モダリティでは映像化できないわずかな病態を映像化することができます。
> 　限られた時間での臨床現場に，エコーをサッと取り出してサクサクと条件を変えて，求めている情報を1枚の画像でパッと出す。そのようにクールに使いこなす達人になるコツは，①**周波数**，②**フォーカス**，③**アーティファクト**になります。

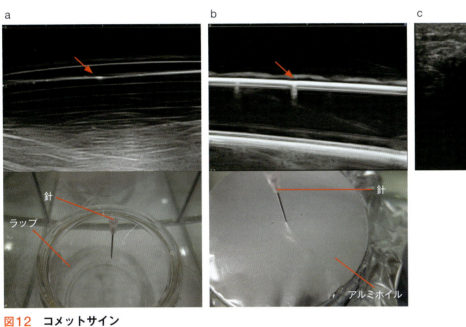

図12　コメットサイン
反射強度が大きい境界面の小さなギャップでコメットサイン (矢印) が発生します。
a：ラップに針で穴をあけて撮像
b：アルミホイルに針で穴をあけて撮像
c：骨折によるコメットサイン

> **スポーツエコーを役立てるためには？**
> 　エコーは，日進月歩で小型化，高性能化に間違いなく進んでいます。また，通信インフラのネットワークに乗せることによって，遠く離れた現場で画像をベースにした情報共有による診断・治療がオンタイムに行われる時代が必ずやってきます。
> 　舞台が急速に整備されても，役者が揃わなければ，それを演じる素晴らしいシナリオがあっても聴衆に感動を伝えることができません。スポーツ医療現場での役者は，医師を中心としたメディカルスタッフで構成されたチームであり，皆で演じることが不可欠です。聴衆である患者のために，超音波で得られた画像という共通言語で書かれたシナリオを語らうことができる，そのためのスキル (演技力) が必要となります。
> 　今後は，スポーツを支える医師と医師以外のメディカルスタッフがエコー像を通して一緒にディスカッションできるカンファレンス的な場を設けて切磋琢磨することによって，各疾患に対してそれぞれの役割で，迅速かつ正確な診療に役立つのではないかと考えます。そのためにも，はじめの一歩を踏み出してみませんか。

第1章 基礎

運動器のエコー像

後藤英之（至学館大学健康科学部健康スポーツ科学科，名古屋市立大学大学院医学研究科整形外科）

動画①はこちらから
①：上腕骨大結節骨折のパワードプラ像

はじめに

運動器エコーの対象となる組織には，①骨，②関節軟骨，③腱，④靱帯，⑤筋肉，⑥末梢神経，⑦血管が挙げられます。ここでは，これらの組織の典型的なエコー像について述べます。

骨

皮質骨においては超音波のほとんどが反射されることから，骨組織のエコー像は境界明瞭で表面が平滑な線状高エコー像となり，それより深部は低エコー像となります。骨折や骨病変があればその連続性が絶たれ，内部エコー像が描出されます（図1，動画①）。

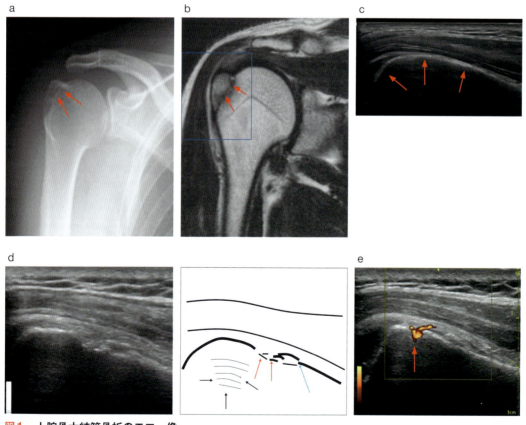

図1　上腕骨大結節骨折のエコー像

a：上腕骨近位部単純X線像。大結節部に骨折線を認めます（赤矢印）。
b：MRI T1強調像。骨折部がより明瞭に描出されます（赤矢印）。
c：上腕骨大結節部（図1bの青枠内の部分の正常側を外側から走査）の正常エコー像（骨頭から大結節部まで骨表面が平滑な曲線として描出されます）。
d：上腕骨大結節骨折部のエコー像（図1bの青枠内の部分を外側から走査）。骨折部（赤矢印）では骨表面の連続性が途絶し（青矢印），骨の内部にエコー像が描出されます（黒矢印）。
e：パワードプラ像。骨折部の骨内への血流増加が認められます（赤矢印）（動画①）。

骨びらんや骨棘形成などの不整像も病的変化の1つとして知ることができます（図2，動画②，③）。

動画②，③はこちらから
②：肩関節後方部エコー像（後方走査）
③：足関節長軸像（前方走査）

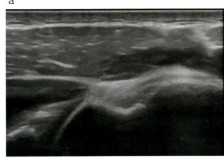
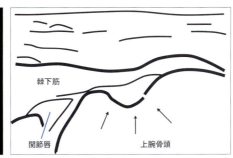

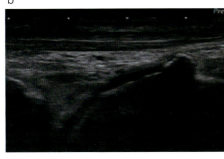
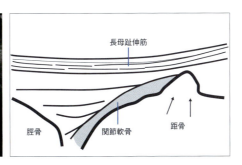

図2　骨の異常像
a：肩関節後方部エコー像（後方走査）。肩関節脱臼後のHill-Sachs病変（上腕骨頭後上方の骨欠損像）。上腕骨頭の陥凹を認めます（矢印）（動画②）。
b：足関節長軸像（前方走査）。距骨の前方部分に骨棘形成（footballer's ankle）を認めます（矢印）（動画③）。

 関節

骨組織が超音波のすべてを反射するのに対して，関節軟骨の表層は関節包との間で境界明瞭な高エコー像として描出され，軟骨実質は低エコー像になります（図3）。

Point
骨表面の凹凸や曲面にあわせて，超音波ビームが垂直に当たるようにプローブの傾きを調節し，骨および軟骨の境界面が線状に明瞭に描出されるようにすることが大切です。

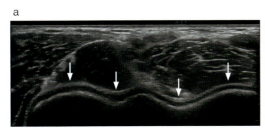
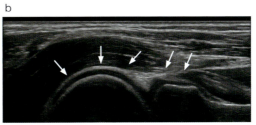

図3　関節軟骨のエコー像
関節軟骨の表層は関節包との間で境界明瞭な高エコー像として描出され，軟骨実質は低エコー像になります（矢印）。
a：肘関節前方走査短軸像。
b：肘関節（上腕骨小頭部）前方走査長軸像。

③ 腱

　腱はtypeⅠコラーゲン線維がその長軸方向に規則的に配列した均一な構造です。長軸像では，細い線状の高エコー像（fibrillar pattern）を示します。短軸像では，比較的均一な高エコー像として描出されます（図4）。

④ 靱帯

　靱帯も腱と同様にその長軸方向は細い線状の高エコー像として描出されます。腱と比較して，薄く平坦であるため異方性の影響は出にくいですが，関節部の弯曲の強いところでは注意が必要です（図5）。

> **Point**
> 腱も靱帯も長軸像においては解剖学的付着部に基づいてプローブを移動させ，さらに方向や傾斜を調節して，その付着部と組織を鮮明に描出することが重要です。また，異方性による低エコー像が出ないように弯曲の強い部分では繰り返しプローブの角度調節をするとよいです。

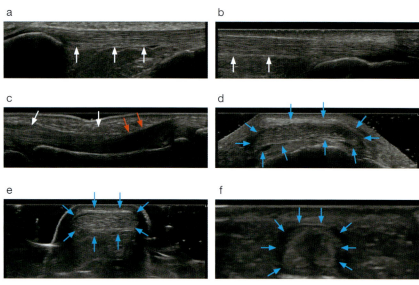

図4　腱のエコー像
長軸像では細い線状の高エコー像（fibrillar pattern）を示します（白矢印）。
短軸像では，比較的均一な高エコー像として描出されます（青矢印）。
a：膝蓋腱長軸像。
b：アキレス腱長軸像。
c：深指屈筋長軸像。腱が弯曲しているため，異方性の影響で腱実質が低エコー像となります（赤矢印）。
d：膝蓋腱短軸像。
e：アキレス腱短軸像。
f：深指屈筋腱短軸像。

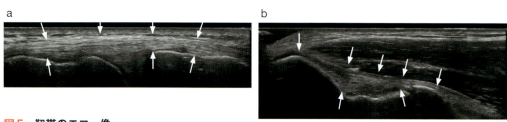

図5　靱帯のエコー像
a：膝内側側副靱帯（矢印）。短軸像。
b：肘内側側副靱帯。長軸像では細い線状の高エコー像として描出されます（矢印）。腱と比較して，薄く平坦であるため異方性の影響は出にくいです。

運動器のエコー像

動画④, ⑤はこちらから
④：正中神経短軸像（前腕部）
⑤：尺骨神経長軸像

⑤ 筋

　筋は筋膜で覆われ，内部は多数の筋線維，それらの集まりである筋線維束とその周囲の筋周膜からなります．筋膜，筋周膜は高輝度に描出され，内部の筋線維は低エコー像となります．

　長軸像では筋膜が高輝度な線状エコーとなって，腱に連続するとともに，筋線維束による多数の線状高輝度像が観察されます．短軸像では，筋膜が高輝度な線状エコーとして明瞭に区画され，区画内ではさらに筋周膜を反映して，細かな高輝度像が散在し内部は低エコー像となります．筋収縮によって筋のボリュームの変化や筋線維束と筋膜で形成される羽状角の変化が観察できます（図6）．

Point
　プローブの幅と比較して，筋肉は長いため1つの画面で全体を捉えることは難しいです．また，必ずしも骨軸に沿って走行するとは限りません．そこで起始，停止を確認して筋全体の走行や深さの変化を捉えることが大切です．
　また，他動および自動運動での動態評価や弛緩時，収縮時の変化を捉えることで運動器疾患の病態把握に役立ちます．長軸像，短軸像ともに筋線維の走行方向による異方性の影響があるため，繰り返しプローブの角度調節をすることも重要です．

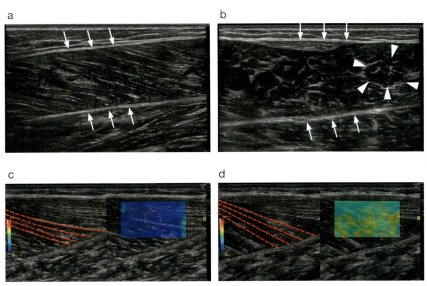

図6　筋肉のエコー像
長軸像では筋膜が高輝度な線状エコー（aの白矢印）となって，筋内腱に連続します．短軸像では筋膜が高輝度な線状エコー（bの白矢印）としてみられ，筋内部は区画が明瞭に描出されます（矢頭）．筋収縮によって筋体積の変化や筋線維束と羽状角の変化が観察できます（赤点線）．
a：腓腹筋長軸像．
b：腓腹筋短軸像．
c：腓腹筋安静時エラストグラフィ．
d：腓腹筋収縮時エラストグラフィ．

⑥ 末梢神経

　神経外膜や神経周膜が高エコーに神経線維が低エコーに描出されます．短軸像では特徴的な内部に点状高エコー像を伴った類円形の低エコー領域として捉えられ，funicular patternを示します．長軸像では，周囲が高輝度で内部が低いエコー像として捉えられます（図7）．

Point
　神経はまず短軸像を捉えて特徴的なfunicular patternを探すのがよいです．また，中枢末梢へとプローブを移動させて描出すると連続性をもった神経が明瞭になります（動画④）．
　血管と区別する場合はカラードプラ表示をすることで判別できます．長軸像の描出では，まず神経の短軸像を描出し画面中央部でプローブを徐々に90°回転させて周囲高輝度で内部が低エコー像となる画面を描出するとよいです（動画⑤）．

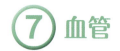
⑦ 血管

　血管は血管壁が高エコーに，内部の管腔部分は低エコーに描出されます。短軸像では円形で内部が均一な低エコー領域として比較的簡便に描出することができます（図8a, b）。スポーツエコーの分野では，損傷後の新生血管の増生や慢性障害後の滑膜炎に反映される微細な血流を評価するために，低流速の血流評価が必要となります（図8c）。また，伴走する神経の描出や，エコーガイド下注射の際に血管穿刺を防ぐための位置確認のために撮像することもあります。

動画⑥〜⑩はこちらから
⑥：中枢から末梢への移動
⑦：血管のカラードプラ像
⑧：圧迫による血管の変化
⑨：血管の短軸像⇄長軸像
⑩：前距腓靱帯のパワードプラ像

Point

　血管は神経と同様にまず短軸像で特徴的な円形低エコー像を探すのがよいです。また，中枢末梢へとプローブを移動させて描出すると連続性をもって脈管構造が明瞭になります（動画⑥）。神経と区別する場合はカラードプラ表示をすることで判別できます（動画⑦）。

　動脈の場合は弾力があり，拍動がみられるので判別しやすいですが，静脈は圧迫によって容易に潰れてしまい描出できなくなります（動画⑧）。仰臥位で静脈血流が保たれるように工夫し，ゼリーを多く使ってプローブ走査による組織への圧迫を極力避けるようにするとよいです。

　長軸像の描出では，血管の短軸像を描出し，プローブを徐々に90°回転させて内部が低エコー像となる部分を描出しますが，血管の走行が斜めになっている場合もあるので注意が必要です（動画⑨）。

　低流速の血流の評価にはパワードプラ法での評価が適しています。プローブ走査によるmotion artifactを受けやすいので，安定したプローブの保持を心掛けるようににしてください（動画⑩）。

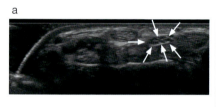
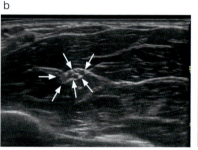
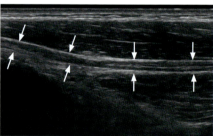

図7　末梢神経のエコー像

a：正中神経短軸像（手関節部，矢印）。
b：正中神経短軸像（前腕部）。短軸像では内部に点状高エコー像を伴った類円形の低エコー領域として捉えられ，funicular patternを示します（矢印）（動画④）。
c：尺骨神経長軸像。周囲が高輝度で内部が低いエコー像として捉えられます（矢印）（動画⑤）。

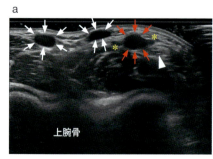
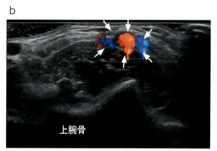
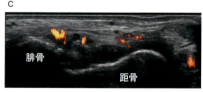

図8　血管のエコー像

a：肘関節短軸像。上腕動脈の短軸像が円形の低エコー領域として捉えられます（赤矢印）。伴走する正中神経（矢頭）や静脈（＊），表層の静脈（白矢印）もみられます。
b：肘関節短軸像。カラードプラ像。上腕動脈が赤，伴走する静脈が青で描出されます。
c：足関節前距腓靱帯パワードプラ像。損傷した靱帯の周囲に新生血管の増生による血流増加があります。

第1章 基礎

スポーツドクターとしてのエコーの使い方

深谷泰士（名古屋グランパスエイトクリニック）

はじめに

スポーツ現場において，メディカルスタッフの役割や重要性が近年クローズアップされてきています。

欧米ではスポーツと医療はともに発展してきた歴史があり，特にサッカー界では欧州のトップクラスのチームではメディカル体制（専属ドクターの配置を含め）は日本と比較し充実しているのが現状です。筆者の所属するチームでは，日本におけるプロスポーツ界のなかでも早くからクラブハウス内に選手のためのクリニックを開設（保険診療は行わない）し，チーム専属ドクター体制を採用し今日に至っています。

また，2015年から筆者がチーフチームドクターに就任して以来，超音波診断機器（エコー）をクラブハウス内にある名古屋グランパスエイトクリニックに導入し，いつでも選手がエコー検査を受けられるように環境を整備しました。

ここでは，筆者の経験に基づき，スポーツドクターとしてのエコーの使い方と題してスポーツ現場でのエコーの役割，帯同時のエコー診療の実際，エコーの取り扱い，エコー診療の留意点を解説していきます。

> クラブハウス内にグランパスクリニックが併設されており，プロスポーツにかかわるメディカル体制として非常に効率良く組織化されています。グランパスクリニック内にエコーと診療ベッドがあり，練習前でも練習中や練習後でも即座にエコーを用いた診療が可能な体制をとっています。

① スポーツ現場でのエコーの役割

スポーツ現場でメディカルスタッフとして携わったことのある方々はさまざまな困難を体験していると思います。

例えば，フィールドのなかでもベンチから遠くの位置にいる選手が何らかの怪我をして倒れていて，そこにドクターやトレーナーが選手の元へ駆け付けるのですが，選手は痛みで混乱して，正確な症状を聞いても応えてもらえません。周囲の選手も受傷の状況がわからず説明ができないため，医学的判断に必要な情報が選手からは伝わってきません。さらに，ベンチにいる監督やコーチ陣は怪我の状態がどうなっているのかと即座の返答（怪我の状況とプレー続行可能かどうかの判断）を求めてきます。

即座の判断が難しい場合はメディカルスタッフにのしかかる負担は相当大きなものです。特に試合続行の可否を即座に現場で判断することは，問診（本人の主訴と受傷機転や状況）と身体所見で判断せねばならないことが圧倒的に多いのが現状です。しかし，試合中以外のその他多くのスポーツ現場での傷害に関して，エコー診療の果たす役割は非常に大きいと考えます。

・エコー診療の4つの性質

エコー診療では,「簡便性,迅速性,同時性,共有性」という4つの性質で説明ができます[1]。エコーは場所を選ばずに診療ができ,プローブに専用のゼリーを付けて(またはゲルパッドにて)患部に当てるだけで画像が得られる特性があります。つまり,検査と同時にその結果が出ます。迅速にしかも同時に画像を選手と他のスタッフと共有することが可能です。実際のプロサッカー(Jリーグ)での公式戦の現場でピッチ内にエコーを持ち込むことは現状ではないですが,ピッチ外での診療では多くの場面で有効活用できています。

> このエコー診療の4つの性質を,簡便性と迅速性をDSK(どこでも即座に簡単に),同時性と共有性をISK(一緒にその場で確認)という造語で表せます。

・コミュニケーションツールとしてのエコー

エコー診療の大きな利点の1つは,選手とのコミュニケーションツールとしても活用できるという点です。選手にその都度,エコー像の所見を説明していくなかで,選手自身が「この画像,よくなってきてますね」とか「この画像,ちょっと悪化してませんか？」など画像に対する興味,すなわち自分自身の身体に対する興味が出てきて,怪我治療に対して積極的になり,ドクターと選手間のコミュニケーションがスムーズになることもあります(図1)。

選手の症状と画像のギャップ(症状は改善しているが,画像所見はまだ修復が不十分という場合)があることもしばしば経験しますが,これは,組織自体の修復や治癒が自覚症状よりも時間を要するということを物語っており,その事実の説明もしやすくなります。エコー診療のみでの治療では不十分なスポーツ傷害が多いことを十分理解したうえで,積極的にエコー診療をスポーツ現場に普及させることは,選手だけでなく,選手をサポートするメディカルスタッフ全体,監督コーチ陣にもよい影響を与えると考えます。

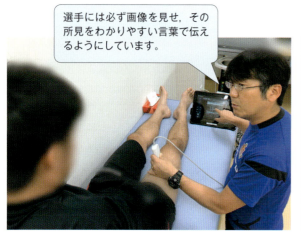
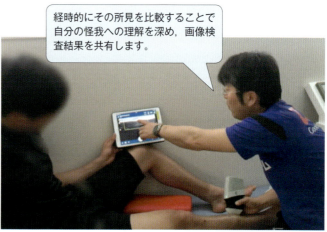

図1 スポーツ現場でのコミュニケーションツールとしてのエコーの役割

スポーツドクターとしてのエコーの使い方

② 練習・試合帯同時のエコーの使用

　練習や試合での帯同時には，会場での即座の対応を求められるため，急性外傷に備えて救急処置に対応したメディカルバッグ，可能であればAEDもチームで用意してあらゆる傷病に対応できるように準備をしておくことが必要です（公的な競技会場ではAEDが設置されている場合が多いので，その際には設置場所を事前に確認することが重要です）。

> **用語**
> **AED**：自動体外式除細動器（automated external defibrillator）

・屋外でのエコーの使用について

　練習や試合での帯同の際の対応は，プライマリケアとしての対応を迅速かつ的確に行うことが重要です。エコーが練習や試合の現場にあれば，客観的評価（画像診断）がオン・ザ・ピッチ（フィールド内）で可能であり，非常に有用です。しかし，オン・ザ・ピッチでは練習や試合が続行されている状況であることや，天候などによって屋外での診察が困難なことも多く経験します。それゆえ，筆者は試合会場であれば選手を安全を確保しつつロッカールームまで移動させ，極力，屋内のプライバシーが確保されたスペースを利用して診察をするようにしています（図2）。屋外でのエコーの使用は風が強く砂埃や，雨天で雨に曝されたりすることもあるため，その都度，環境や状況をよく判断して行うことが望ましいと考えます。

　以上のことを鑑みると，必ずしもオン・ザ・ピッチ（フィールド内）でのエコー診療にこだわる必要はないと考えています。

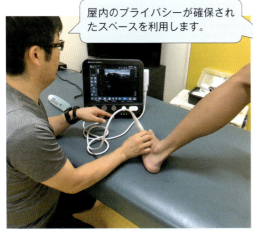
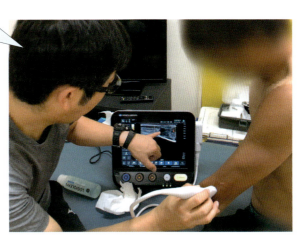

図2　実際の試合後のエコー検査
試合後は移動までの時間が非常に短いため，迅速に検査を実施する必要があります。
選手のプライバシーを保ちつつ，落ち着いた環境で検査を行うことは医療行為として重要な要素です。

試合会場では現場にエコーがあれば，試合の直前に疼痛部位局所にエコーガイド下インターベンション（ハイドロリリース含む）を施行できることや，試合後の急性外傷に対する画像診断を併せた早期診断が得られるため，チームにとっても選手本人にとってもメリットは大きいです．エコー診療は選手への即座のフィードバックが可能であることや，選手自身が画像の説明を直接その場で受けることで病態や機能を目で見て納得することができ，選手の満足度を上げることになります．

・急性外傷への対応

急性外傷のなかでも，頻度の高い足関節捻挫において，外側側副靱帯損傷と足関節外果骨折では初期治療対応が異なるため，エコーをスポーツ現場で使用することでより適切で迅速な対応ができることや，救急搬送の際も正確な情報を救急隊や搬送先の医療機関に伝えられるメリットは大きいと考えます（図3）．ただ，スポーツ現場で発症する骨折では，エコー診療のみでは完結することはできず，単純X線やCTによる骨折型や全体のアライメントの把握を念頭に置いて，迅速な医療機関への搬送を考慮する必要があります[1),2)]．

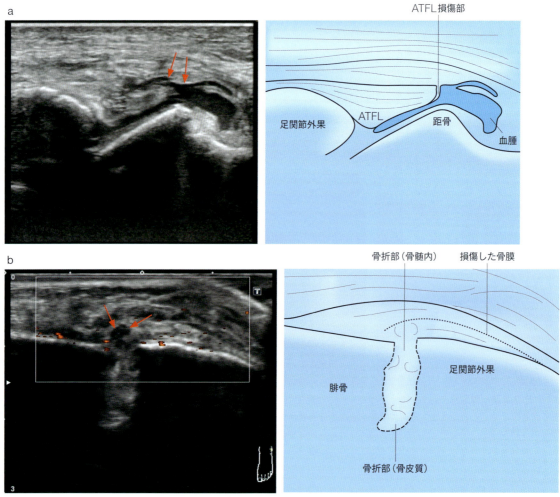

図3　足関節捻挫のエコー像
足関節捻挫は外力の大きさや受傷機転によって，外側側副靱帯損傷（a）にも足関節外果骨折（b）にもなりうるため，スポーツ現場でのエコー診断はその後の治療方針をチームにいち早く伝えることができ有用です．
a：前距腓靱帯損傷のエコー像．矢印は前距腓靱帯（anterior talofibular ligament；ATFL）損傷部．
b：足関節外果骨折受傷後10分以内のエコー像．矢印は骨折部．

③ 遠征や長期間キャンプ（合宿）帯同時

　試合遠征や長期間のキャンプ（合宿）に帯同する場合は，エコーの携帯性も重要です．現在，多くのポータブルタイプのエコーが臨床現場で活用されつつあり，スポーツ現場でメディカルケアをするわれわれにとって，追い風となっています．弊クラブで主に使用しているエコーはViamo™（キヤノンメディカルシステムズ社）ですが，本機種には専用のキャリーケースがあることで安全かつスムーズに遠征やキャンプへの持ち運びが可能です（図4a）．また，2019年にはViamoのポータブル機であるsv7を新たに導入し遠征やキャンプに持ち運んでおります．現在，すでにさらなる小型化や携帯性を重視したエコーが登場してきており，特に携帯タブレットタイプの機種において高画質化が進むと，ますますスポーツ現場でのエコー診療の場が増えると確信しています（図4b）．

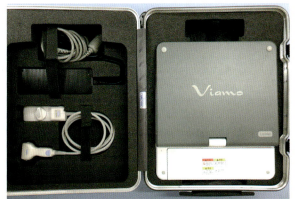

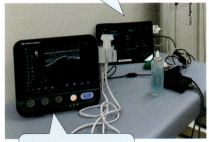 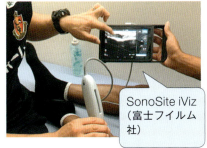 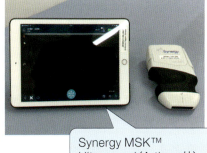

図4　小型化した各種のエコー
a：弊クラブで主に使用しているViamo™（キヤノンメディカルシステムズ）．
b：各社が運動器疾患に特化したポータブルエコーを製造し販売しており，それぞれに特徴があるため，エコーの選択肢は増えましたが実際に購入する際は非常に悩ましいのも事実です．

・診療スペースについて

　遠征やキャンプでは宿舎に「メディカルルーム」と称した選手をケアするスペース（部屋）を確保しています。その部屋にエコーを設置しておくことにより，トレーナーにマッサージを受けに来て不調を訴えた選手に対して，即座に診療の対応ができる環境を整備します（図5a）。遠征地やキャンプ地にもよりますが，近隣に医療機関がなく病院受診が簡単にはできない場合や，休日や夜間などで時間外のため病院が開いていない時間帯での診療にもエコーは役立ちます。また，試合直前ではなく，試合前日にエコーガイド下インターベンション（例えばアキレス腱炎やジャンパー膝に対しての局所治療）を受けたいというリクエストがある場合でも，宿舎でその治療が可能です（図5b）[3]。

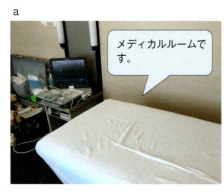
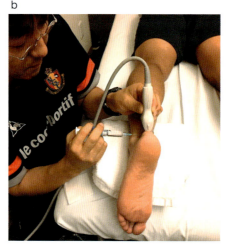

図5　遠征宿舎でのメディカルルームとエコーガイド下インターベンション
a：メディカルルームは選手がマッサージなどのケアを受ける部屋であると同時に，診察や治療にも用いています。
b：エコーを設置しておくことで，遠征時でもエコーガイド下インターベンションを行える環境を作っています。

エコーの取り扱いについて

　精密医療機器であるゆえにその取り扱いには十分な知識や準備が必要です。また，特に遠征移動の際には，エコー自体への外的衝撃への対応や電子機器（リチウムバッテリー内蔵）の空輸の際の取り決め事項を事前に十分に確認するべきです。輸送に関しては，緩衝機能を有する専用のキャリーケースがあると非常に便利で，新幹線やバス移動の際はその専用ケースで持ち運ぶことで安全に輸送できます（図6）。

　空輸に関しては特に注意が必要です。エコーのポータブル化が進んでいる現状では，預け荷物としての空輸手続きよりも機内持ち込み荷物として携帯することが望ましいと考えます。特に旅客機での預け荷物に関しては，2018年1月1日付けの規定では，リチウム電池（バッテリー）の場合，ワット時定格値が100Whを超えるもの，リチウム金属電池（バッテリー）の場合，リチウム含量が2gを超えるものは空輸制限がある規定があります。さらに詳細に規定されているため，旅客機での預け荷物としての空輸を考えている際には事前に航空会社に問い合わせておくことが重要です。または貨物輸送として送る場合には別途規定があるため，事前に運送会社と確認を取っておくことが重要と考えます。このIATAの規定は変更していくため，逐次，確認することが必要となります。

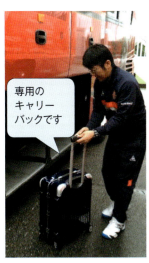
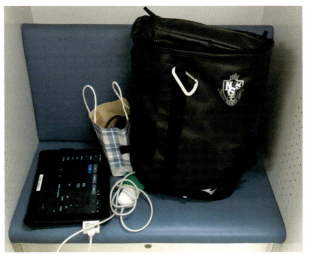

専用の
キャリー
バックです

図6 エコーの運搬
緩衝パッドの入った専用のキャリーバッグがあると移動の際には非常に便利で安全に運搬可能です．小型化が進み，手荷物として十分に運搬可能なサイズになってきています．

スポーツ傷害に対するエコー診療の留意点

　スポーツドクターにとって，スポーツ選手に起こる傷病に対して診療にあたることは日常的なことですが，スポーツ選手に対するエコー診療にあたり留意点を述べます．エコー診療は局所の診断治療に非常に優れています．エコーによってMRIでも捉えられないような詳細な損傷した靱帯線維，筋線維を描出できます．エコーガイド下インターベンションの普及によって，局所治療は飛躍的に進歩したといってもよいと思います．
　特に慢性スポーツ傷害では，結果として局所に症状が出ていることを忘れてはなりません．スポーツ傷害治療おいて，スポーツドクターは理学療法士やアスレティックトレーナーと協力して特に静的・動的アライメント評価，体幹（回旋）固定評価，フォーム評価および筋バランスと筋力，筋持久力など内的要因を評価し，その障害に至っている原因を突き止め，その原因を治療することが非常に重要です．つまり，運動療法を軸として原因治療にあたり，エコー診療はその局所症状へのアプローチ，診断治療と捉えるべきと考えます．「木（局所症状）も見て，森（全体および原因）も見る」というコンセプトを忘れず，エコー診療をすべきと考えます．

・**謝辞**
　本著書の作成に関して甚大なご協力を賜りました，名古屋グランパスエイトチーム統括部，名古屋グランパス所属選手および専属トレーナーの皆様に深謝いたします．

文献
1) 深谷泰士．帯同現場でのエコーの活用．スポーツ医学 2018；35：212-5.
2) 服部惣一．スポーツ外傷診察における必須アイテム：エコー．治療 2015；97：725-8.
3) 深谷泰士．超音波ガイド下穿刺・注射によるスポーツ障害の治療．整・災外 2016；59：661-7.

第1章 基礎

スポーツトレーナーとしてのエコーの活用例

銭田良博（株式会社ゼニタ銭田治療院千種駅前, えとうリウマチ整形外科）
鵜川浩一（株式会社ゼニタ, えとうリウマチ整形外科）

はじめに

　超音波診断装置（エコー）は，この10年の間に高性能化・低コスト化・軽量化が進み，スポーツ現場への持ち運びが可能となりました．特にスポーツ現場でトレーナーによるエコーの活用例は徐々に増えてきており，実際のプロスポーツ現場で働くトレーナーからこのようなお話を耳にする機会も増えています．トレーナーがエコーを当たり前のように活用する時代の到来は，そんなに遠い将来ではないように思います．

　筆者は今まで，理学療法士そして鍼灸師として25年間，臨床・教育・研究のフィールドでスポーツ現場に携わってきました．その立場から，スポーツトレーナーがエコーを現場で活用する意義と活用するために必要なスキルと今後の方向性について，私見も交えて述べさせていただきます．

　まず，トレーナーがもつ医療資格は，アスレティックトレーナー，鍼灸師，柔道整復師，あんまマッサージ指圧師，などが挙げられます．トレーナーがエコーを活用する上で，十分理解しておかなければならないのは，エコーを診断目的で活用するのではなく評価のために活用する，ということです．

トレーナーがエコーを活用する意義と対象について

　トレーナーがエコーを活用する目的を簡単に述べると，①スポーツ選手のケガを予防するため，②受傷時は医師の受診を勧め，確定診断後はリハビリテーションを行いながらトレーニングおよびコンディショニングを行うため，③ケガの再発を予防するため，です．

　エコーがなくてもトレーナーにとっては当たり前のことであるかもしれませんが，エコーの活用により日頃の現場や試合でのトレーナー業務の悩みが解決されるだけでなく，安全にトレーニングを行えることによりスポーツ選手のパフォーマンスが向上することから，トレーナーがスポーツ選手に確固たる信頼が得られるようになるものと考えます．つまり，トレーナーがエコーを活用することにより，①スポーツ現場で起こりうる急性スポーツ外傷や慢性スポーツ障害のリスクマネジメントの改善，②リスクマネジメントに伴う医師・理学療法士・鍼灸師との連携強化，③トレーナーが対象とするスポーツ選手に対して，安全かつ信頼をもってコンディショニングとトレーニングを行うこと，ができます．

① スポーツ傷害とは

スポーツ現場においては，医師や理学療法士よりもトレーナーが最初にスポーツ選手のケガに遭遇します。スポーツ選手のケガは，一般的にスポーツ傷害とよばれます。スポーツ傷害は，「スポーツ外傷」と「スポーツ障害」に分けられます。

スポーツ外傷は簡単にいえば急性のケガであり，内臓などを含めた全身のどこかを，1回の外力により損傷を起こすことです。

スポーツ障害は慢性のケガで，主に筋・腱・靱帯・付着部・骨が長期間反復してストレスを受けることにより，慢性的に損傷および疼痛が生じます[1]。どちらも，ケガをした場合はスポーツ選手に専門医の受診を勧める必要がありますし，ケガでない場合は競技・トレーニング・コンディショニングを継続することになります。トレーナーが現場において，スポーツ選手のケガを疑う際の判断基準に，今後はエコー評価が必須のアイテムになると考えます。

② トレーナーがエコーを使いこなすために必要なスキルについて

筆者らは普段から，疾患や医療従事者の職種に限らずエコーを使いこなすためには，一番は触診，次に問診・視診のスキルが重要であり，加えてスポーツ傷害を含む運動器疾患の場合は動作分析のスキルが必須であると考えています。なぜならば，試合中にスポーツ外傷を起こした選手をフォローする際に，専門医の診察および治療を受けるべきか否かを，トレーナーとして迅速かつ精確に評価しなければならないためです。

痛みというものは本来，主観的なものであるため，圧痛部位を触診にて機能解剖学的かつ他覚的に判断することが重要です。圧痛部位を機能解剖学的に触診した後にエコーで評価することで，さらに客観性が高まります。また，スポーツ障害の場合は通常，選手のもつ動作上の癖や既往歴が問題となることが多く，トレーナーとしてスポーツの競技特性に応じた動作指導やセルフケアを行うために，エコーを活用することも考えられます。さらには，スポーツ障害は新たなスポーツ外傷を起こす原因ともなりうるため，その予防という観点からみてもスポーツ動作に対するバイオメカニクスの知識が必要です。

症例提示

スポーツ現場でエコーを活用した症例を示します。

17歳，女性。ブラジリアン柔術選手，競技歴5年。大会の試合中，左肘の関節技を決められ一本負けしました。左肘の痛みはまったくなく，右肩の痛みを訴えながらトレーナーを訪れました。試合中のビデオからの動作分析とエコーの活用で，左肘の関節技から逃げようとした動作により右烏口上腕靱帯損傷を呈したことが考えられ，受傷機転を追究することができました。

・受傷時の評価（図1）

・右肩触診

右小結節と烏口突起の間に圧痛（+），熱感軽度（+），腫脹（-）。

・運動痛

右肩屈曲開始時に運動痛著明にて挙上不可。右肩回旋時も運動痛著明。

・打診

小結節および烏口突起上の圧痛（-）。右ヤーガソンテスト（-）。左上肢の肩・肘関節可動域（range of motion：ROM）正常，圧痛および運動痛（-）。

・エコー所見

右烏口上腕靱帯周囲の血流増加が確認できました。

・処置

受傷直後はアイシングを行い，スプレー式消炎鎮痛剤と冷湿布を施し，右上肢を三角巾で固定しました。2～3日経過しても痛みが変わらない場合は，医師の診察を受診するように説明しました。

・経過

翌年2月の大会に出場しましたが，右肩ROMは正常であり，右烏口上腕靱帯の圧痛所見もみられませんでした。

・まとめ

今回の症例で，トレーナーとして選手のスポーツ傷害を把握する際，問診・触診・視診・動作分析と客観的評価（エコー）により，競技特性を踏まえ受傷機転を的確に捉えることが重要であることを再認識することができました。

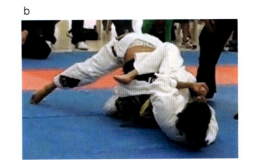

図1 症例
試合中，ビデオを撮影していたので，受傷機転を分析しました．その結果，左肘の関節技から逃れるために後ろ周りをしながら，右肩90°外転，120°水平屈曲位となり，その位置で全体重が右肩前面に乗ってしまったために，右烏口上腕靱帯に過度な負荷がかかり損傷を起こしたものと考えられました．
a：右烏口上腕靱帯のエコー所見．
b：ビデオからの受傷機転の分析（左側が受傷した選手）．

トレーナーにとってのレッドフラッグ

　急性スポーツ外傷（特にコンタクトスポーツ）による骨折・軟部組織損傷等と慢性スポーツ障害は，医師が診断・治療するため，トレーナーによるトレーニングおよびコンディショニングは禁忌となります．

　スポーツ現場におけるレッドフラッグを見極めることは，今後の選手生命に大きく関与するため最も重要となります．受傷した選手に対し適切に評価ができるかで，その後の「処置」の選択が変わります．適切な評価を行ううえで，頼りになる評価ツールがエコーです．エコーでは骨折・靱帯損傷・筋損傷などを描出することができるため，的確に競技中断等を判断でき，より質の高いトレーナー活動が行えます．

　受傷直後にエコーを用いて評価した結果，骨折・肉離れ・靱帯損傷等を疑った場合は，当然ですが競技は中断し専門医の受診を促さなければなりません．その際，スポーツ現場で骨折部の固定を行えば，二次的な損傷や転位を未然に防ぐことができます．さらに，荷重関節（脊柱を含む）の骨折であれば，免荷しなければなりません．

　選手の意向とトレーナーの評価およびエコー画像所見を踏まえて，①競技を続行させるか，②テーピングなどで固定して続行させるか，③ただちに競技を中止し専門医の診断・治療を行うか，などを決定していきます．

　少なくとも筆者らの経験では，画像として開示し，説明を十分に行うことにより，選手も冷静に判断できることが多いです．このように，症状に対してトレーナーの考え（＝評価）を客観的に説明できる点においても，エコーは有用であると考えます．

トレーナーにとってのイエローフラッグ

スポーツ傷害におけるトレーナーにとってのイエローフラッグとは，簡単に言えば医師による急性期症状の治療は行っている，もしくは終了しているが，まだリハビリテーションを実施しているときを指します。イエローフラッグの時期は，慢性難治性化または患部周囲や健側の活動性低下を引き起こす可能性があるため，早期の競技復帰を目指すためにはトレーナーが関わる必要があるものと考えます。理学療法およびアスレティックリハビリテーション実施中にトレーナーが関わる際は，医師や理学療法士と連携しながら，患部に対するfasciaリリース（徒手・鍼），または生活指導やセルフケアを選手が安全に行っているかをチェックし，患部以外のトレーニングおよびコンディショニングを行います（図2）。医師や理学療法士と連携しながら，トレーニングおよびリコンディショニングを行っている状況の詳細を監督，コーチ，家族，そして本人に報告します。

トレーナーが選手に対し，何らかの処置および治療を行う場合，各疾患に対し何をしなければならないのかを選択しなければなりません。前述のように，エコーを用いて病態評価ができていれば，処置および治療で何をするかが明確になります。

スポーツ外傷を起こした選手を，競技復帰させるために治療を行う場合，最優先して考えなければならないのが「損傷された組織の修復過程を阻害せず，ROMと筋力を維持・改善させる」ことです。理想は損傷部位が安定し，医師から競技復帰を許可された際，身体機能として競技レベルを維持できていることですが，損傷部位を固定したために，その周囲の関節のROM制限や筋力低下などが残存していることが多いです。損傷部位の治癒過程のなかで，できるだけリスクが少なく，早期介入していくことが望ましく，難しいのは，「どの時期に，どこを，どれだけ」治療して良いかです。

以下に，骨折を例に修復過程と行うリハビリテーションの考え方を述べます。

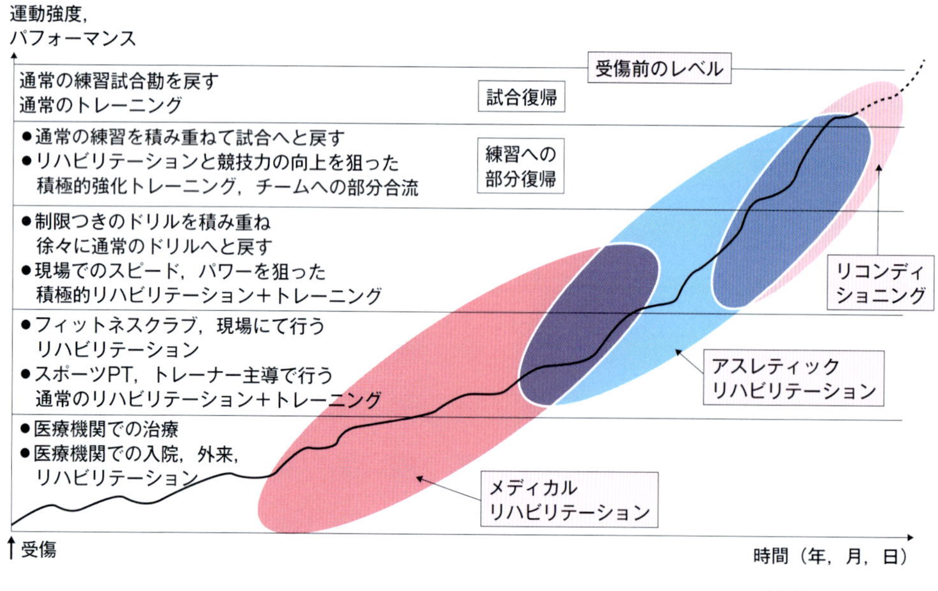

図2 競技者のスポーツ復帰におけるリハビリテーションとリコンディショニングの関係

（文献2より引用）

骨折の治療法として手術療法と保存療法がありますが，ここでは主に保存療法について述べます。骨折を治療していくなかで考えることは，ROMの維持です。基本的に骨折直後に関節拘縮は存在しておらず（骨折前から存在する拘縮は省く），拘縮は骨折後の固定期間に起こります。

　骨折後の関節拘縮を予防するうえで，早期からのROM訓練を行うとよいですが，最も気を付けなければならないのが「介入したことにより，骨折の治癒の遅延や変形治癒，偽関節になること」です。このような状態にならずに早期から拘縮を予防するために，どのように気を付けて運動療法を行うのか考えます。シンプルに述べると「骨折部にストレスを与えることなく関節を動かし，筋を収縮させ，軟部組織の柔軟性を維持・改善させる」ことができればベストです。つまり，修復過程を考慮した運動療法を展開することが，拘縮を予防する近道となります。

・**炎症期**

　炎症期は，骨折が起こった直後から骨・軟骨形成（仮骨形成）が生じるまでの期間です。炎症反応期に行うことは，浮腫管理と損傷部以外の柔軟性滑走性の維持を図り，拘縮を予防することです。最優先すべきことは組織の修復ですが，浮腫を関節周囲に残したままにしておくと，組織間の癒着や疼痛の原因となりうるため，弾性包帯による圧迫や筋収縮などを行うことにより浮腫の静脈還流を改善させ，組織間の滑走を促すことで癒着を予防します。

　炎症期は損傷部以外に着目して運動療法を展開しますが，そのためには損傷部を正確に把握する必要があります。これに関しては各種整形外科的テストや触診による評価に加え，X線などの画像評価が必要不可欠となります。X線などの画像評価と問診による受傷時の状況を詳しく把握することで「骨に対し，どのようなストレスが加わりどのように折れたか？」が考察しやすくなります。

　その後，折れ方から考えて骨折部の周囲筋，神経，靱帯，軟部組織にどのようなストレスが加わり損傷しているのかを考えることで，患者の病態がより鮮明に把握できます。これがわかれば，運動療法を行って動かしてもよい部分と，動かさずに安静が必要な部分に細かく分けることができ，余分な癒着等による関節拘縮を作らずに済みます。積極的に運動療法を行っても良い時期となった時に，運動療法を行うスタートに違いが出てきます。

- **増殖期**

　増殖期は，骨折部を取り囲んで新しく形成された修復組織内に，骨形成および軟骨形成が生じる時期です[4]。増殖期は，前半の骨形成に加えて軟骨形成の見られる時期と，後半の軟骨が軟骨内骨化によってすべて骨組織で置換される時期に分けられます。

　この時期に，医師から運動療法を処方されるのが大半です。つまり，ROM訓練などの運動療法を仮骨の形成や成熟を阻害しないように行わなければなりません。骨折部の配慮をせずに運動療法を行うと，変形治癒や偽関節をセラピストが作ってしまう可能性があるため，十分な配慮が必要です。

　エコーは，骨折に対する運動療法を行ううえで，リスク管理・治療部位の断定・効果判定などの評価において非常に有用です。骨折部をエコーで描出すると，骨に連続性が生じてきているかが確認できます。この所見とX線像所見と受傷後何日経過しているかという情報から，おおよその骨折部の安定具合が判断できます。エコーは手軽にチェックすることができ，病態を知りたい時にリアルタイムでチェックできるところもメリットの1つです。

　炎症期～増殖期にかけて，新生血管が多く存在します。エコーのドプラモードで損傷部を描出すると，新生血管が赤青色に描出されます。これはまだ，炎症反応から修復している最中であることがわかり，患部周囲を動かしてもよいかということを病態の進行具合から判断できます。

- **再構築期**（図3）

　再構築期は，形成された仮骨が層板骨に置換される時期です[4]。この時期までに，関節拘縮をどの程度予防できるかが重要ですが，ここからは生じてしまった関節拘縮の改善を積極的に行います。組織間の癒着による滑走性の低下や関節包，筋，そのほか軟部組織の実質的な柔軟性の低下などが主な問題となります。ROM制限が「どの組織がどのようになっていて制限因子となっているか？」を評価することが重要です。再構築期に限ったことではなく，早期からこのような考え方で，ROM制限因子を推察していくことが重要です。

　ROM制限を評価するうえでも，エコーは有用です。例えば，組織間における滑走性低下の有無をリアルタイムで評価できます。橈骨遠位端骨折の掌側プレート固定術後の背屈制限を例にして考えます。この場合，前述の通り骨折により損傷を受けた組織の考察に加え，手術侵襲により損傷を受けた組織を考察しなければなりません。

　ここまで述べたように，スポーツ外傷に対する運動療法を行うときには，リスク管理という観点から修復過程を考慮し，初期は損傷部位ではない他の部位の余分な拘縮を生じさせないようなプログラムを立案し，徐々に損傷部周辺を治療ターゲットにするような流れで進めていくとよいです。これには**正確な評価と触診技術が必須であり，より細かく正確に評価できるツールとしてエコーは有用**です。

スポーツトレーナーとしてのエコーの活用例

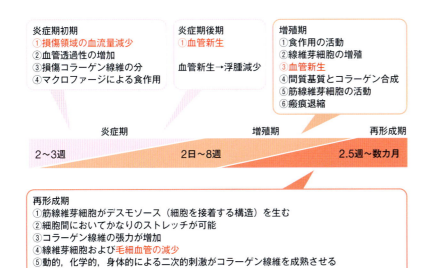

図3 エコーと修復過程とのマッチング

（「母指中手指節関節尺側側副靱帯損傷に短母指屈筋損傷が疑われた一症例～超音波画像診断装置を用い修復過程に考慮した運動療法～」鵜川発表スライドより）

トレーナーにとってのグリーンフラッグ

　トレーナーは安全にトレーニング，コンディショニング，fasciaリリース（徒手），セルフケア，生活指導を行わなければなりません。

　Fasciaとは，線維性結合組織と固有結合組織の線維成分の総称であり，皮膚，皮下組織，筋膜（myofascia），腱や靱帯，脂肪体，髄膜，腹膜，骨膜などが含まれます。近年，エコーの高性能化により，fasciaが画像で確認できるようになりました（図4，図5）。

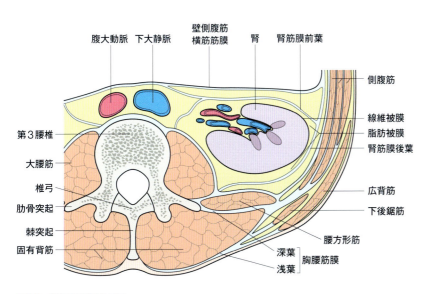

図4 第3腰椎断面図
血管，神経，腎臓，骨，筋周囲の白い線や肌色の組織，皮膚はすべてfasciaです。

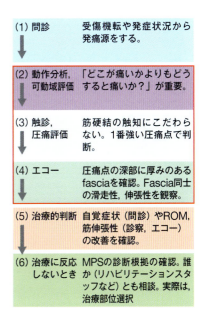

図5 Fasciaの発痛源評価

（文献5より引用）

第1章 基礎

31

発痛源評価は，fasciaの圧痛部位を同定し（治療的診断），fasciaリリース（治療：注射・徒手・鍼，生活指導，セルフケア）につなげます。発痛源評価の際には必ずエコーを用い，スポーツ選手が訴える疼痛部位を精確に評価することで，スポーツ選手のスポーツ傷害の予防と競技レベルの維持，およびパフォーマンスの向上につながるものと考えます。エコーを含む発痛源評価およびfasciaリリースの詳細については，成書をご一読ください（「エコーガイド下fasciaハイドロリリース」p.191～200を参照）。Fasciaリリースは注射以外にも，癒着の強さの程度や広さの範囲によって鍼や徒手療法（運動療法）が適応する場合や，鍼や徒手療法を注射と併用して治療する場合があります。

　癒着のgrade分類（図6）において，grade 0～1は，トレーナーがfasciaリリースを積極的に行い，スポーツ選手も競技を継続してよいレベルです。grade 2～4と考えられる場合は，レッドフラッグと判断してまず医師による診察をスポーツ選手に依頼します。医師が診察を行い，画像所見（X線，CT，MRI，エコー），血液生化学検査，理学検査等の所見上，問題ないと診断し，鍼・徒手療法が必要と判断した場合はそれに従います。スポーツ選手がfasciaリリース（鍼・徒手療法）を行っている際は，イエローフラッグと判断して鍼灸師および理学療法士と連携を取りながらスポーツ現場で安全にコンディショニングを行います。疼痛が改善し，fasciaリリース（鍼・徒手療法）が終了となった場合は，グリーンフラッグと判断してトレーナーが安全にトレーニング＆コンディショニングを行います。

癒着の強さ　　　　治療法　　　　　　　　　　　　　　　　　　　　侵襲度　　　1回の治療範囲
弱い　　　　　　　　　　　　　　　　　　　　　　　　　　（治療時の痛みの強さ）
　　　　　grade 0：他部位（遠隔）の刺激でFasciaの動きが改善できるレベル　少ない　　広い
　　　　　grade 1：徒手・運動療法で剥離可能なレベル
　　　　　grade 2：鍼（雀啄術，置鍼，electric acupuncture）で剥離可能なレベル
　　　　　grade 3：注射（エコー下筋膜リリース注射）で剥離可能なレベル
強い　　　grade 4：manipulationや鏡視下手術が必要なレベル　　　　　　　　大きい　　狭い

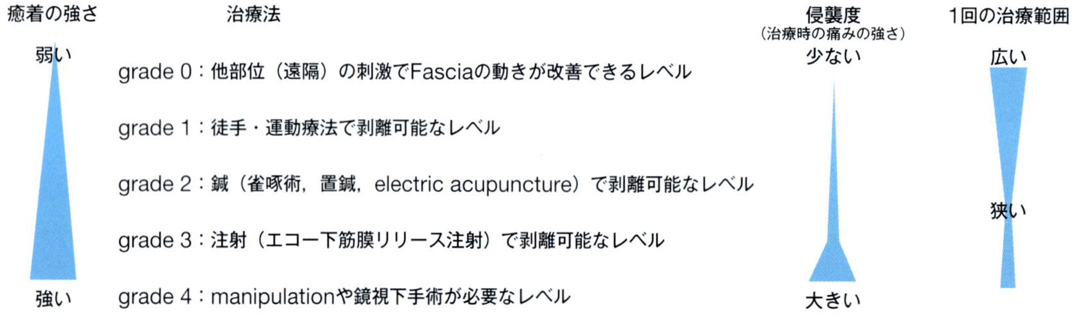

図6　癒着のGrade分類と治療法の特性

（文献5より引用）

文献

1) 小出清一ほか編. スポーツ指導者のためのスポーツ医学 改訂第2版. 東京：南江堂 2009. p29-33.
2) 日本体育協会. 公認アスレティックトレーナー専門科目テキスト⑦. アスレティックリハビリテーション. 2007；p.3
3) 鴨池政明, 上　勝也. 損傷した腱・靱帯の治癒過程. 大阪体育大学紀要 2001；32：149-57.
4) 国分正一, 鳥巣岳彦監修. 標準整形外科学. 第10版. 東京：医学書院；2008. p52-55.
5) 木村裕明編. 解剖・動作・エコーで導くFasciaリリースの基本と臨床－筋膜リリースからFasciaリリースへ－. 東京：文光堂 2017.

Column

WBC侍ジャパンチームドクターより

昭和大学江東豊洲病院整形外科　富田一誠

　私が医師になり初めてエコーに触れたのは，大学病院で四肢の軟部腫瘍に対するエコー検査を行ったときでした。検査室で大きなエコーの横に患者さんを寝かせて行いましたが，当時は画質が良好とはいえず，ガングリオンかどうかぐらいしか私には診断できなかった（本来は違うと思いますが）ように記憶しています。仰々しい検査なわりに，より明確な診断には至らず，ましてや治療に使う発想などまったくありませんでした。

　次に使用したのは，地域基幹病院の救急救命科の研修中で，胸腹部外傷の患者さんへ処置室で救命処置をしながら同時に，即座にその場で重要な情報が得られるのにとても驚きました。これは使えると思い，その手技を熱心に修得しました。X線にもCTにもないそのライブ感に圧倒的な存在感を抱きました。

　もともと無侵襲なエコー検査は，その後の技術革新により表在組織の解析がよりクリアになり，さらに携帯性が向上したために，整形外科領域への応用は飛躍的に進歩しました。

　2008年北京五輪で，私が野球日本代表チームに帯同させていただいたときに，練習中の打球がコーチの背部に直撃しました。周囲はヒヤリとしましたが，大丈夫といってそのまま練習を続けました。練習後，ベンチ裏で診察すると，くっきりとボールの跡が浮き上がり，強い痛みを訴えていました（図1）。

　骨折かどうかX線で確認したいと伝えましたが，「俺はコーチだからそんなことはできない」といわれて，そのまま試合開始になってしまいました。1人のコーチが現場を離れれば，練習にも試合にも多大な影響が出てしまいます。オリンピックですから，検査をするには選手村のポリクリニックへ移動しなければなりませんし，その行動は報道陣が注目します。現場で何もできず，医師として何ともいえない無力感が残りました。

　2017年のWorld Baseball Classicの大会期間中に，ある選手がある部分を骨折してしまいました。本来であれば出場も危ぶまれるところですが，この選手は果敢にも出場し続けました。代表チームは出場し続けて悪化しないか，送り出す日本の所属チームは本シーズンへ影響がでないか，両チーム間で緊張感が高まり，とてもナーバスな問題になりました。どちらのチームにとっても必要とされている選手なのです。

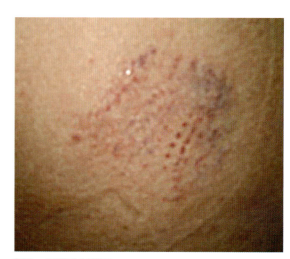

図1　打球の打撲痕

私は，野球場と宿舎という限られた環境のなかで，プレーできるかの判断をせざるを得ませんでした。しかし，このときも2008年北京五輪と同じく，その都度病院で画像検査を行うことは現実的にも戦術的にも困難なことでした。

　そこで有用だったのがエコーです。毎日骨折部を評価し，転位がないこと，骨癒合が始まったことなどが確認できました。代表チームと所属チームの両首脳陣へ，所属のチームドクターへ抽象的でない客観的な情報を毎日伝えることができ，徐々に緊張感がほぐれ，信頼を得ることができました。選手からは自分の目で確認できるために，安心してプレーに臨めると，自分から進んで検査を受けてくれるようになりました（図2）。

　何より，その選手のプレーする姿と活躍が無言で周囲を安心させてくれました。一方で私は，いつどんなプレーで再骨折してしまうのではないか，毎日ドキドキでした。私の心配をよそに，この選手は大会でもその後の本シーズンでも活躍してくれて，プロ野球選手のプロ魂を垣間みました。

　限られた環境のなかでも，無侵襲で客観的な医療情報が即座に得られ，選手自身やトレーナーが結果を一緒にライブで確認共有できるエコーは，非常に有用なツールであります。さらに携帯性が向上した今，そして施設や資格の有無を問わないエコーは，今後スポーツの現場で，アイシングやテーピングのような必須のアイテムになることと思います（図3）。

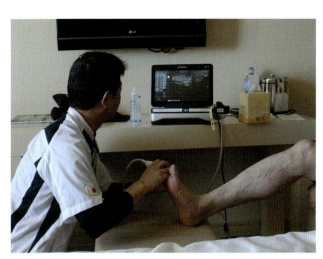

図2　宿舎での診療の様子

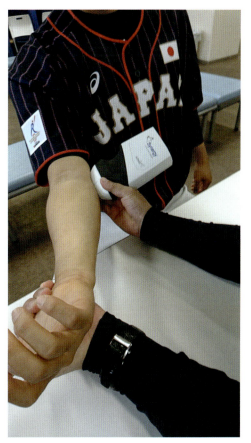

図3　ベンチ裏での診療の様子

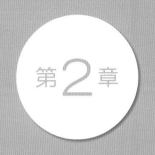

実践

各部位およびスポーツ疾患の描出

第2章 実践 1．肩関節

肩関節の描出

杉本勝正（名古屋スポーツクリニック）

超音波診断に必要な肩関節の解剖

超音波診断にはその部位の解剖を熟知し，2次元，3次元で頭のなかで解剖図が描けるようになる必要があります。

 腱板（肩甲下筋，棘上筋，棘下筋，小円筋）（図1a～c）

肩甲下筋は小結節に停止します。棘上筋は大結節前方に，棘下筋は大結節前方から後方に停止します。小円筋は大結節後方に停止し，肩甲下筋と棘上筋間の膜状部位を腱板疎部といいます。

 上腕二頭筋長頭腱（図1a, b, d）

上腕二頭筋長頭腱は結節間溝内に存在し，頭側は腱板疎部から関節内に入り，上方関節唇後方に付着します。

> 結節間溝，大結節（superior, middle, inferior facet），小結節，烏口突起，肩峰，関節窩，鎖骨，肩甲棘，肩甲骨内上角・下角，上腕二頭筋長頭，腱板（肩甲下筋，棘上筋，棘下筋，小円筋），腱板疎部（rotator interval），肩峰下滑液包，関節唇，上・中・下上腕関節靱帯，烏口鎖骨靱帯，烏口上腕靱帯，烏口肩峰靱帯，烏口鎖骨靱帯（円錐靱帯，菱形靱帯），肩鎖関節，肩甲骨周囲筋（肩甲挙筋，菱形筋，前鋸筋，僧帽筋，上腕三頭筋長頭，大円筋など），広背筋，三角筋，大胸筋，小胸筋，烏口腕筋，上腕二頭筋短頭，前斜角筋，中斜角筋，後方四角腔。
> 上記の名称は肩関節の診療において知っておく必要があります。

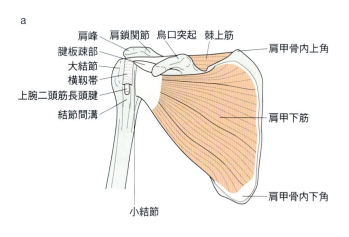

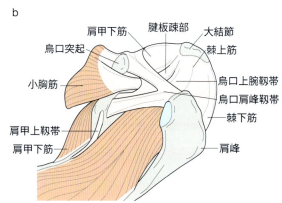

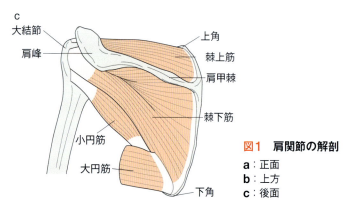

図1 肩関節の解剖
a：正面
b：上方
c：後面

肩関節の描出

③ 関節唇（上方，前下方，後方）（図1d）

前上方関節唇には上関節上腕靱帯，中関節上腕靱帯が付着し，厚み・幅とも脆弱な構造になっています。後上方は長頭腱が起始し，厚み・幅とも大きくなり後方関節唇へと連続しています。前下方は下関節上腕靱帯の付着部で幅広く強靱に関節窩縁に付着しています。

④ 上腕骨頭（大結節，小結節，結節間溝）

前方の小結節，その内側の結節間溝，上方の大結節，小児では上腕骨近位骨端線が存在します。超音波診断の際にメルクマールとなります。

⑤ 後方四角腔（QLS）（図1e）

小円筋，上腕三頭筋長頭，上腕骨頚部，大円筋で囲まれ腋窩神経が存在するスペースを後方四角腔（quadrilateral space；QLS）とよびます。

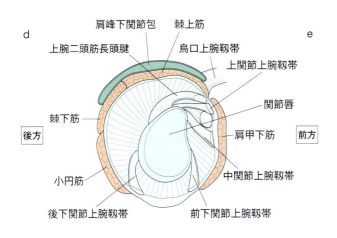

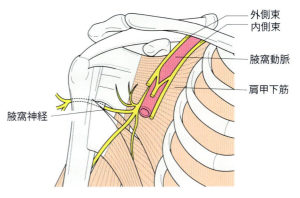

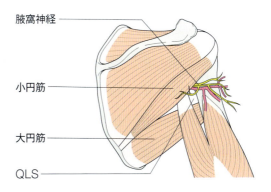

図1　肩関節の解剖（つづき）
d：関節内
e：後方四角腔

肩関節周囲の描出法

① 肩関節エコー診断手技および正常像

- **上腕二頭筋長頭腱および結節間溝の描出**（図2a）
- **肩甲下筋腱の描出**
  検者の上腕を外旋して描出します（図2b）。
- **棘上筋腱前縁の描出**
  後方へ長軸像のまま棘上筋腱全体を検索します（図2c）。短軸像でも棘上筋全体を調べます（図2d）。

a

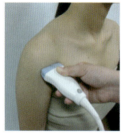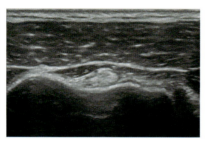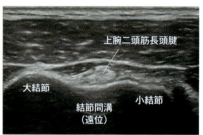

b

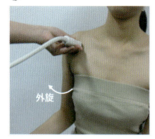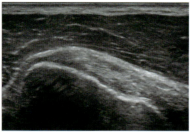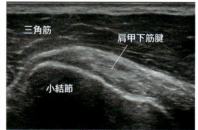

c

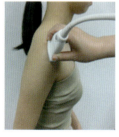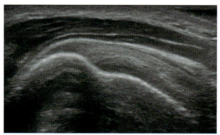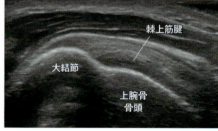

d

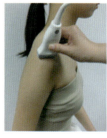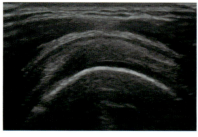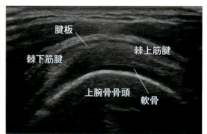

図2 肩関節のエコー像
a：前方の正常エコー像。結節間溝の短軸像。
b：肩甲下筋の長軸像のエコー像
c：棘上筋腱長軸像のエコー像
d：棘上，棘下筋腱短軸像のエコー像

- **棘下筋の描出**

  長軸像で付着部を中心に検索します。その際，後方関節唇や関節窩縁のBennett lesionも調べます（図2e）。

- **QLSの描出**

  棘下筋から尾側へ小円筋を長軸で描出した後，短軸にプローブを移動させて三頭筋長頭が出現する部位でQLSを観察します（図2f）。

- **前下方関節唇の描出**

  肩関節ゼロポジションで腋窩から前下方関節唇，上腕骨頚部関節包付着部を描出します（図2g）。

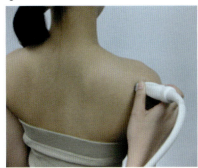
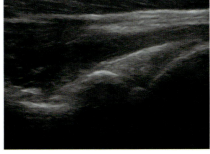
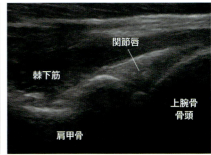

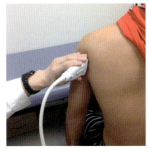
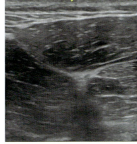
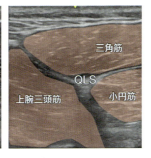

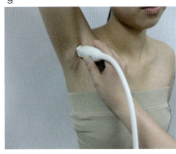
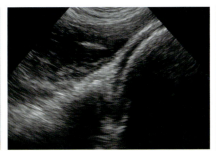
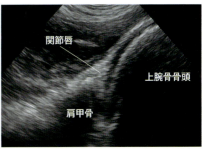

図2 肩関節のエコー像（つづき）

e：後方関節唇と棘下筋長軸像のエコー像
f：QLSのエコー像。
g：前下方関節唇のエコー像

- **上後方関節唇の描出**

  肩峰鎖骨間隙から上後方関節唇を検索します。プローブは小型のコンベックスタイプが望ましいです（図2h）。

- **腱板疎部の描出**

  烏口突起〜上腕骨間から腱板疎部，前上方関節唇を観察します。同部位も小型コンベックスタイプのプローブが観察に適しています（図2i）。

- **肩甲骨周囲に痛みのある症例での描出**

  肩甲骨内側縁に沿って肩甲挙筋，大小菱形筋，広背筋などを描出します（図2j）。

> **Point**
> 上腕骨頭の表面エコーラインが鮮明に出現する位置でプローブを把持します。

h
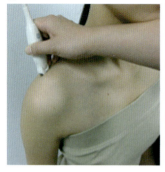
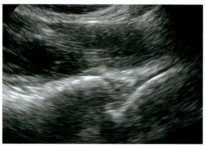
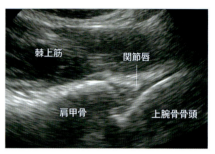

i
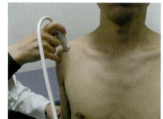
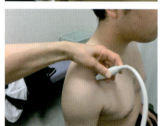
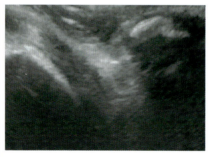
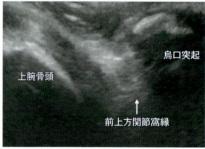

j
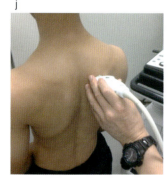
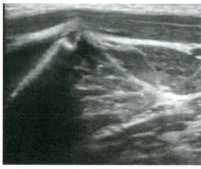
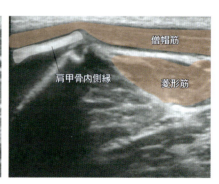

図2 肩関節のエコー像（つづき）

h：上後方関節唇のエコー像
i：腱板疎部（前上方部）のエコー像
j：肩甲骨内側縁のエコー像
（図2a〜e, g, h：GE社E-smartより許可を得て転用）

症例の描出

① リトルリーグ肩（上腕骨近位骨端線離開）（図3）

特に後外側の上腕骨近位骨端線離開と浮腫，血腫形成による低エコー像を確認します。

② 腱板損傷[1]

腱板の表面エコーの変化（下方凸），内部エコーの変化（低エコー領域），骨頭表面の不整を捉えます。

投球により障害を受けやすい腱板の部位は，腱板疎部周辺（上腕二頭筋長頭腱関節内への入口部）の肩甲下筋，棘上筋腱，棘上筋腱中央部，上腕骨後上方に存在するnoch直上の棘上筋〜棘下筋の交差する腱板，Bennett骨棘に近接する棘下筋，小円筋などです。

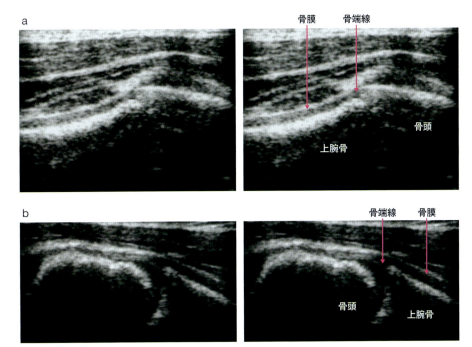

図3　リトルリーグ肩の描出
投球側骨端線は開大し，周囲に低エコーを呈しています。
a：健側
b：患側

・棘上筋腱断裂

腱板の表面エコーと内部エコーの変化に注意しながら検査します。

表面エコーが下方凸か平坦になっている場合は完全断裂の存在を（図4a, b），内部エコーにおいて関節包面に限局した低エコーが存在する部位は関節面断裂の存在を（図4c），境界エコーが不整で直下の内部エコーが低エコーになっていない症例は滑液包面断裂を示唆します（図4d）。

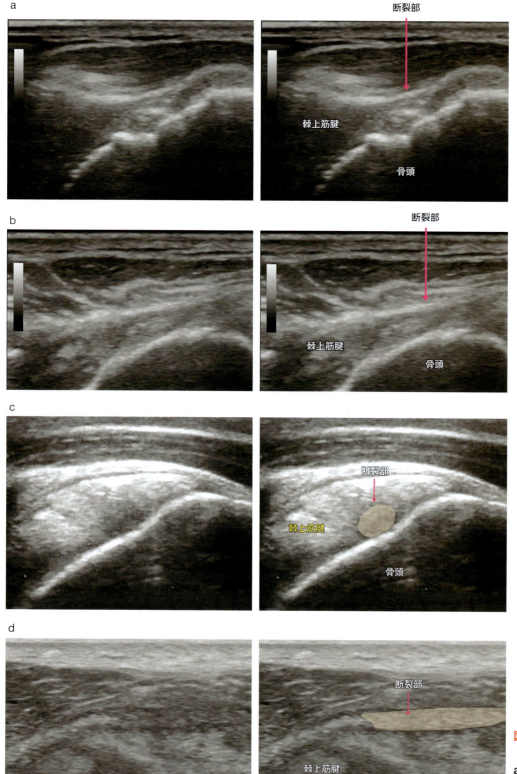

図4 棘上筋腱断裂の描出
a：腱板（棘上筋腱）完全断裂像，長軸像。
b：腱板（棘上筋腱）完全断裂像，短軸像。
c：関節面断裂，長軸像。
d：滑液包面断裂，短軸像。

腱内に限局した低エコーは腱内断裂を疑います（図4e）。また，エコー像で異常が存在した部位をプローブで圧迫し，限局した圧痛を認めたら（PC test）臨床的に同部が疼痛に関与していることが多いです[2]。投球障害肩などでは関節面断裂がほとんど，関節包面の低エコーと腱板炎に伴う腫脹を認めます。

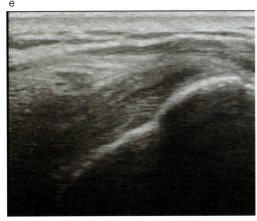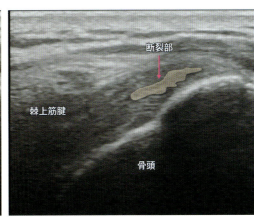

図4 棘上筋腱断裂の描出（つづき）
e：腱内断裂，長軸像。

・**肩甲下筋断裂，損傷**（図5）
　上腕骨を外旋させて健側と厚み形態を比較します。大きく断裂している症例では健側と比べ，腱が菲薄化します。しかし，投球障害肩では頭側関節包面に低エコーを呈し，肥厚している症例が多いです。

・**棘下筋萎縮**
　投球障害で出現しやすいです。棘下筋筋腹の厚みを左右比較すると同時に，経時的に観察します。腱の損傷か神経由来の萎縮かを鑑別するために，頸椎症（キーガンタイプ），胸郭出口症候群，neuralgic amyotrophy，ガングリオンによる肩甲上神経麻痺などを念頭に置いて診察します。

> **Point**
> 骨頭表面エコーが鮮明になるようにプローブを保持して検索すると，自然に腱板も鮮明に描出されます。病巣と思われたらプローブで圧迫し，痛みの再現性を確認します（PC test）[2]。術後経過を確認する場合はドプラも用いて検索すると血管が描出されやすいです。

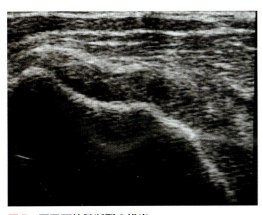

図5 肩甲下筋腱断裂の描出
断裂部の菲薄化を認めます。

③ 関節唇損傷[3)～5)]

日常診療において同部に起因する肩痛は頻度が高く，今まで診断されていなかった部位です。肩峰，鎖骨間隙から上方関節唇を，腋窩から下方関節唇，後方から後方関節唇を観察すると，剥離や断裂が描出されます。

・前下方関節唇損傷，反復性肩関節脱臼，亜脱臼

肩関節外転位で，大胸筋，肩甲下筋を上方へ移動させ，腋窩から観察します。プローブの位置と方向は，大胸筋の背側に上腕骨の長軸と一致する方向に固定した場合に4時の前下方関節唇を最も明瞭に撮像することが可能です。

臨床的に骨性Bankart病変は関節窩縁の不整として，関節唇剥離は骨性関節窩と関節唇の間に低エコーラインとして確認できます（detached type）（図6a）。

ALPSA（anterior labroligamentous periosteal sleeve avulsion）病変は，関節窩縁から下方に接着している関節唇（displaced type）（図6b）を，HAGL（humeral avulsion of the glenohumeral ligament）病変は骨頭頚部の関節包付着部の低エコーを捉えます（図6c）。

> **Point**
> 前下方関節唇は腋窩にまずプローブを上腕骨軸に一致する長軸で当て，骨頭頚部を捉えます。そこでHAGLの有無を確認し，少しずつ骨頭を描出しながら肩甲骨関節窩縁にプローブを移動させると関節包に連続する前下方関節唇や関節窩縁が出現します。頚部付着部の関節包欠損はHAGL病変を，骨頭部の関節包の不連続や欠損は関節包断裂を疑います。

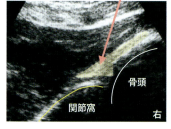
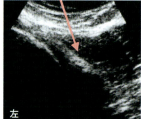
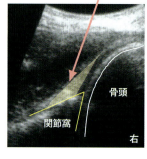
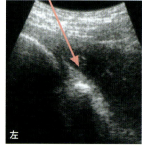
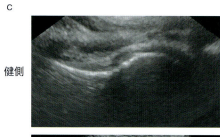
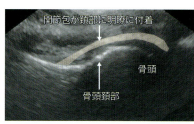
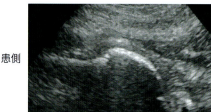
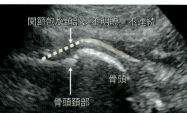

図6　前下方関節唇損傷のエコー像
a：前下方関節唇損傷，detached type（classical Bankart損傷）。
b：前下方関節唇損傷，displaced type（ALPSA lesion）。
c：HAGL lesion。上腕骨頚部に低エコーや骨片を認めます。

肩関節の描出

・**肩関節前上方部損傷**

投球障害肩において前上方関節唇，関節包の弛緩が重要な発症要因で，同部の画像診断は治療方針を決定するうえで非常に重要です。上腕内外旋動態観察で烏口突起基部にblack spotが出現します（図7）。

関節鏡による関節内の観察により，black spotの部位に中関節上腕靱帯を中心に弛緩し，腱板疎部が開大し，その周囲に滑膜増生などの炎症所見を認めました。上腕内外旋動態観察で烏口突起基部に出現するblack spotは，腱板疎部の拡大により生じる周辺組織の弛緩状態や滑膜増生などの炎症所見と考えられます。

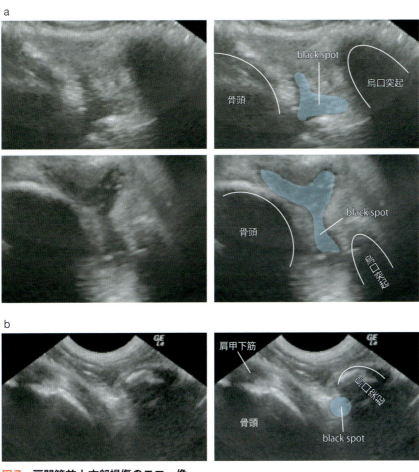

図7 肩関節前上方部損傷のエコー像
a：Black spot（＋）。
b：Black spot（－）。

・上方関節唇損傷

　患者を坐位とし，肩峰鎖骨間隙にプローブを固定し，11時の位置における上方関節唇を，骨頭を引き下げたり突き上げたり，外転外旋して観察します（動画①）。関節唇損傷を認めない症例では下方ストレスにおいて関節唇の形態は保たれ，肩関節外転外旋運動により関節唇が関節面に平行（約90°）supraglenoid tubercleを中心に回転し，関節面より近位に移動することはありません（図8a）。

　Snyder分類でSLAP type Ⅲ，Ⅳでは上方関節唇が下方ストレスにより，関節窩から転位移動することが確認されます（図8b）。SLAP type Ⅱ症例において肩関節外転外旋の動態検査により，関節唇が近位方向に引き込まれる所見（関節窩面よりも奥に移動する）が認められます（近位引き込み現象）（図8c）。関節注射後に検査するとより明瞭に描出されます。また，関節唇の形態が不鮮明な症例は関節面不全断裂を伴うinternal impingementの存在を疑います。

動画①はこちらから
①：SLAP損傷における関節唇の近位引き込み現象

Point

上方関節唇の観察には肩甲骨の位置が重要です。Wingingして下方回転した位置では超音波ビームが前方に逃げてしまい，鮮明な画像が得られません。しっかりと胸を反らせ，肩甲骨を垂直にした位置で検査するとよいです。

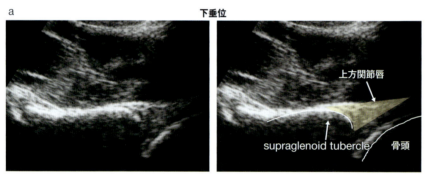

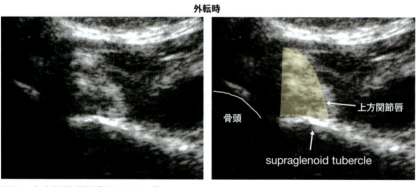

図8　上方関節唇損傷のエコー像
a：正常上方関節唇像。

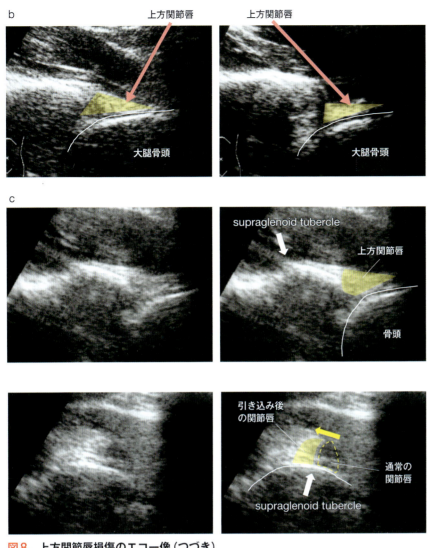

図8 上方関節唇損傷のエコー像（つづき）
b：関節唇の剥離像。
c：近位引き込み現象。

- 後方関節唇損傷（図9）

後方の8時から11時まではプローブを後方から肩甲棘に平行に当てて，明瞭に描出可能です。三角形の形態が不鮮明であったり，エコー輝度が均一でない場合に損傷している症例が多いです。

④ ガングリオンによる肩甲上神経麻痺（図10）

肩峰上切痕周囲のガングリオンやparalabral cystを，後方・上方アプローチから画像診断ができます。また，エコー下穿刺で治療する場合があります。棘下筋，棘上筋萎縮の計測を経時的に行います。

⑤ 肩鎖関節損傷，鎖骨遠位端骨折（図11）

肩鎖関節上方から関節内の浮腫，鎖骨端の転位状況をみます。炎症が存在する症例では関節腫脹，関節内にeffusionが存在する症例が多いです。鎖骨の遠位端骨折を伴う場合には骨膜上の血腫を確認します。

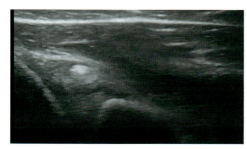
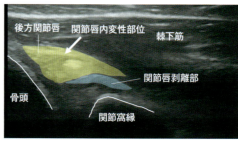

図9 後方関節唇損傷のエコー像
関節唇内に亀裂と高エコー像を認め，変性が疑われます。

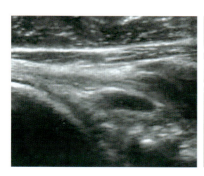
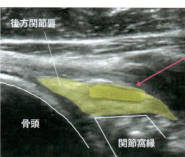

図10 Paralabral cystのエコー像
関節唇基部にparalabral cystを認めます。

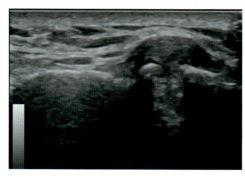
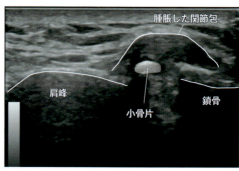

図11 肩鎖関節損傷のエコー像
鎖骨遠位端に小骨片と肩鎖関節の腫脹を認めます。

肩関節の描出

⑥ 上腕二頭筋長頭腱炎，脱臼，断裂（図12）

　長頭腱炎では主に短軸エコー像で腱周囲の低エコー領域を，長頭腱脱臼では上腕を伸展外旋させて動態検査を行い，長頭腱の結節間溝からの逸脱を捉えます。断裂は長軸像を注意深く観察して腱の連続性を確認します。長頭腱や結節間溝に注射する際には前回旋動脈の分枝が結節間溝に沿って上行するので，ドプラで血管の局在を確認し，エコー下での穿刺注射が安全です。

⑦ Impingement症候群（図13）

　肩峰と烏口肩峰靱帯により構成されている肩峰下面と肩峰下滑液包，腱板，上腕二頭筋長頭との間に生じる機械的ストレスにより，impingement症候群は発生するので，肩を外転しながら滑液包の肩峰下への滑動状況をみます。肩峰前方外側に骨棘を認め，腱板実質が腫脹していたり，不全断裂を伴う症例があります。また長頭腱周囲の低エコー像も高頻度に認めます。

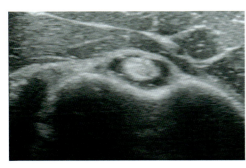
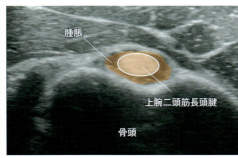

図12　上腕二頭筋長頭腱炎のエコー像
長頭腱周囲に低エコー像を認めます。

a
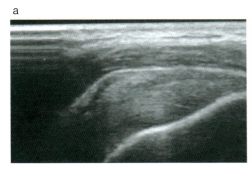
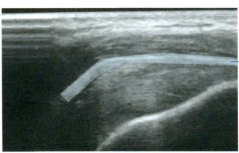

腫脹，突出した滑液包

b
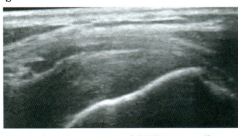
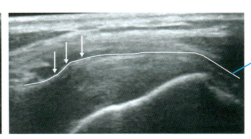

滑液包の境界エコーが下がり，腫脹が減少している

図13　Impingement症候群のエコー像
a：肩峰下滑液包の腫脹を認めました。
b：安静リハビリテーションで滑液包が正常化しました。

⑧ 肩甲胸郭部滑液包炎，肩甲骨内上角炎，小菱形筋損傷（図14）

若年の野球選手に多く，肩甲骨内上角や下角に投球時痛，圧痛を認めます。超音波上，内上角に停止する肩甲挙筋，僧帽筋の腫脹や下角周辺部の低エコーを認める。小児では内上角，肩甲棘近位部骨端の損傷も存在します。

⑨ 後方四角腔症候群（図15）

小円筋，上腕三頭筋長頭，上腕骨頚部，大円筋で囲まれ腋窩神経が存在するスペースを後方四角腔とよびます。同部が周囲筋の腫脹，硬化瘢痕などで狭小化し圧痛，放散痛を呈する症候群を後方四角腔症候群（quadrilateral space syndrome：QLSS）といいます。小円筋や三頭筋長頭に低エコーを認める症例が多いです。

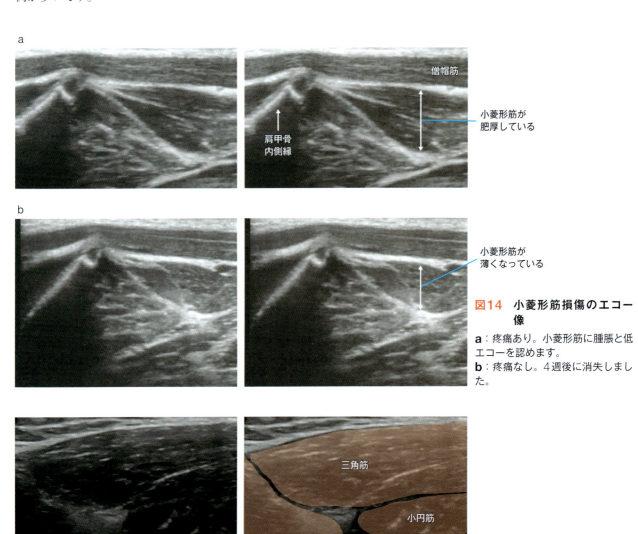

図14 小菱形筋損傷のエコー像
a：疼痛あり。小菱形筋に腫脹と低エコーを認めます。
b：疼痛なし。4週後に消失しました。

図15 QLSSのエコー像
小円筋，三頭筋長頭が低エコーを呈しています。

⑩ 後方タイトネス（図16）

　繰り返す投球動作により後方の棘下筋，小円筋，後方関節包，上腕三頭筋長頭などが固くなり，肩水平屈曲，水平内旋が制限される状態を意味します。これら構成体に低エコー像やドプラでの微小血管増加，エラストグラフィでの硬化を認めます。Bennett骨棘を伴う症例も多く存在します。

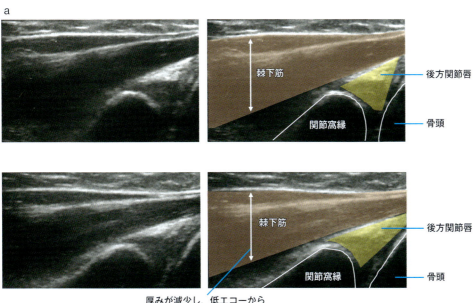

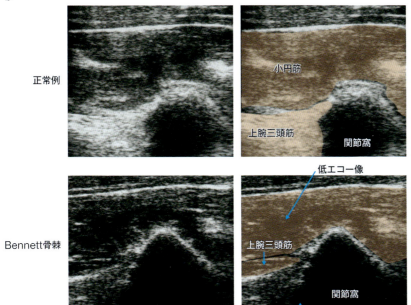

図16　後方タイトネスのエコー像
a：棘下筋の腫脹，低エコー（上側）がリハビリテーションにより軽快しました（下側）。
b：長軸像。Bennett骨棘周囲の小円筋に低エコー領域を認めます。

文献
1) 杉本勝正．超音波による腱板損傷診断の有用性．関節外科 2012；31：32-42．
2) 杉本勝正．腱板の超音波断層診断におけるprobe compression testの有用性．肩関節 1995；19：506-9．
3) 杉本勝正．肩関節唇の超音波診断．肩関節 1997；21：405-8．
4) 杉本勝正．上方関節唇の超音波下動態検査．肩関節 2003；27：391-4．
5) Sugimoto K. Ultrasonographic evaluation of the Bankart lesion. J Shoulder Elbow Surg 2004；13：286-90．

第2章 実践 1. 肩関節

【症例】投球障害肩

福吉正樹（名古屋スポーツクリニック）
杉本勝正（名古屋スポーツクリニック）

はじめに

　ここでは，投球動作のearly cocking phaseで肩峰下に違和感を認め，late cocking phaseで肩後上方部に疼痛を認めた，Bennett骨棘を伴う上方関節唇（superior labrum anterior and posterior；SLAP）損傷の症例を提示します。

 検査・診断

・投球側の腱板のエコー検査
　X線検査上，肩峰の傾斜は小さくhooked typeの形態を呈しており，肩峰下インピンジメントや腱板損傷が生じやすい素因[1]を有していましたが，エコー検査では腱板の滑液包面，関節面とも異常所見は認められませんでした（図1）。

a
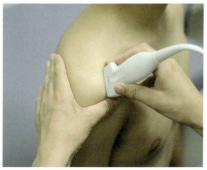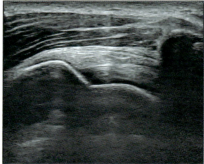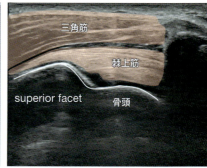

b
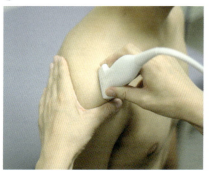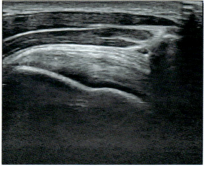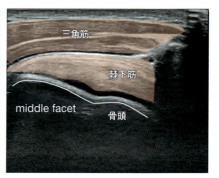

図1　投球側における腱板のエコー検査
肩甲骨面と平行にプローブを走査し，棘上筋（**a**），棘下筋（**b**）を観察します。本症例では腱板の異常所見は認められませんでした。

・**烏口肩峰アーチ下の動態検査**

棘下筋・小円筋のタイトネスが存在し，烏口肩峰アーチ下での動態観察では，内旋時に骨頭が肩峰前縁に向かって偏位する様子が確認できました（図2，動画①，②）。

動画①，②はこちらから
①：烏口肩峰アーチ下の動態検査（投球側）
②：烏口肩峰アーチ下の動態検査（非投球側）

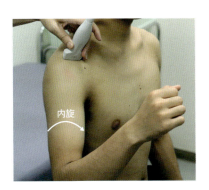

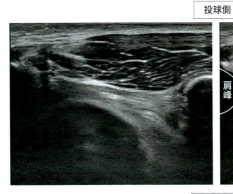

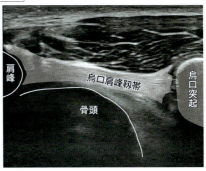

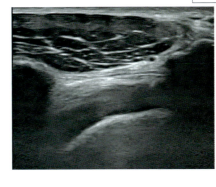

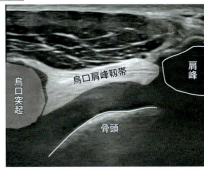

図2　烏口肩峰アーチ下の動態検査
烏口肩峰靱帯を描出したプローブに直交するよう注射台などの上に肘を置き，そこから他動内旋させたときの動態を観察します。投球側では，内旋時に骨頭が肩峰側に偏位する様子が確認できます。

・**他動的な肩関節伸展・内旋，屈曲・内旋時の動態観察**

棘下筋・小円筋がそれぞれ最も伸張される肩関節の伸展・内旋（図3，動画③，④），屈曲・内旋（図4，動画⑤，⑥）[2]では，骨頭のobligate translationが顕著となりました。つまり，early cocking phaseで肩峰下に認めた違和感は，棘下筋・小円筋のタイトネスによる骨頭の偏位が原因であることが示唆されました。

動画③〜⑥はこちらから
③：他動的に肩関節を伸展・内旋させたときの動態（投球側）
④：他動的に肩関節を伸展・内旋させたときの動態（非投球側）
⑤：他動的に肩関節を屈曲・内旋させたときの動態（投球側）
⑥：他動的に肩関節を屈曲・内旋させたときの動態（非投球側）

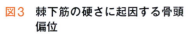
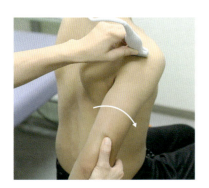
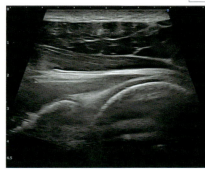
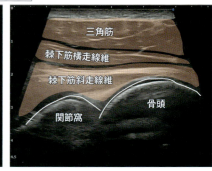

図3　棘下筋の硬さに起因する骨頭偏位
他動的に肩関節を伸展・内旋させたときの動態を観察します。投球側では，伸展・内旋最終域にかけて骨頭が偏位する様子が確認できます。

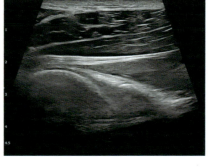
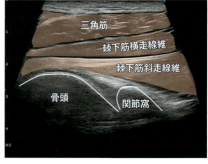

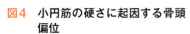
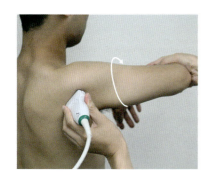
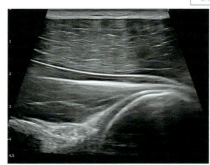
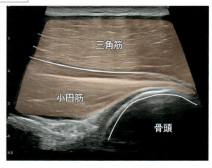

図4　小円筋の硬さに起因する骨頭偏位
他動的に肩関節を屈曲・内旋させたときの動態を観察します。投球側では，屈曲・内旋最終域にかけて骨頭が偏位する様子が確認できます。

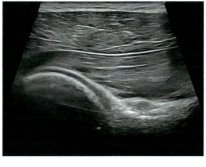
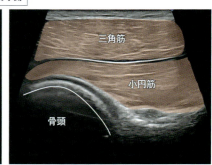

【症例】投球障害肩

・下垂位，外転位の自動外旋における棘下筋の滑走動態観察

　肩後上方部にはsuperior Bennett骨棘[3]が認められ，同部の動態観察では，下垂位（図5a，動画⑦，⑧）ならびに外転位（図5b，動画⑨，⑩）とも外旋時の棘下筋の滑走が低下していました。

動画⑦〜⑩はこちらから
⑦：下垂位での自動外旋における棘下筋の滑走動態（投球側）
⑧：下垂位での自動外旋における棘下筋の滑走動態（非投球側）
⑨：外転位での自動外旋における棘下筋の滑走動態（投球側）
⑩：外転位での自動外旋における棘下筋の滑走動態（非投球側）

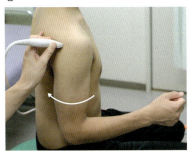

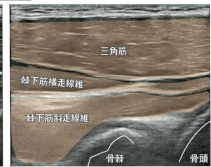

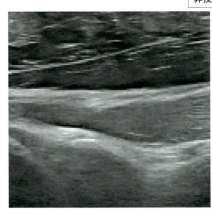
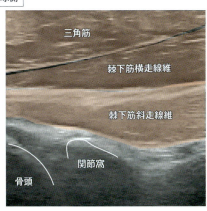

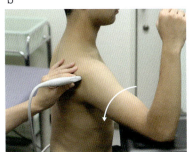
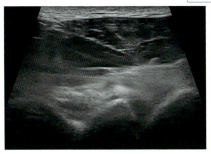
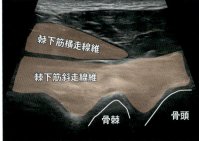

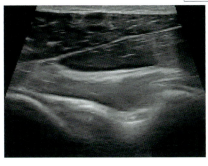
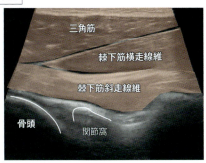

図5　下垂外旋，外転外旋時の棘下筋の滑走動態

下垂位ならびに外転位での自動外旋における棘下筋の滑走動態を観察します。本症例の投球側では，棘下筋斜走線維の深層に骨棘が認められ，棘下筋の滑走が低下している様子が確認できます。
a：下垂外旋時
b：外転外旋時

・**外転外旋時の上方関節唇の動態観察**

　肩峰鎖骨間隙からの上方関節唇の動態観察では，肩関節外転外旋時に上方関節唇がやや近位に引き込まれるtype Ⅱ SLAP損傷の所見も認められ（図6，動画⑪，⑫），後上方部での滑走障害やinternal impingementがlate cocking phaseでの疼痛に関連している可能性が示唆されました。

② 治療

　投球障害肩症例の97.4%は運動療法が奏効します[2]。本症例においても棘下筋・小円筋のタイトネスとこれに起因した骨頭のobligate translationを是正することが投球時痛を改善するための重要なポイントとなりました（図7，動画⑬〜⑱）。

> **まとめ**
>
> 　投球障害肩で認められる解剖学的破綻は，あくまでも機械的ストレスの蓄積による結果で，その原因を追求していくうえではエコーによる動態観察が非常に有効な評価となります。

動画⑪〜⑱はこちらから
⑪：外転外旋時の上方関節唇の動態（投球側）
⑫：外転外旋時の上方関節唇の動態（非投球側）
⑬：運動療法前の烏口肩峰アーチ下の動態
⑭：運動療法前の他動的に肩関節を伸展・内旋させたときの動態（投球側）
⑮：運動療法前の他動的に肩関節を屈曲・内旋させたときの動態（投球側）
⑯：運動療法後の烏口肩峰アーチ下の動態
⑰：運動療法後の他動的に肩関節を伸展・内旋させたときの動態（投球側）
⑱：運動療法後の他動的に肩関節を屈曲・内旋させたときの動態（投球側）

投球側

 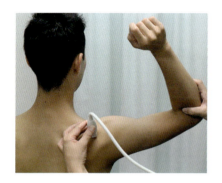 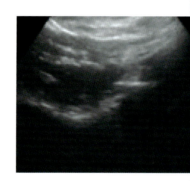 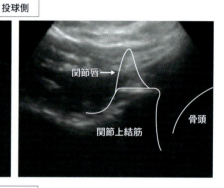

非投球側

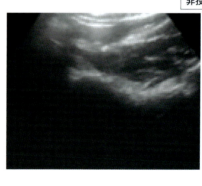 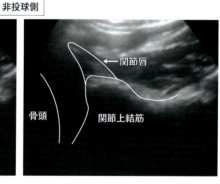

図6　外転外旋時の上方関節唇の動態
肩関節外転外旋時に，投球側では上方関節唇がやや近位に引き込まれる動態が確認できます。

【症例】投球障害肩

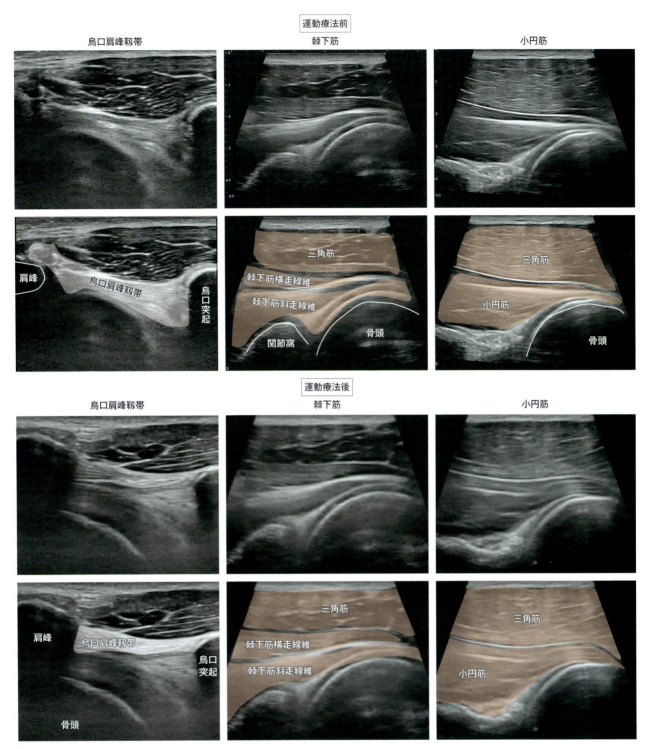

図7 運動療法前後における骨頭の動態変化
運動療法後は，骨頭のobligate translationが改善している様子を観察することができます。

文献

1) Balke M, Schmidt C, Dedy N, et al. Correlation of acromial morphology with impingement syndrome and rotator cuff tears. Acta Orthop 2013；84：178-83.
2) 福吉正樹，林　典雄．肩甲上腕関節の拘縮からみた肩関節インピンジメント症候群に対する運動療法－その評価と治療のコツ－．臨床スポーツ医学 2013；30：467-72.
3) Nakagawa S, Yoneda M, Hayashida K, et al. Superior Bennett lesion：a bone fragment at the posterosuperior glenoid rim in 5 athletes. Arthroscopy 2007；23：1135. e1-4.

第2章 実践 1.肩関節

【症例】肩関節脱臼

平田正純（AR-Ex尾山台整形外科 東京関節鏡センター）

はじめに

　肩関節脱臼においては下関節上腕靱帯－関節唇複合体の肩甲骨関節窩からの剥離Bankart病変，上腕骨頭後外側の陥没骨折Hill-Sachs病変を生じやすく，両者の確認が治療方針の決定に重要です。

　Bankart病変の確認にはMRIや造影MRIが用いられますが，検査までに時間がかかります。また，病歴聴取のなかで患者が明らかな脱臼エピソードを自覚していない，投球障害肩に伴う前方不安定症例や亜脱臼症例の場合，初診時単純X線内旋位像ではHill-Sachs病変の描出が困難な場合もあります。

　初診時に徒手検査で肩関節不安定性を認めた場合，エコーで簡便に両病変を観察しています。

後方走査

　患者に手を大腿に乗せてもらい，肩関節後方よりプローブを当て，肩関節短軸像を描出します（図1）。画面上で関節裂隙を確認し，肩甲骨関節窩，後方関節唇，上腕骨頭を観察後，そのまま外側にプローブを移動します。プローブを上下にスライドし，高エコーの棘下筋腱を描出できるように画面を調整すると，棘下筋腱の上腕骨大結節付着部を観察できます。

> **Point**
> プローブを持たないもう一方の手で患者の前腕を持ち，肩関節を他動的に内外旋させ動的に観察すると棘下筋腱の走行と停止部を確認できます。

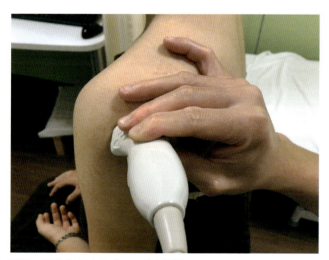

図1　後方走査時のプローブの位置

【症例】肩関節脱臼

・Hill-Sachs病変

上腕骨頭の高エコーの骨輪郭が大結節に移行する部分で，骨輪郭の途絶や陥没を認めます（図2）。左右差の確認も重要です。

② 腋窩走査

患者に後頭部に手を当ててもらいゼロポジションとし腋窩部にプローブを当て，上腕骨骨軸に平行とし上腕骨長軸像を描出します（図3）。骨頭輪郭を確認後徐々に腋窩中枢側にプローブをスライドさせ，上腕骨頭，肩甲骨関節窩，前下方関節唇を描出します。

> **Point**
> 腋窩走査ではリニアプローブよりマイクロコンベックスプローブが腋窩への適合性や広範囲観察の点において有用です。関節唇の描出にはプローブの体幹側を押し付けるようにします。

a
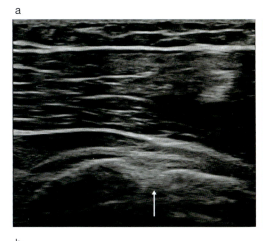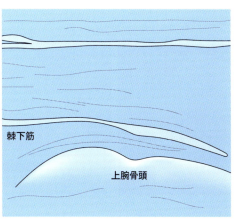

b
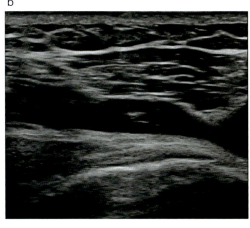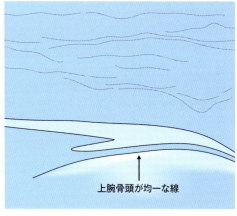

図2 Hill-Sachs病変のエコー像
患側に骨輪郭の高エコー像の途絶や陥没を認めます（矢印）。
a：患側
b：健側

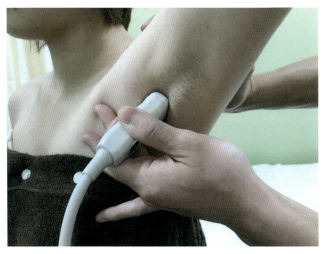

図3 腋窩走査時のプローブの位置
後頭部に手を当てゼロポジションとします。

- **Bankart病変**

関節窩と関節唇の間の低エコー像を認めます（図4）。プローブを持たないもう一方の手で肩関節後方から骨頭に前下方ストレスをかけ，関節唇の移動を確認します（図5, 動画①）。患者の姿勢が安定しない場合には臥位で行います。

動画①はこちらから
①：上腕骨頭の前方移動

③ リハビリテーション

後方走査では，患者と一緒にモニター画面を見ながら外旋可動域訓練を行います。動的観察を行い上腕骨頭の滑走や外旋筋の収縮を確認します。

腋窩走査においては，shear wave elastographyを用いた修復関節唇の評価法が，鏡視下Bankart修復術後におけるリハビリテーションのプロトコール処方に用いられています。

a
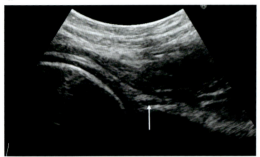
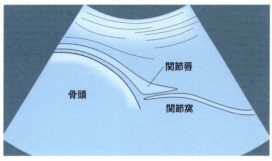

b
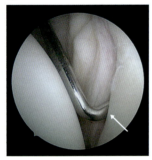

図4　Bankart病変のエコー像
a：関節窩と関節唇の間の低エコー像を認めます（矢印）。
b：本症例の肩甲上腕関節鏡視像。Bankart病変を認めます（矢印）。

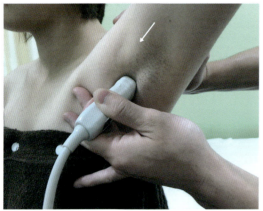

図5　動的観察時のプローブの位置
後方から骨頭に前下方ストレス（矢印）をかけます。

文献
1) 平田正純. 肩関節の超音波診断. 超音波医学 2016；43：557-61.
2) Sugimoto K. Ultrasonographic evaluation of the Bankart lesion.J Shoulder Elbow Surg 2004；13：286-90.
3) Fukuyoshi M. Sonograhic sequential change of the anteroinferior labrum following arthroscopic Bankart repair:quantitative and qualitative assessment. Skeletal Radiology 2018；47：1511-5.

第2章 実践 2. 肘関節

肘関節の描出

土屋篤志（名鉄病院整形外科, 関節鏡・スポーツ整形外科センター）

知っておくべき肘関節周囲の解剖

① 前方の解剖

肘関節は上腕骨, 橈骨, 尺骨からなります。上腕骨小頭と橈骨頭が相対しており, 上腕骨滑車面と鉤状突起が相対しています（図1）。

② 外側の解剖

外側側副靱帯は輪状靱帯, 橈側側副靱帯, 外側尺側側副靱帯により構成されています。その表層の上腕骨外側上顆より伸筋群が起始します（図2）。

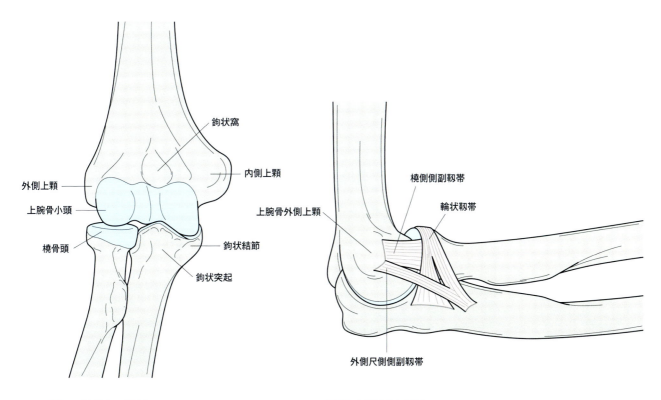

図1　肘前方の解剖　　　　　**図2　肘外側の解剖**

③ 内側の解剖

内側側副靱帯は前斜走線維，後斜走線維，横走線維からなります．前斜走線維は上腕骨内側上顆と鉤状結節を結び，前方成分と後方成分に分けられます（図3）．

④ 矢状断面の解剖

伸展時に尺骨肘頭が肘頭窩に，屈曲時には鉤状突起が鉤状窩に収まります．鉤状窩，肘頭窩には脂肪体（fat pad），関節の前面には上腕筋が存在し，肘頭には上腕三頭筋腱が停止します（図4）．

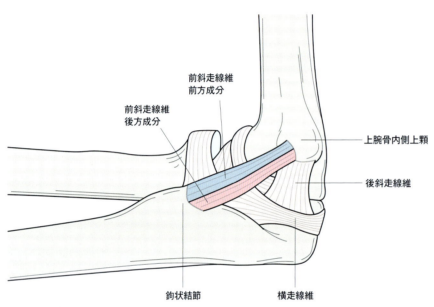

図3　肘内側の解剖

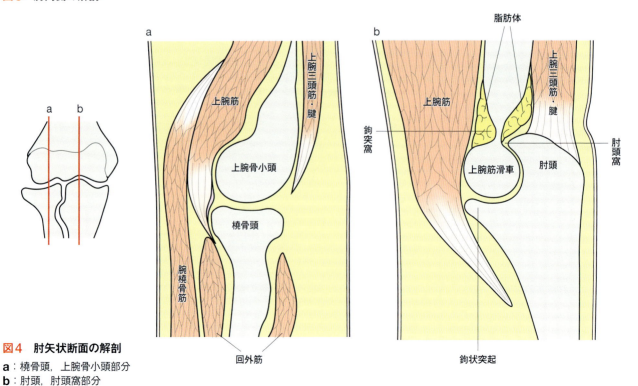

図4　肘矢状断面の解剖
a：橈骨頭，上腕骨小頭部分
b：肘頭，肘頭窩部分

肘関節周囲の描出法および疾患の描出

・知っておくべき基礎知識

肘関節の観察ではリニアプローブを用います。肘のスポーツ傷害は子ども〜成人まで幅広い年齢に起こるため、小児期には骨成分が乏しく軟骨部分が大きく、成人とはエコー像が異なるということを理解しておく必要があります（図5）。

Point

一般的に肘関節の遊離体は鉤状窩や肘頭窩に存在することが多く、肘頭窩や鉤状窩には骨堤、肘頭や鉤状突起には骨棘形成が多くみられます。小学生高学年〜中学生の野球選手においては上腕骨小頭部離断性骨軟骨炎を見逃さないように、外側の痛みがなくても上腕骨小頭部を確認する必要があります。描出の際に坐位で行う場合は手台を用いると安定して描出がしやすくなります。仰臥位で行うことも可能です。

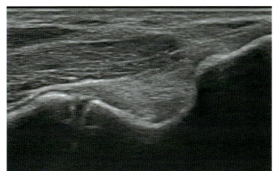
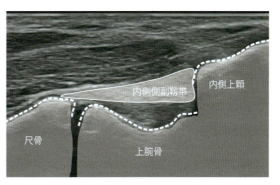
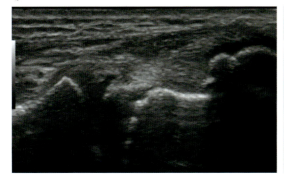
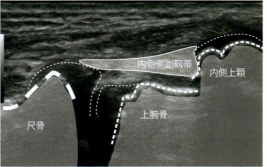

---------- 軟骨　-------- 骨

図5　成人と成長期の肘内側側副靱帯の比較
a：成人の肘内側側副靱帯の前斜走線維、長軸像。
b：成長期の肘内側側副靱帯の前斜走線維、長軸像。成長期では軟骨が大きく、関節裂隙がわかりづらいです。

① 前方走査

肘伸展位で前方よりプローブを当てます。まず長軸像で内側の鉤状突起と鉤状窩を描出し（図6a, b），プローブを外側に移動し上腕骨小頭と橈骨頭を描出します（図6c）。

次に短軸像で鉤状窩部を描出し（図6d, e）プローブを遠位やや外側に移動し上腕骨小頭部も描出します（図6f）。

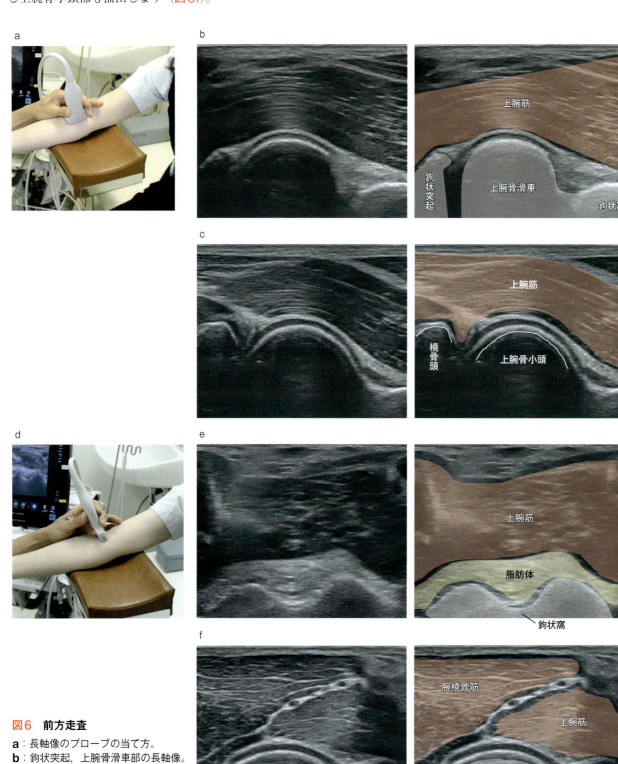

図6　前方走査
a：長軸像のプローブの当て方。
b：鉤状突起，上腕骨滑車部の長軸像。
c：橈骨頭，上腕骨小頭の長軸像。
d：短軸像のプローブの当て方。
e：鉤状窩の短軸像。
f：上腕骨小頭の短軸像。

> **Point**
> 上腕骨小頭の短軸像を描出する際には小頭が半球形をしているため，プローブが常に骨・軟骨面に垂直に当たるように傾きに注意して走査します。遠位に移動するほどプローブを手前に傾けます（図6g）。関節面に対して垂直にプローブを当てないと軟骨下骨のラインがぼけてしまいます（図6h）。

g　　　　　傾ける前　　　　　　　　　傾けた後

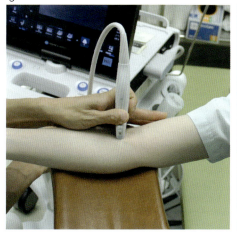
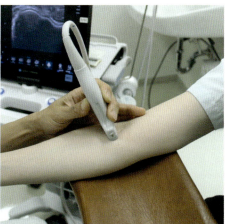

h

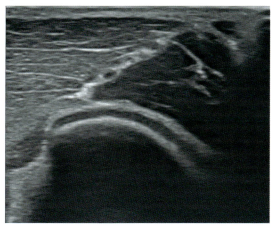
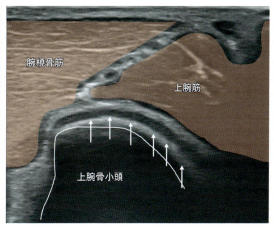

図6　前方走査（つづき）
g：遠位部では手前にプローブを傾けます。
h：プローブが骨軟骨面に対して垂直に当たらないと骨・軟骨のライン（矢印）がぼけます。

② 後方走査

・上腕骨小頭部の描出

肘を手台のできるだけ前方に出して肘最大屈曲位として肘後方からプローブを当てます。長軸像は前腕に対して平行にプローブを当て（図7a，b），短軸像は前腕に対して垂直にプローブを当てます（図7c～e）。

> **Point**
> 慣れないうちは短軸像の描出時に橈骨頭と上腕骨小頭の区別に迷うかもしれません。上腕骨小頭は滑車部とつながっていますが（図7d），橈骨頭は円形であり（図7e）それにより区別できます。離断性骨軟骨炎を疑う場合は外側も丁寧に観察します。

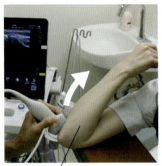
a
肘最大屈曲位

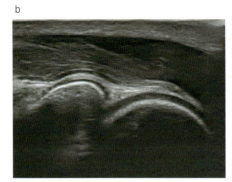
b

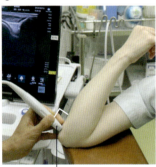
c
前腕に垂直

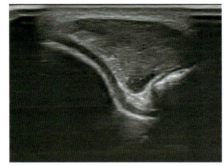
d

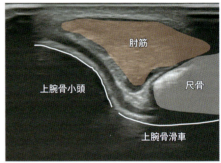

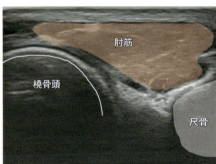
e

図7　後方走査（上腕骨小頭の描出）
a：長軸像のプローブの当て方。
b：上腕骨小頭の長軸像。
c：短軸像のプローブの当て方。
d：上腕骨小頭の短軸像。
e：橈骨頭の短軸像。

肘関節の描出

・肘頭，肘頭窩，滑車部の描出

　上腕の下に手台を移動し肩関節を屈曲90°，内旋90°として走査します。長軸像の描出時に肘の屈伸ができるようにして走査します（図8a，b）。

　短軸像では肘頭窩から滑車部まで観察します（図8c〜e）。

> **Point**
> 長軸の動態では肘頭が肘頭窩に滑り込み，脂肪体や遊離体が押し出される様子を観察します。短軸では肘頭窩だけでなく上腕骨滑車部も観察し上腕骨滑車部の骨軟骨損傷を見逃さないように注意します。

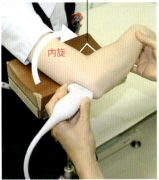
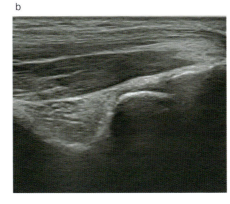
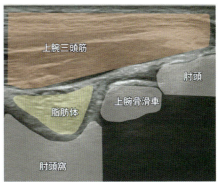
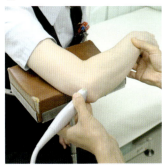
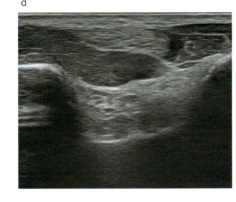
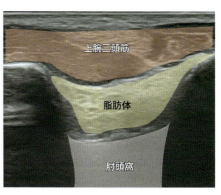
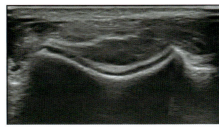
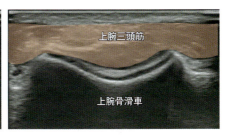

図8　後方走査（肘頭，肘頭窩，上腕骨滑車部の描出）
a：長軸像のプローブの当て方。
b：肘頭，肘頭窩の長軸像。
c：短軸像のプローブの当て方。
d：肘頭窩の短軸像。
e：滑車部の短軸像。

③ 内側走査

・内側側副靱帯前斜走線維の描出

坐位で肘を手台に乗せ，肘屈曲90°として走査します。長軸では骨性のランドマークである上腕骨内側上顆と尺骨鉤状結節を結ぶようにプローブを当てます（図9a，b）。

正常な靱帯は浅層にある回内屈筋群との境界が明瞭で，靱帯の線維構造（fibrillar pattern）が観察できます。短軸を描出する際には遠位部の尺骨鉤状結節を描出し，徐々に近位へプローブを移動します（図9c，d，動画①，②）。短軸像で前斜走線維は遠位部では扁平，近位部では楕円形を呈します（図9e）。

動画①，②はこちらから
①：内側側副靱帯前斜走線維の短軸走査
②：動画①のエコー画面

Point

前斜走線維には前方線維束と後方線維束があり，やや遠位が開いたハの字型をしています（図3参照）。短軸で鉤状結節を描出すると鉤状結節の前方面と後方面の傾きがわかります。この傾きに合わせて前方線維束ではプローブをやや矢状面寄りに傾け，後方線維束ではやや冠状面寄りに傾けます。また若干遠位に開くハの字型にプローブを当てます[1]。

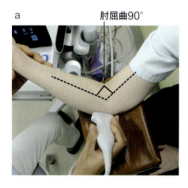
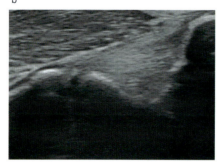
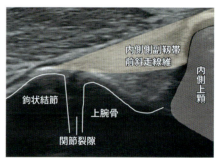

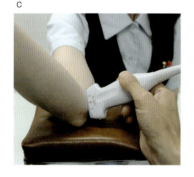
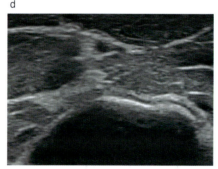
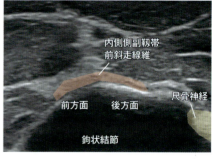

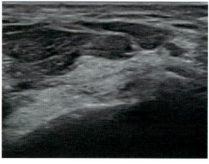
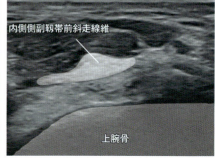

図9　内側走査（内側側副靱帯損傷の前斜走線維の描出）

a：長軸像のプローブの当て方。
b：内側側副靱帯前斜走線維の長軸像。浅層にある回内屈筋群との境界が明らかで，靱帯の線維構造（fibrillar pattern）がきれいに描出されています。
c：短軸像のプローブの当て方。
d：内側側副靱帯前斜走線維の短軸像遠位部。鉤状結節の前方面，後方面に沿って靱帯が扁平に付着しています。靱帯の後方成分の直上には尺骨神経が存在します。
e：内側側副靱帯前斜走線維の短軸像近位部。靱帯は楕円形を呈します。

・尺骨神経の描出

臥位で行うほうが神経を安定して描出しやすく（図10a），肩を外転，外旋位として走査します。神経は短軸像ではブドウの房状の像を呈します（図10b）。短軸像を描出し，神経をプローブの中心に描出しながら徐々にプローブを長軸方向に回転させ，長軸像を描出します（図10c, d，動画③，④）。

動画③，④はこちらから
③：尺骨神経短軸から長軸への走査
④：動画③のエコー画面の描出

④ 外側走査

坐位の場合は手台を用い，肩内旋位で肘屈曲90°として描出します（図11）。長軸像は上腕骨外側上顆にプローブを当て，前腕に平行にして描出します。滑膜ひだは，腕橈関節の外側からやや後方のソフトスポット付近にみられます。

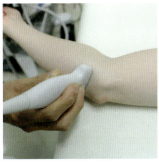
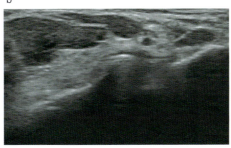
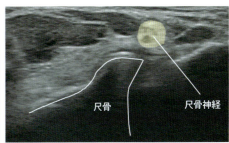
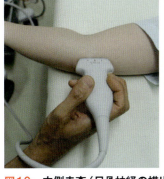
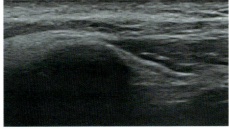
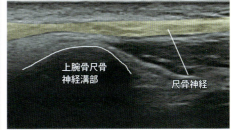

図10 内側走査（尺骨神経の描出）
a：短軸像のプローブの当て方。
b：Osborne靱帯部における尺骨神経短軸像。
c：長軸像のプローブの当て方。
d：尺骨神経長軸像。

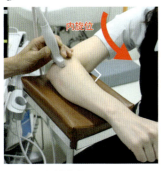
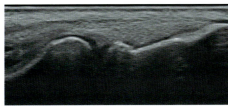
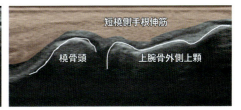

図11 外側走査
a：長軸像のプローブの当て方
b：短橈側手根伸筋腱の長軸像。

スポーツでよくみられる疾患の描出

1 肘内側側副靱帯損傷

投球障害や外傷で問題となる前斜走線維を描出します（図12a）。損傷は前斜走線維の近位部，実質部，遠位部のいずれにも起こり，近位部や遠位部では骨片を伴い裂離となることもあります。急性の断裂では靱帯や周囲の軟部組織の腫脹，fibrillar patternの消失，靱帯の低エコー化などがみられます（図12b）。

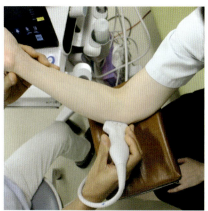

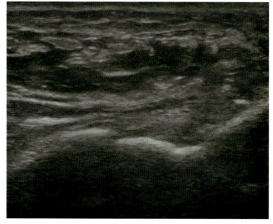
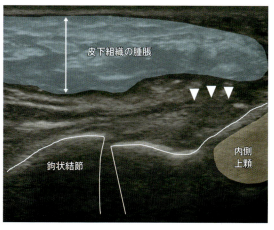

図12　肘内側側副靱帯損傷の描出
a：検査肢位。
b：肘関節脱臼に伴う内側側副靱帯前斜走線維の損傷（18歳，女性）。断裂部（矢頭）のfibrillar patternが消失し低エコー像を認めます。皮下組織の腫脹もみられます（矢印）。

投球障害による慢性例ではびまん性の靱帯の肥厚，fibrillar patternの乱れ，表層の屈筋群との境界の不鮮明化などがみられ（図12c），カラードプラやパワードプラ像では靱帯内や周囲の血流増加がみられることもあります（図12d）。

また，外反ストレスを加え，不安定性を確認します（動画⑤）。自重によるストレステストを行う際には，仰臥位で肩外転90°，最大外旋位，肘屈曲90°として前腕がベッドからはみ出るようにして行います[2]。図12e，fでは，前腕の下に置いたバスタオルを抜くことでストレスを加えています。

動画⑤はこちらから
⑤：内側側副靱帯損傷

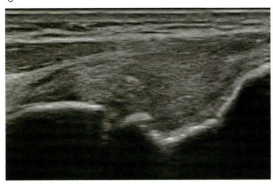
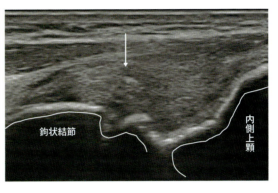
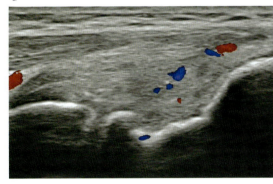
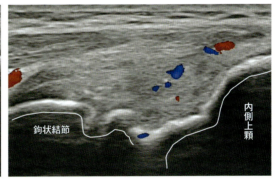
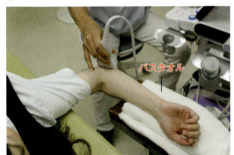
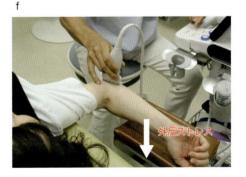

図12 肘内側側副靱帯損傷の描出（つづき）
c：投球による慢性前斜走線維損傷（24歳，プロ野球選手）。靱帯が全体に肥厚し，fibrillar patternが不鮮明となり，靱帯線維の不正像（矢印）がみられます。筋層との境界が不鮮明となっています。
d：カラードプラ像。靱帯内に血流がみられます。
e：ストレスなし。
f：ストレスあり。バスタオルを抜くと，自重により肘に外反ストレスが加わります。

② 内側上顆裂離骨折，内側上顆骨端障害

　成長期の野球選手に発生する代表的な肘内側痛の原因です。正常では内側上顆の骨端核は骨端軟骨に覆われています（図13a）。外傷と考えられる裂離骨折（図13b）と，徐々に疼痛が出現する牽引による内側上顆骨端障害があります（図13c）。

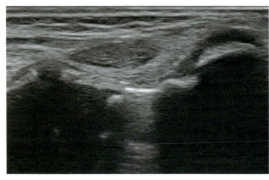
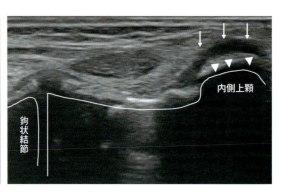
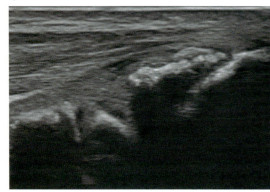
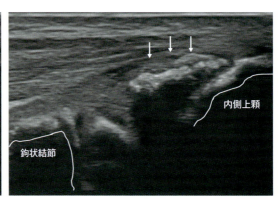
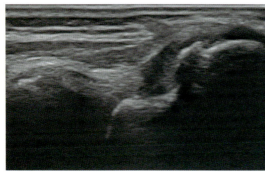
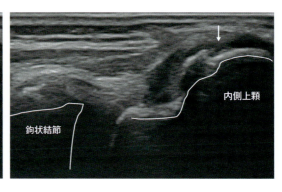

図13　内側上顆裂離骨折，内側上顆骨端障害の描出
a：正常例の内側上顆。11歳，男子。野球選手。骨端核（矢頭）が骨端軟骨（矢印）で覆われています。
b：内側上顆裂離。14歳，男子，遠投をしたときに肘内側痛が出現。裂離骨片（矢印）がみられます。
c：分節像。12歳，男子，野球選手。内側上顆に分節化（矢印）を認めます。

肘関節の描出

> **Point**
> 内側上顆骨端障害では上腕骨内側上顆の遠位部を描出し，その形態をチェックします。
> 内側上顆の遠位部の不整像（図13d），分節像（図13c参照），骨端障害の治癒後の変化と思われる延長（図13e）などがみられます。

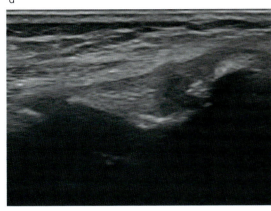
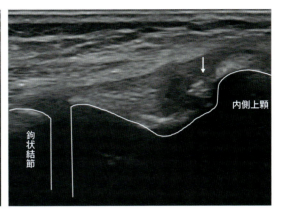

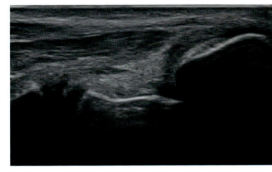
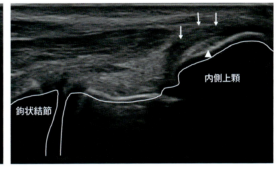

図13　内側上顆裂離骨折，内側上顆骨端障害の描出（つづき）
d：不整像。11歳，男子，野球選手。内側上顆の遠位端に不整像（矢印）を認めます。
e：延長像。13歳，男子，野球選手。内側上顆に仮骨様の像（矢頭）と延長像（矢印）を認めます。

③ 上腕骨小頭部離断性骨軟骨炎（OCD）

　上腕骨小頭部離断性骨軟骨炎（osteochondritis dissecans；OCD）は，小学生高学年〜中学生に起こる上腕骨小頭部の骨軟骨病変です。繰り返す投球や器械体操による肘への荷重などの外的要因と，身体的素因などの内的要因が発生や進行に関与すると考えられています。上腕骨小頭の外側から起こり，徐々に内側へ進行し，治癒も外側から内側へ進みます。肘の痛みが出現するのはある程度病期が進行してからであり，早期発見のために各地でエコーを用いた少年野球肘検診が行われています。

> **Point**
>
> 坐位で前方（図14a，b），後方（図14c，d）から走査します。ただし，可動域制限がある場合には観察が困難な場合があります[3]。外側に限局するタイプを見逃さないために外側も慎重に検査するようにします。
>
> 必ず，上腕骨小頭の長軸像，短軸像を描出して検査します。石崎ら[4]のStage分類を参考に，軟骨下骨のラインを注意深く観察し，軟骨下骨の変化（図14e），海綿骨に及ぶ不整像（図14f），軟骨下骨の連続性の有無（図14g）をチェックします。
>
> また，動態検査により病変部の不安定性もチェックします。動態検査を行うときは後方から走査し，患者に前腕を回内外させたり（動画⑥），屈伸をしたりして（動画⑦），病変部の不安定性を確認します。

動画⑥，⑦はこちらから
⑥：OCD回内外
⑦：OCD屈伸

a
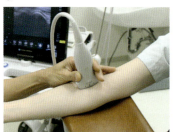

b
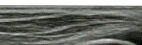
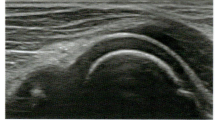
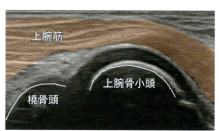

c
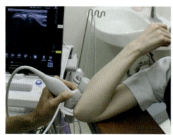

d
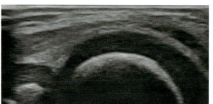
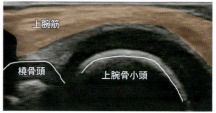

e
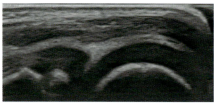
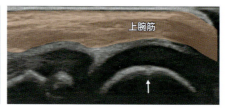

f
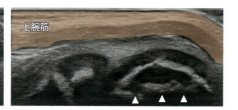

g
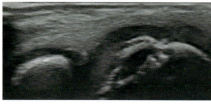
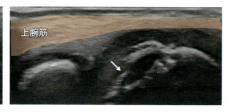

図14　上腕骨小頭部OCDの描出
a：前方走査による上腕骨小頭長軸像のプローブの当て方．
b：正常例の上腕骨小頭長軸像（11歳，男子，野球選手）．軟骨下骨のラインはスムーズです．
c：後方走査による上腕骨小頭長軸像のプローブの当て方．
d：正常例の上腕骨小頭長軸像（11歳，男子，野球選手）．
e：11歳，男子，野球選手，石崎分類Stage S，後方走査による長軸像．軟骨下骨のスポット状の不整像（矢印）を認めます．
f：12歳，男子，野球選手，石崎分類StageⅠ，後方走査による長軸像．海綿骨に及ぶ不整像（矢頭）を認めます．
g：12歳，男子，野球選手，石崎分類StageⅡ，後方走査による長軸像．軟骨下骨の途絶（矢印）を認めます．

肘関節の描出

動画⑧, ⑨はこちらから
⑧：肘頭窩fat pad動態（正常）
⑨：肘頭窩fat pad動態（インピンジメント）

④ 滑車部骨軟骨障害

野球選手で投球時のアクセラレーション期〜リリース期にかけて，後方や内側部痛を訴える場合にみられることがあり，内側側副靱帯不全や肘頭骨棘障害を伴うことがあります。

上腕骨滑車部の内側の軟骨や軟骨下骨の陥凹（図15）がみられ，長軸像を描出する際には，滑車面が上腕骨の長軸に対して傾いているためプローブを傾けます。

⑤ 骨棘障害，後方インピンジメント

肘頭にできた骨棘が肘頭窩と衝突して，あるいはその間に滑膜などの軟部組織が挟まり痛みが起こります。肘頭にできた骨棘が骨折して痛みが発生することもあります。

⑥ 関節内遊離体

スポーツ傷害においては上腕骨小頭部離断性骨軟骨炎の遊離期や変形性肘関節症でよくみられ，遊離体の多くは肘頭窩や鉤状窩，橈骨窩に存在します。

> **Point**
>
> 肘頭にできた骨棘を描出します（図16）。疼痛が強い時期には骨棘や疼痛のある部分の周囲に低エコー領域が描出されることがあります。
>
> 正常では，肘伸展時に後方のfat padがスムーズに肘頭に押し出され近位へ移動し，fat padと上腕三頭筋との境界はスムーズに動きますが（動画⑧），後方インピンジメントを起こしている症例では，肘伸展時にfat padが押し出された際に肘頭先端部に乗り上げ，直上の上腕三頭筋を持ち上げて境界がたわむ様子が観察されることがあります（動画⑨）。

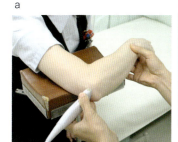 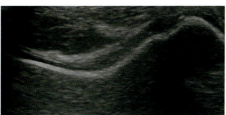 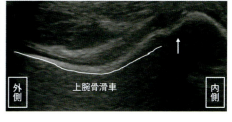

図15　滑車部骨軟骨障害の描出
a：上腕骨滑車部の短軸像のプローブの当て方。
b：上腕骨滑車部内側の骨軟骨損傷（23歳，社会人野球投手）。軟骨下骨に陥凹（矢印）がみられます。

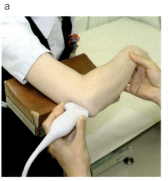 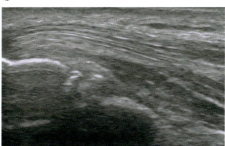 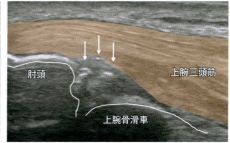

図16　骨棘障害，後方インピンジメントの描出
a：肘頭，肘頭窩の長軸像のプローブの当て方。
b：肘頭骨棘障害（24歳，社会人野球内野手）。肘頭先端に骨棘および骨棘骨折（矢印）を認めます。

> **Point**
>
> 遊離体の骨成分は高エコー像，軟骨成分は低エコー像で描出されます．時に骨成分がほとんどない遊離体もみられます．肘頭窩にある遊離体は肘を伸展すると肘頭に押しだされ，その動きがよくわかります（図17，動画⑩）．

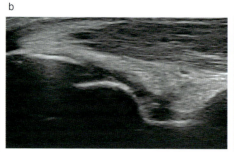
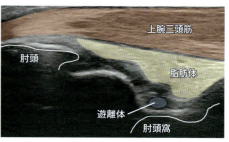

図17　関節内遊離体の描出
a：肘頭，肘頭窩の長軸像のプローブの当て方．
b：肘頭窩の遊離体（15歳，野球選手，上腕骨小頭離断性骨軟骨炎，遊離期）
肘頭窩に遊離体を認めます．遊離体の表面は低エコー像で軟骨成分，肘頭窩側は高エコー像で骨成分と考えられます．

⑦ 上腕骨外側上顆炎

上腕骨外側上顆に付着する手関節，指の伸筋群の付着部症（enthesopathy）と考えられています．短橈側手根伸筋腱の付着部付近の腫脹，fibrillar patternの乱れ，低エコーを示す部位や外側上顆の皮質骨の不正像（図18），ドプラでの血流増加が観察されることがあります．

動画⑩はこちらから
⑩：肘頭窩遊離体

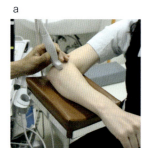
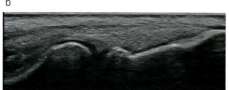
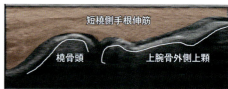
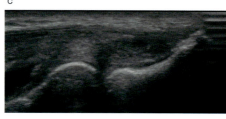
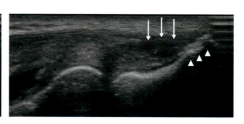

図18　上腕骨外側上顆炎の描出
a：短橈側手根伸筋腱の長軸像のプローブの当て方．
b：短橈側手根伸筋腱，正常例．fibrillar patternがみられます．
c：上腕骨外側上顆炎（55歳，女性）．短橈側手根伸筋腱付着部付近に低エコー像（矢印），外側上顆に不整像（矢頭）を認めます．

8 肘部管症候群（尺骨神経脱臼）

尺骨神経がStruther's arcade，肘部管部，Osborne靱帯などで圧迫されて神経が障害されます。野球選手ではしびれよりも肘内側の痛みを主訴に受診することが多く，尺骨神経障害を念頭に置いて診察する必要があります。

特にOsborne靱帯部での障害の場合には尺骨神経は内側側副靱帯前斜走線維の後方成分遠位部の直上に位置するため（図9d参照），注意深くエコー所見と身体所見を吟味する必要があります。神経圧迫部の近位に偽神経腫とよばれる腫大部分がみられることがあります（図19）。

また，尺骨神経が肘屈曲時に肘部管から前方に脱臼し，肘伸展により整復される尺骨神経脱臼がみられることがあります（動画⑪）。無症状のことが多いですが，症候性となると野球選手では投球のリリース直前や打撃のインパクト付近で肘が伸展する際に尺骨神経が急激に整復位に戻り疼痛を訴えます。

動画⑪，⑫はこちらから
⑪：尺骨神経脱臼
⑫：尺骨神経同定

Point
短軸像でプローブを近位や遠位へスライドすると神経は連続して描出されるため同定しやすくなります（動画⑫）。またこの際に病変部をみつけ，長軸像を描出します。反対側との比較も重要です。動態観察時には肘の屈伸でプローブがずれないように十分注意して固定します。

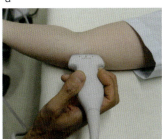 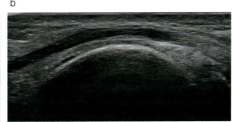 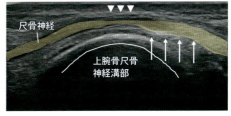

図19 肘部管症候群（尺骨神経脱臼）の描出
a：尺骨神経長軸のプローブの当て方。
b：尺骨神経脱臼を伴う肘部管症候群（16歳，野球選手）。尺骨神経の狭窄部（矢頭），偽神経腫（矢印）が描出されています。

文献

1) Yoshida M, Goto H, Takenaga T, et al. Anterior and posterior bands of the anterior bundle in the elbow ulnar collateral ligament : ultrasound anatomy. J Shoulder Elbow Surg 2017 ; 26 : 1803-9.
2) Sasaki J, Takahara M, Ogino T, et al. Ultrasonographic assessment of the ulnar collateral ligament and medial elbow laxity in college baseball players. J Bone Joint Surg Am 2002 ; 84 : 525-31.
3) Takenaga T, Goto H, Nozaki M, et al. Ultrasound imaging of the humeral capitellum : a cadaveric study. J Orthop Sci 2014 ; 19 : 907-12.
4) 柏口新二，三嶋真爾，岡田知佐子，ほか．整形外科領域の超音波検査－肘離断性骨軟骨炎の診断・治療経過観察－．超音波検査技術 2009 ; 34 : 469-80.

第2章 実践 2．肘関節

【症例】野球肘

星加昭太（船橋整形外科病院スポーツ医学・関節センター）
高橋憲正（船橋整形外科病院スポーツ医学・関節センター）

はじめに

　成人期野球選手の肘内側部障害の病態には肘内側側副靱帯（ulnar collateral ligament：UCL）損傷，回内屈筋群（flexor pronator muscles：FPMs）損傷（障害），尺骨神経障害などが考えられます。発生メカニズムとしては，投球動作に伴う繰り返しの外反ストレスによって生じるといわれています。

　肘内側部障害に対する治療は原則的に保存療法を行いますが，UCL損傷に対する保存療法の治療成績は悪く，競技復帰が困難な病態でした。しかし，今日Tommy-John手術などの靱帯再建術により競技復帰が可能となり，術後成績も良好であると報告されています。その一方で，プロ野球選手だけでなく，10代の野球選手に対する手術件数も増加するなど，術後復帰に時間のかかる不要な手術が増加しているとも報告されています。したがって，手術適応をしっかり見定めるためには，UCL損傷の病態を正確に理解し診断することが重要となります。

　ここでは，成人期野球選手の肘内側部障害についてエコーの活用法を踏まえて症例を提示して解説します。

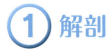解剖

　肘関節内側の安定化構造として，UCLの前斜走線維（anterior oblique ligament：AOL）は静的制御因子として最も重要視されていました。近年，円回内筋（pronator teres muscle：PT），浅指屈筋（flexor digitorum superficialis muscle：FDS），尺側手根屈筋（flexor carpi ulnaris muscle：FCU）などのFPMsが動的因子として想定されていますが，静的・動的安定化構造がどのように解剖学的に連続しているかについては不明な点が多くありました。

　AOLとFPMsの関係については，その筋線維がAOLと連続していると報告されました[1]。さらにOtoshiら[1]は，FPMsはAOLと分離可能な共同腱を形成しAOLに付着し，さらにこの共同腱は肉眼的にも組織学的にもAOLと類似しており，AOLと同様に動的安定化に寄与していると報告しました。しかしながら，共同腱とAOLとの相互関係は不明な点が多くありました。

そこで，筆者ら[2]は肘関節内側に関する解剖研究でPT/FDS間，FDS/FCU間に腱性中隔を認め，これらの腱性中隔は上腕筋腱の内側部分，FDS，FCUの深層腱膜と結合し，組織学的に分離できない厚みのある腱性複合体を呈し腕尺関節を連結していたと報告しました。さらにこの複合体の深層には関節包を認め，近位では内側上顆において滑膜腔を形成し，遠位では腱性構造と密着し，約7mmの頭尾幅をもって鈎状突起結節の近位縁に付着していることがわかりました。

つまり従来のAOLとは，FDSを中心とするPTや上腕筋などのFPMsの一部分であり，それらの動的機能により腕尺関節を安定化されていると推測できます。

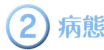

2 病態

UCL損傷の主な病態として，繰り返しの投球動作により靱帯の微細損傷（microtrauma）が起こり，その結果靱帯の変性，瘢痕化が生じその破綻がUCL損傷の主な病態であると考えられていました。しかし最近では，靱帯・腱付着部障害（enthesopathy）の病態や治療は，靱帯・腱付着部（enthesis）とその周囲組織を含めたenthesis organという単位で考えることが重要であると報告されています[3]。

UCL損傷も他の靱帯・腱付着部（enthesis）と同様に付着部で起こった微細損傷（microtrauma）に対して靱帯・腱付着部障害（enthesopathy）を引き起こし，内側上顆の滑膜腔で，滑膜組織が反応して発症へと至っていると考えられており，組織学的観察により症候性要因の1つとして重要であるといわれています[2,3]。腱性複合体の観点から肘関節内側の動的安定化に関与するPT，FDS，FCU，上腕筋のそれぞれを評価することも肘関節内側部障害を理解することにおいて非常に重要であるといえます[3]。

AOL損傷の4〜13%にFPMs損傷が合併しているという報告からもFPMsを中心とした動的安定化構造の観点から肘内側障害を理解することができます。

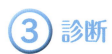

・UCL損傷

UCL損傷の最も重要な症状は，投球時や後に肘内側の痛みが続き，徐々に投球が不可能となる症状です。なかには特定の球種でのみ痛みが出る場合もあります。

UCL損傷の診断は，投球時の疼痛，内側上顆，鈎状突起結節部における圧痛の有無，徒手テスト（milking maneuver test, moving valgus stress test），各種画像検査による所見を総合して行います。さらにFPMsの圧痛，各筋に対する徒手筋力検査およびストレステスト（deep conjoint test forearm pronation testやwrist flexion test）なども評価として重要です。

> **Point**
> 初診時に肘関節の痛みを訴える例のなかでも，詳細な診察をすることで胸郭出口症候群が合併していることがわかる場合もあるので注意が必要です。

・尺骨神経障害

尺骨神経障害は，肘内側部障害の要因としてUCL損傷とともに重要な疾患であり，肘内側部障害の40％に認めるとの報告もあります。野球選手で発生する尺骨神経障害は，投球や打撃動作で頻回に肘関節の屈曲・伸展を行うことによる繰り返されるメカニカルストレスが主因となります。症状は投球時の内側の疼痛が主体ですが，前腕尺側から環小指のしびれ感，握力低下，ボールが抜ける感じも時折みられます。

尺骨神経障害の診断は，尺骨神経に沿った障害部位の圧痛，Tinel徴候が最も重要です。肘関節を屈曲・伸展して尺骨神経の（亜）脱臼の有無もエコーなどを用いて確認します。尺骨神経障害の疼痛誘発テストとして，elbow flexion test（肘関節最大屈曲位，前腕回外位，手関節伸展位），機能的肘屈曲テスト（肩関節90°外転，肘関節最大屈曲位，手関節伸展位）などがあります。

④ エコーを中心とした画像診断

骨性評価である単純X線，CT，軟部組織評価にはエコー，MRIが用いられており，特にMRIによる靭帯の質的評価は標準的な診断法となっています。しかし近年エコーの進化により，エコーがMRIに代わって軟部組織評価の第1選択となりつつあります。エコーは靭帯の質的評価ばかりでなく，外反動揺性（不安定性）の計測や血流測定（カラードプラ）による血流の評価から炎症の程度の把握に大変有用です。

・肘関節内側関節裂隙幅の描出

エコープローブを内側に走査して内側上顆，鉤状突起結節を描出します。評価は，上腕骨滑車内側と鉤状突起結節の間の関節裂隙幅を測定します（図1）。

> **Point**
> 当院における肘内側部障害患者の鉤状突起結節の骨形態を調査したところ，29％に鉤状突起結節に骨棘，3.6％に同部位の剥離骨片を認めていたことから，関節裂隙幅を正確に評価するためには鉤状突起結節の骨棘，剥離骨片の存在を考慮して評価を行うことが重要です。

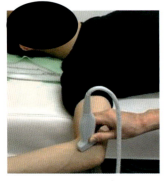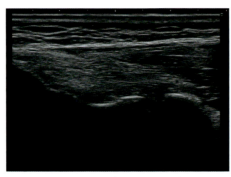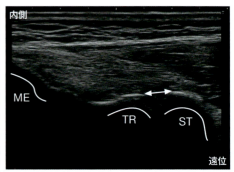

図1　エコーによる肘内側関節裂隙幅評価
ME：上腕骨内側上顆
TR：上腕骨滑車内側
ST：鉤状突起結節
白矢印：内側関節裂隙幅

・肘関節外反負荷での関節安定性評価

外反ストレスは前腕自重のgravity stressが広く用いられています[4]。一方，近年FPMsなどの筋の収縮が外反動揺性に影響を与えるとの報告により，定量的かつ動的な検査に対するニーズが増加しているため，筆者らはtelos Stress Device（telos SE，Aimedic MMT社）を用いて定量的に外反ストレスを加え，関節裂隙幅を評価しています。

検査肢位は肘関節30°屈曲位，前腕最大回外位として行い（図2a）[5]，外反ストレスはtelos Stress Deviceの荷重スポットを肘外側より関節面に当て，50N加圧し外反ストレスを加えます（図2b）[6]。

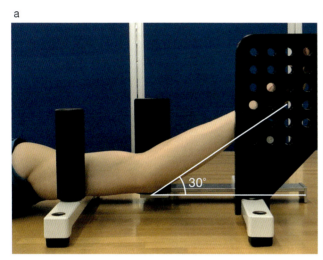 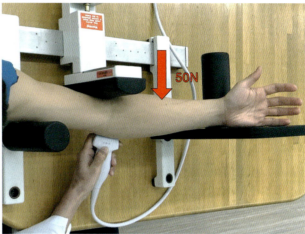

図2 検査肢位
a：肘関節は30°屈曲位，前腕最大回外位として行います。
b：外反ストレスは，肘外側より50N加圧し加えます。

⑤ 浅指屈筋の関節安定性への寄与

ストレスエコーを用いた肘関節内側安定化構造に関して，解剖体を用いた研究や，実際に筋を収縮させる臨床研究においてもFPMs，特にPT，FDSのそれぞれの筋の収縮が肘内側の安定化構造に寄与していると報告されています[7),8)]。しかしながら，各指のFDSの寄与については不明でした。

今回，筆者らは健常成人に対して各指の近位指節間（proximal interphalangeal；PIP）関節を屈曲し，FDSを等尺性収縮させ（図3），その後外反ストレスを加えて関節裂隙幅を計測し，各指のFDSの安定性への寄与について調査しました。関節裂隙幅は非ストレス時$4.0 ± 0.3$mm，ストレス時$5.4 ± 0.5$mm，FDS収縮ストレス時は示指$4.3 ± 0.3$mm，中指$4.3 ± 0.3$mm，環指$4.8 ± 0.4$mmであり，示指，中指のFDS収縮は環指に比べ，有意に関節裂隙幅を減少させました（$p < 0.05$）（図4）。

以上から示指，中指FDSは動的に関節裂隙幅を減少させる作用，すなわち肘内側に対して動的安定化としての機能を有する可能性が示唆されます。これは示指，中指FDSがPT，FDSの有する腱性中隔から直接起始するため，腱性中隔などによって構成された複合体を介して肘関節内側の安定化に影響したものと推測されます。

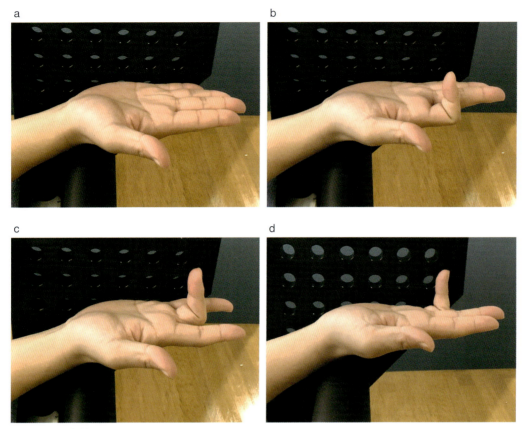

図3 FDS収縮
PIP関節屈曲，DIP関節伸展でFDSを等尺性収縮させます。
a：収縮なし。
b：示指。
c：中指。
d：環指。

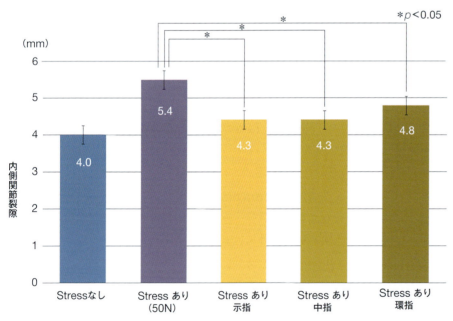

図4 telos Stress Deviceによる外反ストレスに対する安定性

⑥ 治療

動画①，②はこちらから
①：外反ストレス
②：外反ストレス＋FDS収縮時

・保存療法

野球選手のUCL損傷の治療は原則的に保存療法で，内容は投球休止による患部の休養，理学療法士の介入による全身の運動機能評価に基づいたリハビリテーションなどです。特に肩甲胸郭関節機能異常を伴うことが多いため，肘関節外反ストレスの軽減を目的に肩甲胸郭を中心にリハビリテーションを行います。最近の解剖学的知見から肩，肘，手関節の運動強化のみでなく，指，特にFDSを中心とした運動強化を加えるべきであるとも報告されています[2]。

・エコーガイド下インターベンション

近年エコーを用いたガイド下インターベンションの報告が散見されます。肘内側の疼痛を訴える選手のなかには，靱帯・腱付着部症（enthesopathy），また，裏打ちする滑膜による滑膜炎の関与などを考慮しステロイド，ヒアルロン酸によるブロック注射が用いられ著効する例が報告されています[9]。また，尺骨神経由来の痛みであれば障害部位に対して生理食塩水注射（hydro-release）なども行われています[10]。

⑦ 症例提示

FDSによる動的安定化作用について実例を提示して解説します。

症例は，UCL損傷と診断された23歳，投手です。肘90°屈曲位で外反ストレスを加えると肘内側部痛が誘発され，ストレスエコーでも示，中指の収縮による関節裂隙幅の収縮に左右差を認めていました（図5，動画①，②）。FDSの促通訓練を実施し，約2カ月で全力投球が可能となりました。

a
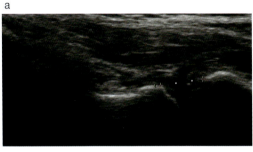 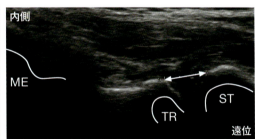

b
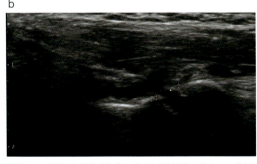 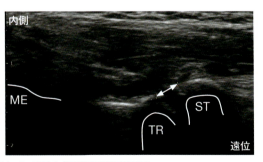

図5　示指FDS収縮時における外反ストレス時USによる肘内側関節裂隙幅評価
a：患側における内側関節裂隙幅（矢印）：5.1mm
b：健側における内側関節裂隙幅（矢印）：3.1mm

ME：上腕骨内側上顆
TR：上腕骨滑車内側
ST：鉤状突起結節

> **まとめ**
>
> 成人期野球選手の肘内側部障害についてエコーの活用法を踏まえて症例を提示して解説しました。ストレスエコーによる肘内側不安定性の評価をすることで，各指のFDSの評価をすることが可能となりました。示指，中指FDSは動的に関節裂隙幅を減少させる作用，すなわち肘内側に対して動的安定化としての機能を有することが示されました。この知見から，今後肘内側部障害に対する治療や再発予防に寄与しうると考えています。

文献

1) Otoshi K, Kikuchi S, Shishido H, et al. The proximal origins of the flexor-pronator muscles and their role in the dynamic stabilization of the elbow joint: an anatomical study. Surg Radiol Anat 2014；36：289-94.
2) Hoshika S, Nimura A, Akita K, et al. Medial elbow anatomy: A paradigm shift for UCL injury prevention and management. Clin Anat 2018, in press.
3) 篠原靖司, 熊井 司. 腱・靱帯付着部の病理. 肘実践講座 よくわかる野球肘 肘の内側部障害－病態と対応－. 山崎哲也ほか編. 東京都：全日本病院出版会；2016. p26-31.
4) Sasaki J, Takahara M, Ogino T, et al. Ultrasonographic assessment of the ulnar collateral ligament and medial elbow laxity in college baseball players. J Bone Joint Surg Am 2002；84：525-31.
5) Ciccotti MG, Atanda A Jr, Nazarian LN, et al. Stress sonography of the ulnar collateral ligament of the elbow in professional baseball pitchers：a 10-year study. Am J Sports Med 2014；42：544-51.
6) Harada M, Takahara M, Maruyama M, et al. Assessment of medial elbow laxity by gravity stress radiography：comparison of valgus stress radiography with gravity and a Telos stress device. J Shoulder Elbow Surg 2014；23：561-6.
7) Otoshi K, Kikuchi S, Shishido H, et al Ultrasonographic assessment of the flexor pronator muscles as a dynamic stabilizer of the elbow against valgus force. Fukushima J Med Sci 2014；60：123-8
8) Pexa BS, Ryan ED, Myers JB. Medial Elbow Joint Space Increases With Valgus Stress and Decreases When Cued to Perform A Maximal Grip Contraction. Am J Sports Med 2018；46：1114-9.
9) 篠原靖司, 熊井 司. スポーツ選手の上腕骨外側・内側上顆炎に対する注射の有用性. MB Orthop 2015；28(9)：59-66.
10) 宮武和馬. 大人の肘痛に対する超音波ガイド下intervention. 整・災外科. 2017；60：859-74.

第2章 実践 3. 脊椎・体幹

脊椎・体幹の描出

吉田眞一（よしだ整形外科クリニック）

知っておくべき基礎知識

大後頭神経

- **よくみられる症状**

  後頭部～頭頂部に放散する頭痛を生じ，同神経の走行に一致して圧痛を認め，前頭部や眼窩部への関連痛を伴う場合も多いです。

- **周囲の解剖**

  僧帽筋と頭板状筋の下層に頭半棘筋があります。さらにその深層に後頭下筋群があり，最も尾側に位置し，環椎棘突起と軸椎横突起を結んでいるのが下頭斜筋です。この下頭斜筋を反回して大後頭神経が上方へ走行しています（図1）。

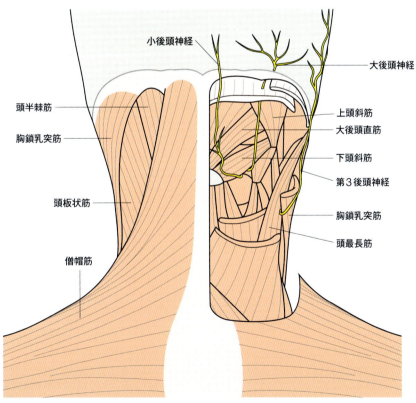

図1 下頭斜筋，大後頭神経
頚部後方は，僧帽筋と頭板状筋の下層に頭半棘筋があり，さらに下層に後頭下筋群があります。軸椎の棘突起から起始し，環椎の横突起に停止する下頭斜筋を反回して大後頭神経は後頭部を上方へ走行しています。

② 頸椎椎間関節

- **よくみられる症状**

  頸椎の伸展と回旋（特に頭部を前屈したままでの）時の後頸部痛，可動域制限。

- **周囲の解剖**

  その形状から回旋と屈曲～伸展方向に動きますが，側屈は非常に制限されます。頭頸部の水平面での軸回旋可動域の約半分は環軸関節により生じます（図2）。

③ 斜角筋，腕神経叢

- **よくみられる症状**

  頸部痛，肩こり，肩甲帯，上肢への放散痛，しびれなど。

- **周囲の解剖**

  前斜角筋は第3～6頸椎横突起に起始し，第1肋骨の前斜角筋結節に停止します。中斜角筋は第3～7頸椎横突起に起始し，主に第1肋骨の鎖骨下動脈溝の後方に停止します（一部は第2肋骨に付着します）。

  吸気時に肋骨を挙上して胸郭を広げる作用があり，両側同時に収縮すると頸椎屈曲，片側のみ収縮すると同側への側屈作用があります。前斜角筋と中斜角筋の間を腕神経叢や鎖骨下動脈が走行します（図3）。

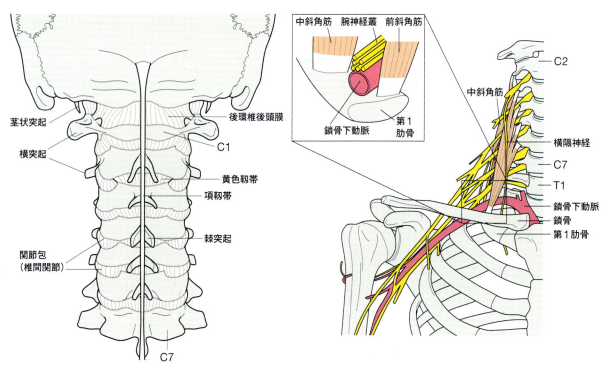

図2　頸椎椎間関節

図3　斜角筋，頸部神経根～腕神経叢

頸部側方では，腕神経叢は前斜角筋と中斜角筋の間を走行し，第1肋骨上で鎖骨下動脈は前斜角筋の背側，鎖骨下静脈は腹側を通過します。

脊椎・体幹の描出

④ 肋骨，肋軟骨

- **周囲の解剖**

肋骨は12対からなり，第11，12肋骨は浮遊肋ですが，第1〜7肋骨は真肋とよばれ，前方は肋軟骨を介して胸骨と連結します。第8〜10肋骨は仮肋とよばれ直上の肋軟骨に合して肋骨弓を構成します（図4a）。

後方では胸椎と肋骨は軟骨を有する肋横突関節と肋骨頭関節で靱帯により，可動的に連結されています（図4b）。

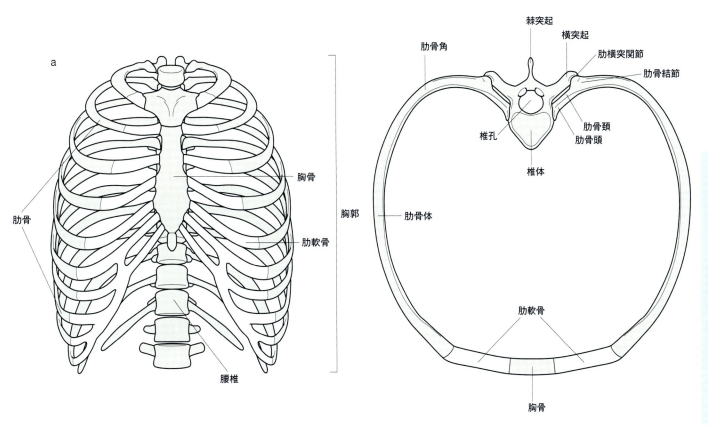

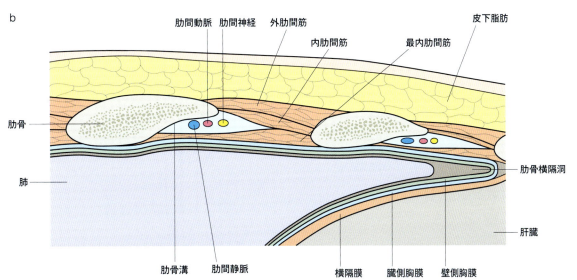

図4 肋骨，肋軟骨
a：各肋骨は骨性部（肋骨）と軟骨部（肋軟骨）からなり，前方では第1，6，7肋骨は直接胸骨と軟骨結合し，第2〜5肋骨は肋軟骨を介して胸骨と胸肋関節を形成します。第11，12肋骨は肋軟骨をもたず浮遊肋とよばれます。
b：後方は各高位で肋横突関節を形成し，肋骨頭は椎体と肋骨頭関節を形成し靱帯で結合しています。

⑤ 腰部多裂筋

・よくみられる症状

筋・筋膜性腰痛の原因として，胸腰筋膜と並んで頻度は高いです。腰椎屈曲時と回旋時の疼痛として認めます。本筋による体幹回旋時痛は対側の疼痛として誘発され，すなわち右回旋時には左多裂筋に，左回旋時には右多裂筋に疼痛を認めます。

・周囲の解剖

腰部多裂筋は腰椎横突起（肋骨突起）・乳様突起から2～4個の椎体を飛び越えて（椎弓板に接し）上位の棘突起を結びます。腸肋筋と最長筋の内側に位置し，特に下位腰椎では非常に発達しています。上部腰椎レベルでは多裂筋の表層は最長筋に覆われていますが，L3～4より尾側では最長筋は多裂筋の外側に位置するようになります（図5）。

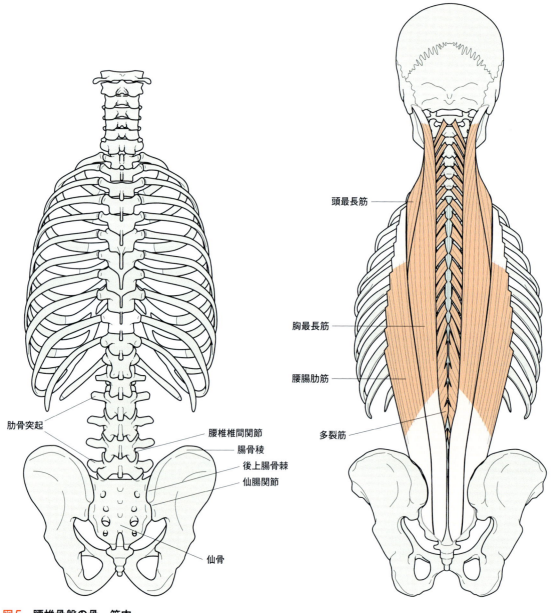

図5　腰椎骨盤の骨，筋肉
腰部後方の胸腰筋膜の下層には，中央より外側に向かって胸最長筋，腰腸肋筋があり，さらに下層に多裂筋があります。

脊椎・体幹の描出

 腰椎椎間関節

・**よくみられる症状**

腰痛の原因として，筋・筋膜性に次いで頻度は高いです．棘突起上縁の約2cm外側に圧痛を認め，疼痛は腰椎伸展や回旋動作で誘発されます．

・**周囲の解剖**

腰椎棘突起の上外側に上関節突起，下外側に下関節突起があり，上下関節突起はそれぞれ関節軟骨を有して接し，これを関節包が包んで同関節を形成します．多裂筋などの周囲筋膜とは線維性構造で緩く結合しています（図6）．

 腸腰靱帯

・**よくみられる症状**

体幹前屈や対側側屈，回旋時の傍脊柱部〜腸骨稜付近の疼痛．疼痛誘発テストを行う際には，胸腰筋膜や腰方形筋からの疼痛との鑑別を要するので，側方からの横突起先端の圧痛・腸骨稜腹側の圧痛所見を確認することが必要です．

・**周囲の解剖**

腸腰靱帯は，第4，5腰椎の横突起と腸骨稜を結んでいる靱帯であり（図7），構造として支持組織である前方線維（anterior band）と伸張センサーである後方線維（posterior band）に分けられます[1]が，エコーでこれを識別することは困難です．

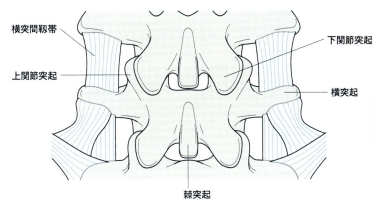

図6 腰椎椎間関節
腰椎の背側正中には棘突起があり，その上外側に上関節突起，下外側に下関節突起があります．上下の関節突起は関節軟骨を有し，関節包に包まれ椎間関節を形成します．椎弓から側方に横突起が突出しており，上下の横突起間を横突間靱帯が結んでいます．

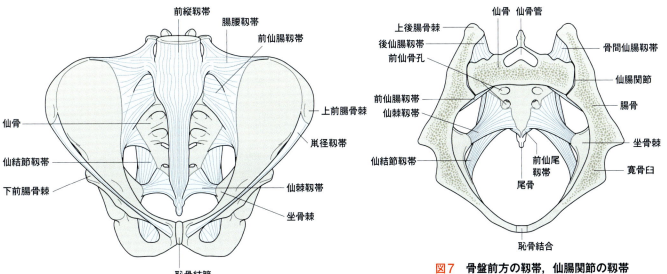

図7 骨盤前方の靱帯，仙腸関節の靱帯

⑧ 仙腸関節

・よくみられる症状

　仙腸関節の疼痛は，関節内の疼痛は15％程度で大部分は関節外後方靱帯より生じます[2]。疼痛は体幹の伸展や回旋時[3]に後上腸骨棘（posterior superior iliac spine：PSIS）付近に生じ，同部の後仙腸靱帯に圧痛を認めます。

　しかし，同靱帯の表層には圧痛を認めない例や，体幹誘発動作での動作時痛はなく，「膝折れ」による代償動作を示す症例も非常に多いことに十分注意すべきです[2]。

・周囲の解剖

　仙骨と腸骨の骨接合面が仙腸関節であり，関節軟骨と関節包を有する滑膜性関節[4]です。関節の前方は前仙腸靱帯で結合されています。

　一方，臨床的に問題となることが多い後方の構造は，PSISと後下腸骨棘（posterior inferior iliac spine：PIIS）間の腸骨と仙骨間を短軸方向に結合しているのが，深層の骨間仙腸靱帯と浅層を斜方向に走行する短後仙腸靱帯が層を重ねており[5]，PSISとPIIS間の腸骨稜に沿った長軸方向には深層の長後仙腸靱帯と浅層の仙結節靱帯が層をなし，前者は仙骨側面に後者は坐骨結節に停止します（図8）。

　エコーで骨，筋と靱帯組織とを識別することは容易ですが，各靱帯の線維走行方向や層構造を識別することは困難な場合が多いです。

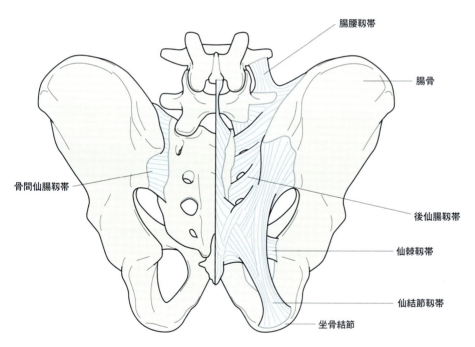

図8　骨盤後方靱帯
後方では腰椎と骨盤の間は第4，5腰椎横突起と腸骨稜を腸腰靱帯が結んでいます。仙骨粗面と腸骨粗面の間には2層に重なる靱帯があり，深層には横走する骨間仙腸靱帯が，浅層には斜走する短後仙腸靱帯があります。
腸骨稜と仙骨を結ぶのは深層にPSISから仙骨側面に縦走する長後仙腸靱帯が，浅層には同じくPSISから仙骨側面に向かって縦走し，坐骨結節を結ぶ仙結節靱帯があります。この仙結節靱帯の深層には仙骨側面と坐骨棘を結ぶ仙棘靱帯があります。
骨間仙腸靱帯と短後仙腸靱帯は腸骨の開排方向や体幹回旋方向で，後仙腸靱帯は体幹伸展方向で，仙結節靱帯は体幹屈曲方向で仙棘靱帯は体幹屈曲＋回旋方向で緊張します。腸腰靱帯は体幹の前屈ないし対側側屈時に緊張します。

脊椎・体幹の描出

⑨ 殿部の筋と神経

・よくみられる症状

坐位時や歩行中に殿部痛を生じる疼痛部位が上外側は上殿神経，下方は下殿神経，坐骨結節～大腿後面は坐骨神経または後大腿皮神経，仙骨部は陰部神経です．さらに疼痛症状だけでなく，例えば投球のワインドアップ時の片脚立位時において上殿神経は体幹の側方安定性，下殿神経は体幹の前後の安定性に関係しています．

・周囲の解剖

大殿筋の深層には外旋6筋があり，最も頭側で仙骨前面外側より起始し大転子先端に停止をもつ梨状筋を中心にみます．大殿筋と梨状筋間の梨状筋上孔より出た上殿動脈と上殿神経は，小殿筋と中殿筋の間を大腿外側に向かいます．梨状筋下孔からは下殿神経，その外側から坐骨神経がさらに斜め外側に走行します（図9）．

同じく梨状筋下孔から出てくる後大腿皮神経や陰部神経を描出するには，下孔より3～4cm尾側の内閉鎖筋レベルが適しています．閉鎖膜と閉鎖孔外周の内側面に起始する内閉鎖筋は，坐骨に沿って急激に方向を変え，大転子に向かう独特の走行をするため，他の筋との鑑別が容易です．

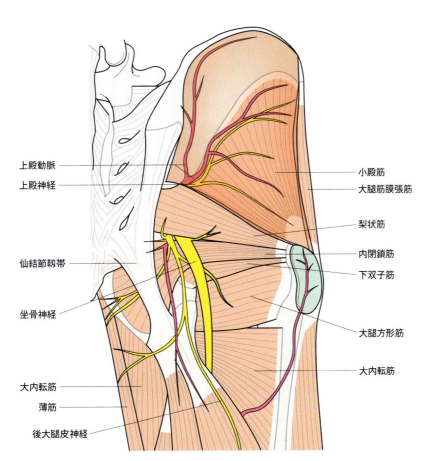

図9 殿部の筋と神経
大殿筋の深層には外旋6筋があり，そのなかで最も頭側にある梨状筋は仙骨前面外側から起始し，大腿骨大転子の先端に停止します．
梨状筋上孔より出た上殿神経は，小殿筋と中殿筋の間をこれらに筋枝を出しながら大腿筋膜張筋に向かって走行します．梨状筋下孔からは下殿神経が出て大殿筋を支配し，さらに坐骨神経，後大腿皮神経，陰部神経もここより出て大腿後面と陰部に向かいます．

各部位の描出法

頸部の描出

・**検査での体位**

坐位または側臥位で行います。11〜18MHzリニアプローブを用います。

・**大後頭神経の描出**

C2棘突起とC1横突起に合わせ，下頭斜筋の長軸方向にプローブを当てると，僧帽筋の下層に半頭棘筋とさらに深層に下頭斜筋が描出でき，大後頭神経はこの間を通ります（図10）。

> **Point**
> 毛髪が重なる場合も多く，ゼリーを多めに付けた上にプローブを皮膚に密着させ，ゲインを上げると多少見やすくなります。

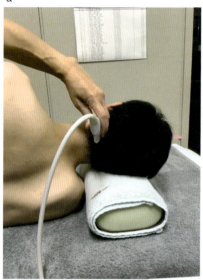
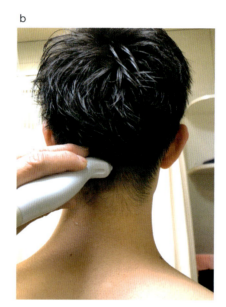
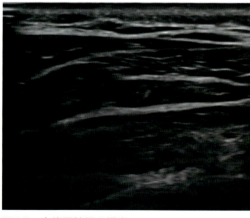
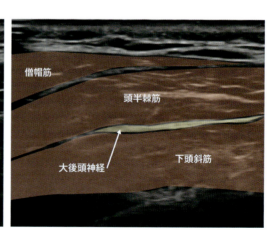

図10 大後頭神経の描出
a：プローブの当て方。側臥位。
b：プローブの当て方。坐位。
c：短軸像。正常大後頭神経と下頭斜筋がみられます。

・頚椎椎間関節

　棘突起の直上で後方から短軸にプローブを当て，椎弓ないし椎間関節を描出します。外側やや前方寄りにプローブを当てると筋層の下2cm程度の深さに瓦状に連なる下関節突起が観察できます（図11）。

・前・中斜角筋と腕神経叢

　乳様突起と胸骨〜鎖骨を骨指標とし，この間を結んでいる胸鎖乳突筋を確認します。頚椎を反対側に回旋すると胸鎖乳突筋の緊張が高まり，わかりやすくなります。この胸鎖乳突筋の中央レベルにプローブを短軸に当てると，すぐ深層に総頚動脈の拍動とそれに伴走する内頚静脈を確認でき，そのすぐ後方に前・中斜角筋の筋腹が描出されます。

　この位置からプローブを徐々に尾側に移動させていくとC5〜7神経根の横断面が並んで描出されます。その神経根の前方が前斜角筋で，後方が中斜角筋です（図12）。

> **Point**
> 輪状軟骨の高さで頚椎の短軸方向にプローブを当てると，通常C6ないしC7高位です。

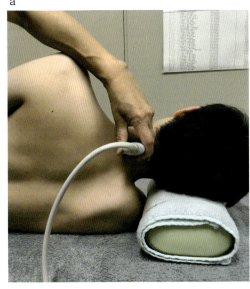
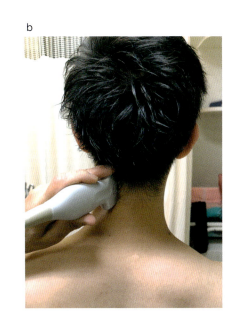
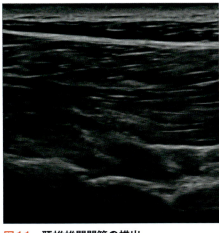
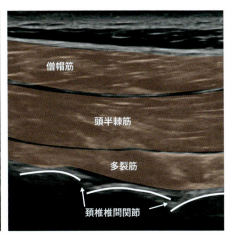

図11　頚椎椎間関節の描出
a：プローブの当て方。側臥位。
b：プローブの当て方。坐位。
c：長軸像。正常頚椎椎間関節がみられます。

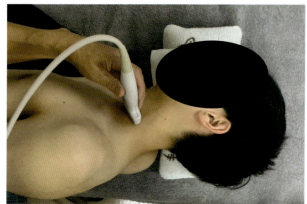
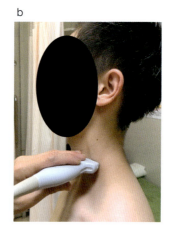
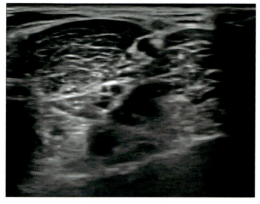
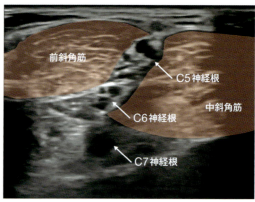

図12　斜角筋，頚神経根の描出。
a：プローブの当て方。側臥位。
b：プローブの当て方。坐位。
c：正常斜角筋と頚神経根がみられます。

② 肋骨，肋軟骨の描出

・検査での体位
　坐位または仰臥位，ときに側臥位で行います。11～18MHzリニアプローブを用います。

・描出部位のエコー像
　体表から肋骨の輪郭が目視ないし，触診で確認できたら肋骨の直上にプローブを当てます。この際，短軸方向にプローブを当てたまま肋骨の長軸に沿って肋骨をスキャンすると異常部位を発見しやすいです。

　大胸筋の下層に描出される骨の輪郭は高輝度で描出されますが，肋軟骨になると突然低輝度になります。肋間筋の尾側で肋骨との間に肋間動脈の拍動を観察することができます（図13）。

　さらに肋骨・肋軟骨の長軸に沿ってプローブを当てると，骨・肋軟骨の輪郭が確認できます（図14）。

脊椎・体幹の描出

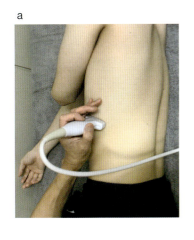
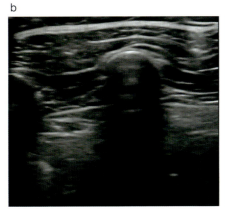
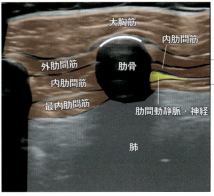
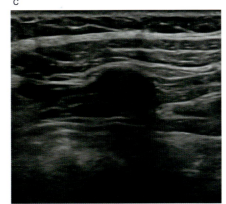
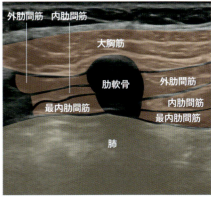

図13　肋骨，肋軟骨の描出（短軸）
a：プローブの当て方。側臥位。
b：短軸像。正常肋骨がみられます。
c：短軸像。正常肋軟骨がみられます。

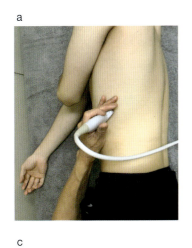
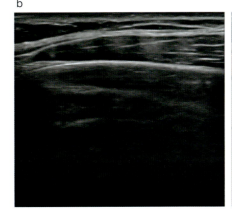
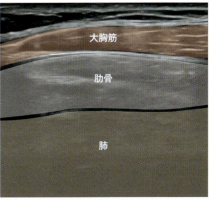
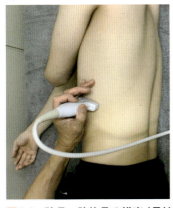
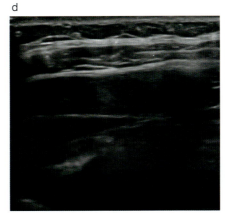
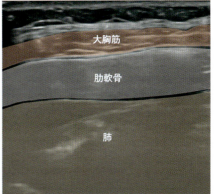

図14　肋骨，肋軟骨の描出（長軸）
a：肋骨描出のためのプローブの当て方。側臥位。
b：長軸像。正常肋骨がみられます。
c：肋軟骨描出のためのプローブの当て方。側臥位。
d：長軸像。正常肋軟骨がみられます。

③ 腰椎の描出

- **プローブ**

リニアプローブ 11〜18MHz，またはコンベックスプローブ 5MHz を用います。

- **体位**

腹臥位または側臥位で行います。腹臥位で行うと，圧痛所見や重積像など組織の左右の比較が容易に行える利点があります。側臥位では横突起や腸腰靱帯などの側方からの圧痛所見の確認や側方からの注射処置が行いやすいです。胸腰椎の後弯変形や腰痛のため，腹臥位が困難な症例では側臥位で行う場合があります。

- **多裂筋の描出**

基本はヤコビー線の高さで正中にプローブを体幹に対し短軸に置き，L4棘突起を描出します。そのまま尾側にスキャンして行くと仙骨後面がみえてきます。この仙骨〜棘突起に付着している最も深層で正中よりにあるのが多裂筋です。このまま正中線上で頭側に移動しながら多裂筋の筋腹を観察すると頭側ほどボリュームが小さくなることが確認できます。

さらに L4 レベルでプローブを外側に移動すると多裂筋の外側に最長筋が，その外側に腸肋筋が観察されます（図15）。筋間の境界がわかりにくい場合は，被検者に体幹を少し自動回旋してもらうとわかりやすくなります。

a

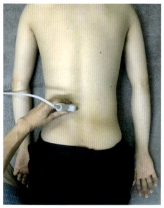

b

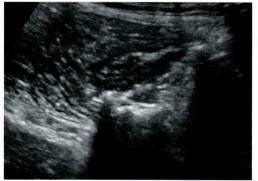

図15 正常腰椎椎間関節と多裂筋の描出
a：プローブの当て方。腹臥位。
b：短軸像。

脊椎・体幹の描出

- 腰椎（棘突起－椎弓－椎間関節－横突起－腸腰靱帯）の描出

　最初にプローブを棘突起に沿って長軸方向に当て，仙骨側から頭側に向け移動させ，順に椎体高位を確認します（図16）。次に目的の高位の棘突起上でプローブを90°回転させ，棘突起－椎弓－椎間関節－横突起を描出します（図15参照）。

- 横突起〜腸腰靱帯の描出

　L5横突起先端から外側の腸骨稜に向かい，扇状に広がる同靱帯線維を靱帯の長軸方向で観察できます（図16，17）。

- 腰椎椎間関節の描出

　上・下関節突起および関節裂隙を同定でき，しばしば関節包に接する多裂筋は重積像を示し，ときに関節水腫を認めることもあります（図15参照）。

> **Point**
> 椎間関節を綺麗に描出するには腰椎の前弯が影響するため，特に前弯が強い症例ではプローブを頭尾方向に傾け，最も明瞭に描出される角度を探すとよいです。

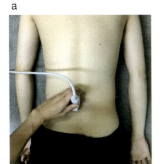 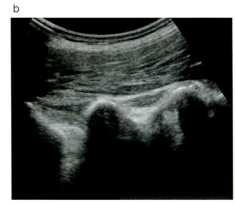 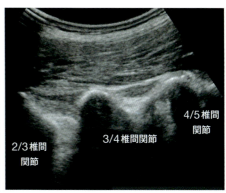

図16　腰椎の描出
a：プローブの当て方。腹臥位。
b：長軸像。正常腰椎椎間関節がみられます。

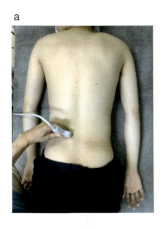 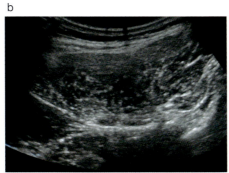 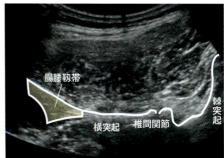

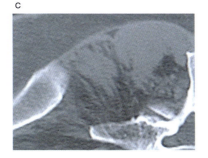

図17　腸腰靱帯の描出
a：プローブの当て方。腹臥位。
b：短軸像。正常腸腰靱帯がみられます。
c：CT像。水平断。

④ 仙腸関節

・検査での体位

腹臥位または側臥位で行います。腹臥位で行うと圧痛所見が取りやすく，疼痛が強い症例でも体位が安定するので注射処置が行いやすい利点があります。胸腰椎の後弯変形や腰痛のため腹臥位が困難な症例では側臥位で行う場合があります。

・仙骨腸骨間裂隙と後仙腸靱帯の描出

短軸方向でPSISからさらに尾側にプローブを移動して行くと移動の間腸骨粗面と仙骨後面の間に後仙腸靱帯と骨間仙腸靱帯の重なった短軸像が連続して観察でき，仙腸関節最下端の位置（第2後仙骨孔レベル）で仙骨腸骨間裂隙に達します[6]（図18）。

この位置でプローブを約90°回転させ靱帯の長軸に合わせると後仙腸靱帯と仙結節靱帯が重なって形成される靱帯層が観察できます（図19）。

> **Point**
> 後仙腸靱帯の描出は最初に後下腸骨棘のレベルで短軸を描出した後，このレベルで約90°回転させ靱帯の長軸に合わせますが，この際，体幹長軸に対する腸骨稜の開き角度を意識してこれに合わせることが大切です。

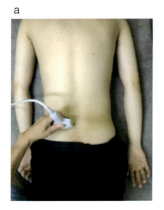
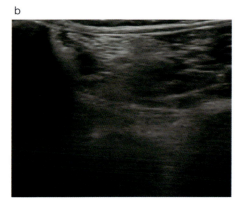
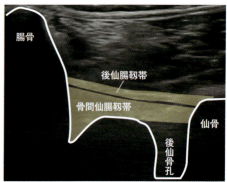
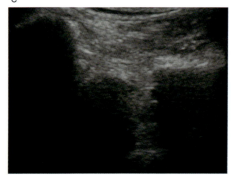
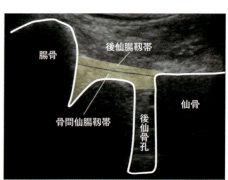

図18　正常後仙腸靱帯・骨間仙腸靱帯
a：プローブの当て方。腹臥位。
b：短軸像。リニア 18MHz。
c：短軸像。コンベックス 5MHz。

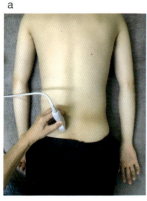
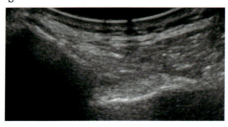
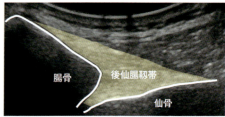
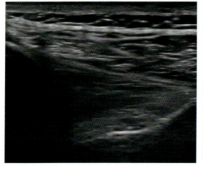
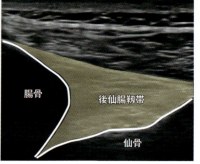

図19　後仙腸靱帯の描出
a：プローブの当て方。腹臥位。
b：長軸像。コンベックス 5MHz。正常後仙腸靱帯がみられます。
c：長軸像。リニア 18MHz。正常後仙腸靱帯がみられます。

脊椎・体幹の描出

⑤ 殿部の筋と神経

・**梨状筋，上殿神経，下殿神経，坐骨神経の描出**

梨状筋は股関節外旋6筋の1つで，起始は仙骨前面，停止は大転子の尖端の後縁です．大坐骨孔を通過するところでは，梨状筋上孔と梨状筋下孔が形成され，前者を上殿神経と上殿動・静脈が，後者を下殿神経，坐骨神経と下殿動・静脈が走行します（図20）．

上殿神経は中殿筋・小殿筋間を通り股関節外側に向かい，中殿筋，小殿筋，大腿筋膜張筋に分布します．下殿神経は梨状筋通過部より多数の枝に分枝し，大殿筋に分布します．坐骨神経は梨状筋下孔より出ると上・下双子筋，内閉鎖筋さらに大腿方形筋の背側を斜め外側に走行し，大腿後面に向かう様子が観察できます．

・**内閉鎖筋，坐骨神経，後大腿皮神経，陰部神経の描出**

内閉鎖筋レベルでは仙結節靱帯を挟んで外側から坐骨神経，後大腿皮神経，内側に陰部神経が並んで描出できます．通常左（右）側では時計の9（3）時の位置に坐骨神経，10～11（1～2）時に後大腿皮神経，11～12（0～1）時に仙結節靱帯，2（10）時に陰部神経が描出されます（図21a，b）．

> **Point**
> 内閉鎖筋レベルでこれらの神経を描出したら，伏臥位のまま，膝30～90°屈曲位で股関節を他動内外旋すると，内閉鎖筋の滑走性が確認できます．滑走不良例では内閉鎖筋，坐骨神経，大殿筋間での癒着が確認できます．

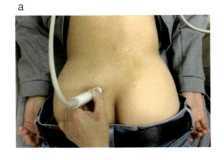
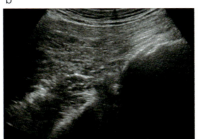
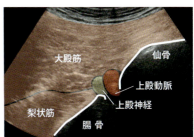
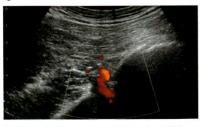
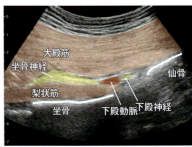

図20 上殿神経，梨状筋上孔の描出
a：プローブの当て方．腹臥位．
b：短軸像．コンベックス．上殿神経と上殿動・静脈が梨状筋上孔を走行します．
c：短軸像．ドプラ像．
d：下殿神経，梨状筋下孔の描出．コンベックス．

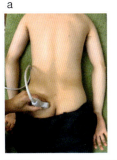
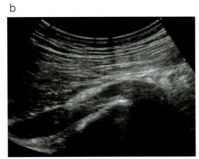
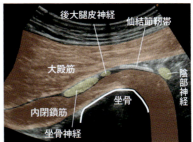

図21 内閉鎖筋，坐骨神経，後大腿皮神経，陰部神経の描出
a：プローブの当て方．腹臥位．
b：内閉鎖筋，坐骨神経，後大腿皮神経，陰部神経の描出．

各部位でよくみられるスポーツ外傷・障害の描出

動画①はこちらから
①：肋軟骨損傷

① 肋骨骨折

　肋骨骨折が疑われる場合は腫脹や圧痛などから罹患部位をある程度絞ってそこにエコープローブを当て，短軸ないし長軸で骨皮質の連続性の途絶を描出することで骨折の有無や部位をかなり正確に診断できます．

　受傷直後での骨折の診断率はX線検査よりもエコーのほうが断然高いです．骨折部では他部位の骨折同様に骨膜が膨隆し，骨膜下血腫を認めることが多いです（図22）．

　肋間筋損傷は筋組織の腫脹の描出やエコー下での圧痛部位の確認，さらにドプラシグナルの出現部位が筋腹か骨の表面かで鑑別できることが多いです．

② 肋軟骨損傷

　腫脹や圧痛などから疑われる部位にエコープローブを当て，肋軟骨や周囲筋組織を観察します．肋間筋損傷との鑑別は肋骨骨折と同様ですが，受傷直後に同外傷と断定することは難しい場合があります．受傷より数時間経過するとドプラシグナルの出現部位により診断しやすくなります（図23，動画①）．

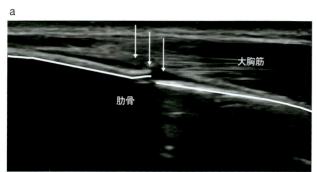 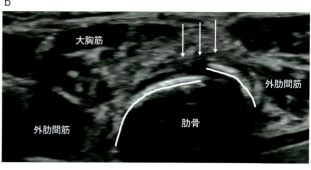

図22　肋骨骨折（矢印）の描出
a：長軸像．
b：短軸像．

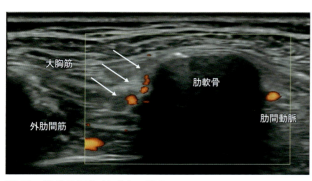

図23　肋軟骨損傷（矢印）の描出
短軸像，ドプラ像．

③ 腸腰靱帯性腰痛

野球投球動作などの体幹回旋動作の反復による損傷が多いが，時に競技用ボートなど長時間の骨盤後傾位坐位で損傷する例もあります．L5横突起と腸骨稜を結ぶ靱帯の重積像を捉え（図24），エコーガイド下にこの部位に強い圧痛を確認することで診断できます．さらに同部へのエコーガイド下ブロックないしハイドロリリース注射は発痛部位の確定診断と治療を兼ねることになります．

動画②はこちらから
②：多裂筋肉離れ

④ 多裂筋肉離れ

バレーボールや陸上短距離走など，体幹の急激な伸展動作時のスポーツ外傷として起始部である仙骨後面に肉離れを認めることがあります．

症例は陸上幅跳び選手（17歳，女子）で，体幹の屈曲動作で強い疼痛を認めますが，自動伸展動作では疼痛は軽度，他動伸展動作では疼痛を認めないことが特徴です（図25，動画②）．

エコーガイド下の圧痛確認や注射は発痛部位の確定診断と治療に有用です．

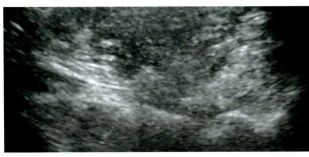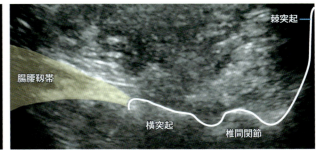

図24　腸腰靱帯の描出
重積像．

a
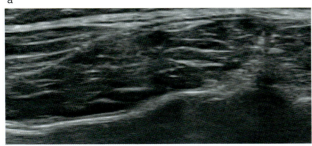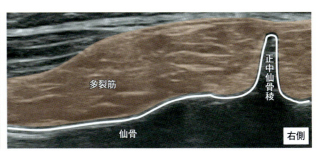

b
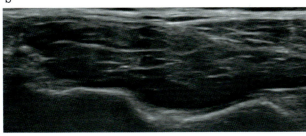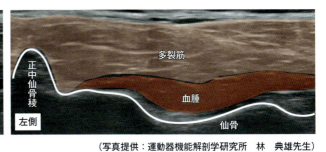

図25　多裂筋肉離れの描出
a：右側，健側．
b：左側，患側．多裂筋と椎弓の間に血腫が認められます．

（写真提供：運動器機能解剖学研究所　林　典雄先生）

⑤ 腰椎椎間関節症

動画③はこちらから
③：腰椎椎間関節症

　X線やCT検査では関節面の裂隙や骨の関節症変化を診断しますが，エコーではこれよりずっと早期の段階でも診断できます。椎間関節症のエコー所見では関節包の肥厚や関節水腫，さらに多裂筋と関節包や椎弓との癒着や，関節包周囲の多裂筋の線維化・瘢痕化と思われる多裂筋や関節包の高エコー像いわゆる重積像を呈します（図26）。

　エコーガイド下の圧痛確認により，罹患高位診断も容易となり，コンベックスプローブを用いると両側同時に描出できるため，椎間関節の左右差も比較しやすいです（図27，動画③）。

　同部へのエコーガイド下ブロックないしハイドロリリース注射は発痛部位の確定診断と治療を兼ねることになります。

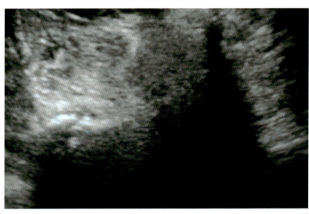
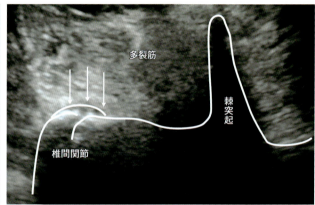

図26　腰椎椎間関節症の描出
関節水腫（矢印）がみられます。

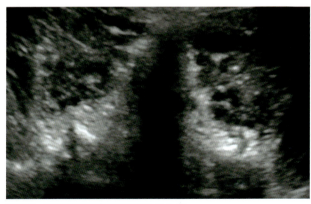
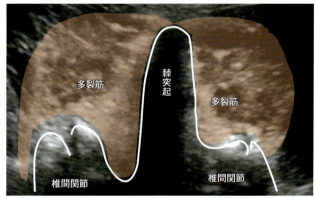

図27　腰椎椎間関節重積像の左右差

脊椎・体幹の描出

 腰椎分離症

　椎弓の骨皮質の不整像ないし不連続性として認めます（図28）。X線像所見で同疾患を認めても，それが症状の原因でないこともあり，エコーガイド下の圧痛確認により疼痛が分離部か否かの鑑別が重要です。さらに同部へのエコーガイド下ブロックないしハイドロリリース注射は発痛部位の確定診断と治療を兼ねることになります。

 仙腸関節性腰痛（後仙腸靱帯）

　後下腸骨棘のすぐ尾側の後仙腸靱帯と骨間仙腸靱帯が重なる位置に靱帯線維間肥厚・高輝度化と靱帯/多裂筋境界部の重積像（線維化ないし瘢痕化による高エコー域）が認められます（図29）。エコーガイド下の圧痛確認により疼痛が同靱帯か否かの鑑別ができます。さらに同部へのエコーガイド下ブロックないしハイドロリリース注射は発痛部位の確定診断と治療を兼ねることになります。

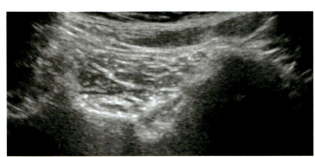
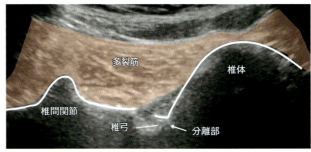

図28　腰椎分離症
症例は40代，女性。

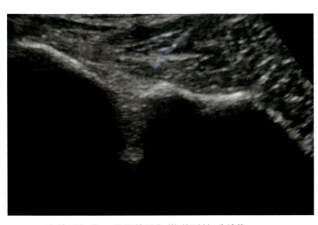
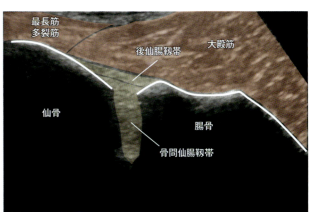

図29　後仙腸靱帯，骨間仙腸靱帯（短軸）重積像
症例は20歳，大学野球部に所属。体幹伸展時に疼痛を認めました。

⑧ 坐骨神経痛など殿部の神経痛

動画④はこちらから
④：内閉鎖筋の滑走不良と坐骨神経の癒着

　支持脚の殿部痛などスポーツ選手においても坐骨神経，陰部神経，上殿神経など殿部の神経痛を生じている例はまれではありません。坐骨神経の罹患部位を同定するにはエコーガイド下に圧痛を確認すると容易かつ確実に行えます。背側からの圧痛は坐骨結節上＞大腿方形筋＞梨状筋下孔レベルの順に多いです。

　後大腿皮神経症状や陰部神経症状との鑑別には内閉鎖筋レベルでの圧痛所見の有無が発痛部位の鑑別に非常に役に立ちます。症例では股関節の内旋位と外旋位の比較で内閉鎖筋の滑走不良と坐骨神経との癒着が確認できます（図30，動画④）。

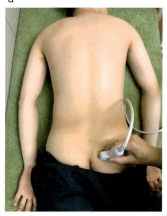

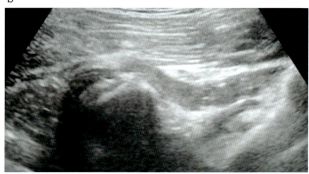 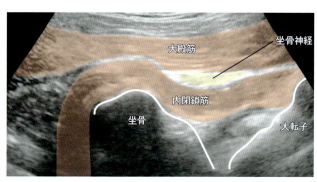

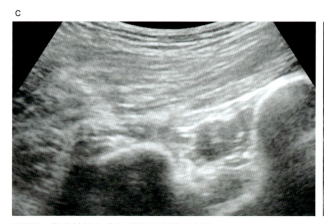 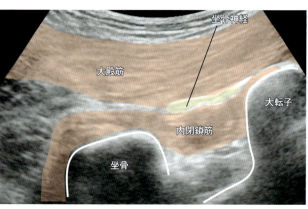

図30　坐骨神経と内閉鎖筋の癒着の描出
a：プローブの位置。
b：股関節内旋位。
c：股関節外旋位。

脊椎・体幹の描出

症例提示

仙腸関節性腰痛と腸腰靱帯性，椎間関節性腰痛，上殿神経痛の合併症例。

17歳，野球選手。外野手，右投げ，右打ち。投球動作のボールリリース期に左腰痛あり。X線検査では特に異常を指摘できませんでした。

身体所見では体幹の屈曲，伸展，回旋のいずれでも左腰痛が誘発され（図31），エコーガイド下に以下の圧痛部位を確認しました。

圧痛は左L4/5椎間関節，多裂筋，L5横突起先端での腸腰靱帯，後仙腸靱帯，上殿神経に認めました（図27，32〜34）。

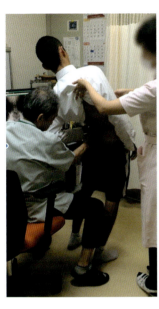

図31　治療前の身体所見
体幹の屈曲，伸展，回旋のいずれでも左腰痛が誘発されました。

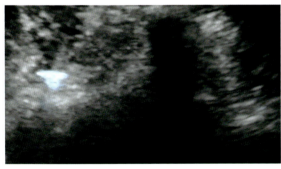

図32　左腸腰靱帯重積像（矢印）の描出

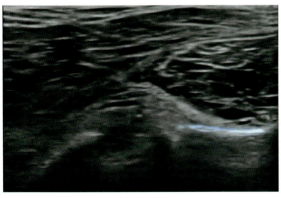
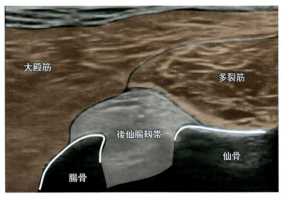

図33　後仙腸靱帯短軸重積像の描出

これら圧痛部位にエコーガイド下のfasciaハイドロリリースを行い，疼痛と可動域制限の劇的な改善がみられました（図35）。注射当日より同部位に理学療法も合わせて行い，数回の通院治療で症状は消失し治療終了しました。

腰痛の発痛部位を鑑別診断するためにエコーガイド下の選択的fasciaハイドロリリース注射が有効であり，必須の手技といえます。これにより，リハビリテーションの対象組織も鑑別され，より効果的な運動療法や再発防止訓練へと繋がります。

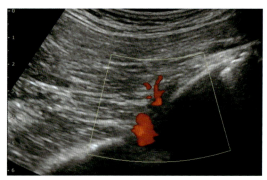
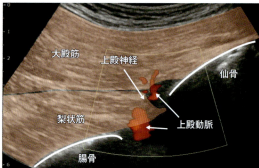

図34　上殿神経，上殿動脈の描出

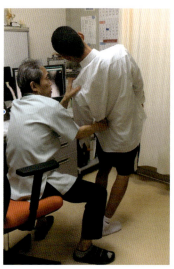

図35　治療後
エコーガイド下fasciaハイドロリリースにて，疼痛と可動域の改善がみられました。

文献

1) Rucco V, Basadonna PT, Gasparini D. Anatomy of the iliolumber ligament: A review of its anatomy and a magnetic resonance study. Am J Phys Med Rheabil 1996；75：451-5.
2) 吉田眞一. fasciaの概念からみた腰背部痛 仙腸関節を中心に腰痛をみる. 柏口新二編. 無刀流整形外科. 東京：日本医事新報社：2017．p87-111.
3) Eichenseer PH, Sybert DR, Coton JR, et al. A finite element analysis of sacroiliac joint ligaments in response to different loading conditions. Spine（Pjila Pa 1976）2011；36：1446-52.
4) Bowen V. Macroscopic and microscopic anatomy of the sacroiliac joint from embryonic life until the eighth decade. Spine（Phila Pa 1976）1981；6：620-8.
5) Steinke H, Hammer N, Slowik V, et al. Novel insights into the sacroiliac ligaments. Spine（Phila Pa 1976）2010；35：257-63.
6) Klauser A, De Zordo T, Feuchtner G, et al. Feasibility of Ultrasound-guided sacroiliac joint injection considering sonoanatomic landmarks at two different levels in cadavers and patients. Arthritis Rheum 2008；11：1618-24.

第2章 実践 4. 股関節

股関節の描出

渡邊宣之（公立陶生病院整形外科）

股関節を検査するために知っておくべき解剖

　股関節の疼痛にアプローチするべき考え方として，"Layer Concept"があります。これは，①骨・軟骨，②関節包と関節唇と関節靱帯，③筋層，④脊椎を含む神経系に分けて検討する方法で，股関節痛の原因を考えるときに使われる基本的な考え方です[1]。

　股関節の解剖においては，骨盤と大腿骨近位部の骨性構造を理解することが重要で，また，その周囲の起始部，停止部をもつ筋の状態や軟部組織（鼠径部周囲の血管，神経や鼠径管を含む結合組織）を考慮する必要があります。

　特に股関節痛は，①骨，軟骨に端を発する変形性関節症，大腿骨頭壊死症に始まり，②関節包周囲の滑膜炎，関節唇損傷，関節靱帯の損傷，③昨今注目されている筋層とその間の筋膜を含む結合組織の障害，④同部周囲の神経組織のさまざまな障害によってもたらされます。

　なお，股関節における骨性メルクマールとしては，大腿骨頭，寛骨臼，下前腸骨棘（anterior inferior iliac spine：AIIS）が重要になります（図1）。

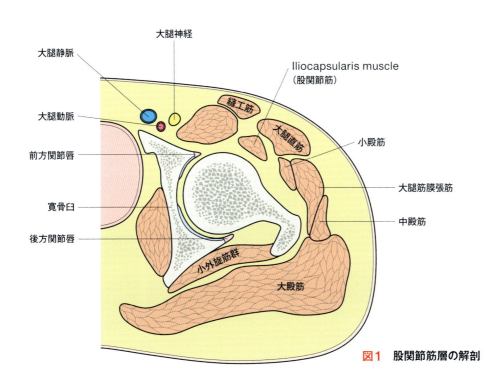

図1　股関節筋層の解剖

股関節の周囲の描出法および疾患の描出

① エコープローブ

プローブは，整形外科領域はリニアプローブが使われることが圧倒的に多いですが，股関節を観察する予定の先生方は，コンベックスプローブの導入も考慮されるべきと考えます（図2）。

最近のエコー検査では静止画だけでなく，肩やアキレス腱など，対象を運動下で観察することが多いと思います。患部組織の動態を手軽に外来で観察できることがエコーの最大の利点であると考えます。

しかしながら特に股関節は，関節を可動させて動態を観察する場合，大腿骨寛骨臼インピンジメント（femoroacetabular impingement；FAI）など関節前方病変を観察する際には，股関節を屈曲させる状態で観察することになります。すなわちFAIでは，必然的に股関節前方でプローブを「挟む」形で動態画像を取得することになります。そのため，角張った形式のリニアプローブでは患者さんが股関節を屈曲した際，角に大腿前面と鼡径部が当たって痛みが出ることになります（図3）。

> **用 語**
>
> **FAI**：FAIはGantz[2]が2003年に提唱した概念で，いわゆる寛骨臼関節のかぶりすぎ（pincer type），もしくは大腿骨頭頸部の骨性の隆起（cam type），その両者を有する（mixed type）による，関節唇の挟み込みに寄って起こる関節唇ならびにそこから連続した関節軟骨の損傷により，発生する病態です。その発生機序から股関節の動きに起因するものであるとされています。

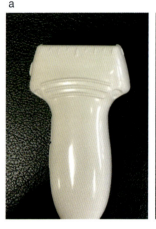 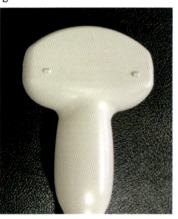

図2 プローブの種類
a：リニアプローブ
b：コンベックスプローブ
（Noblus，日立製作所）

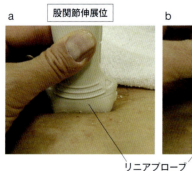 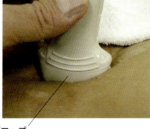 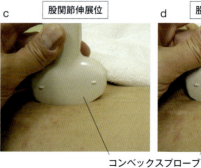 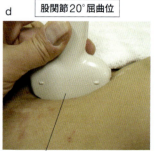

図3 プローブの当て方
a：リニアプローブ，股関節伸展位。
b：リニアプローブ，股関節20°屈曲位。わずかな屈曲でもプローブの角が当たって痛みが出ます。これ以上の屈曲は求められません。
c：コンベックスプローブ，股関節伸展位。
d：コンベックスプローブ，股関節20°屈曲位でまったく問題なく，さらに股関節を屈曲し観察することも可能です。

・コンベックスプローブを併用する利点

筆者は股関節のエコーではコンベックスプローブの併用を推奨しますが，その利点としては，

① 動態の際に角がプローブにないので股関節前面で挟んでもあまり痛がられず，ラウンドした構造なので股関節を屈曲してもプローブが皮膚面から離れにくいこと．
② 股関節においては筋肉質や肥満の症例ではかなり深部に骨頭が観察されることになるため，リニアプローブだけでは観察に限界があること．
③ 特に後述するエコーガイド下インターベンションの際に，リニアプローブでは深部でエコーが減衰して針先が視認しにくくなりがちですが，コンベックスプローブではそのようなことが少ないことです（図4）．

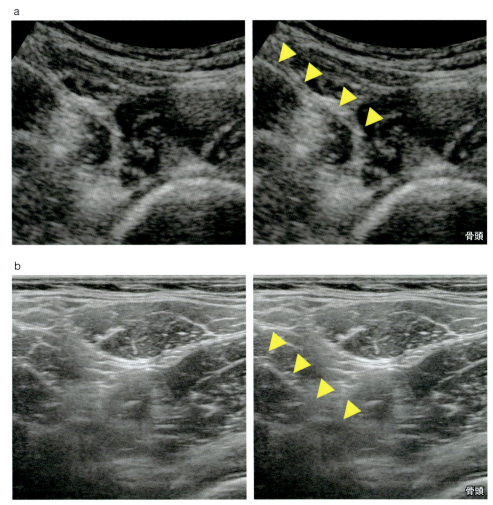

図4 同一患者の針刺入時の比較
a：コンベックスプローブのエコー像．針（矢頭）が容易に視認できます．
b：リニアプローブのエコー像．骨頭付近は減衰し視認しにくくなります．

② 股関節エコーにおける解剖学的指標－大腿骨頭とAIIS

　股関節にかかわらず，すべてのエコー像はメルクマール（解剖学的指標）が重要になります。特に股関節を観察する目的であれば，エコーにおける骨性メルクマールとして，最も典型的なのは大腿骨頭です。もともと球型なので，エコーでは短軸，長軸とも円形の弧を描く特徴的な形状をみることができ，きわめてわかりやすい構造です。

　上前腸骨棘を触れ，その遠位やや内側の鼠径部に体軸に縦にプローブを当てれば丸みのある特徴的な形が描出でき確認できます。しかしながら，脂肪の厚い方や筋層の厚い方では意外に分かりにくく迷うことがあります。その際は股関節の可動中心付近であることから，鼠径部にプローブを当てたまま，股関節を何度も軽度（10～20°）屈曲・伸展させ，大腿骨頭中心に股関節が可動している状態を確認し，解剖学的指標とすることができます。

　骨頭がみえると，寛骨臼縁とAIISがみえてきます。関節唇は寛骨臼縁に位置します。ちなみに，骨頭とAIISをメルクマールとすると，AIISに起始があるのは大腿直筋とiliocapsularis（股関節筋*）になります（図5a）。

　そのままわずかに内側にプローブを移動させAIISがみえなくなると，大腿直筋の反回頭と腰椎骨盤に起始をもつ腸腰筋がみえてきます。腸腰筋は大腿直筋と異なり，筋線維が停止部である小転子に向かう形状をしています（図5b）。

＊：Iliocapsularisの和名は確としたものはありませんが，筆者は膝関節筋と同じ働きをすると考え，「股関節筋」の名称を提唱しています。

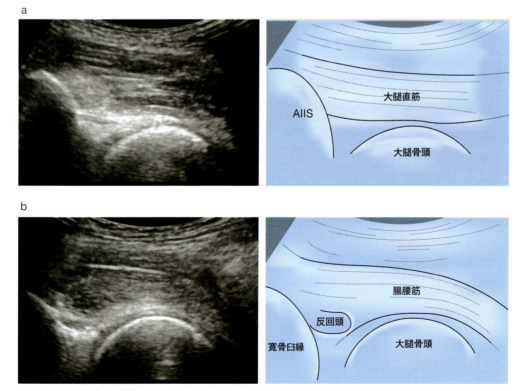

図5　股関節における筋の観察

FAI症例における股関節の観察

① 関節唇の観察

　関節唇の画像的描出は単にMRIを撮像する場合，3テスラ以上のMRIは有効ですが，それ以下なら関節造影MRIが正確な描出に必要です。関節造影MRIの際に，関節内に局所麻酔薬と造影剤を注射すれば，診断的関節注射と関節造影が同時に行えることになります[3]。

　鑑別のための診断的関節内注射の有用性も報告されており[4]，エコーガイド下インターベーションはFAIを診るうえで必須の手技と考えます。

② エコーガイド下インターベンション

　股関節内注射は一般的には3つの方法で行われます。①体表メルクマールにて施行する方法[5]（しかし，これは精度にかけるといわれています），②透視下で針を股関節に刺入し，造影剤を混入した薬液を注射し確認する方法，③エコーガイド下で注射する方法があります。

　エコーガイド下股関節内注射は，大腿骨頭頸部を軸とした長軸像を求め，その状態で平行法により関節内に注射する方法があります（図6）[6]。本法は関節水腫の穿刺の場合はきわめて有効と考えますが，前方から刺入する方法のため神経血管束に近く，損傷に一抹の懸念があります。

a
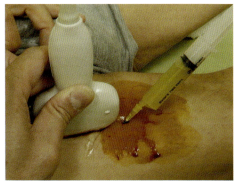

b
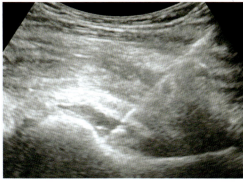

図6　水腫吸引目的のエコーガイド下股関節穿刺
a：エコーガイド下股関節内注射時の外観。
b：穿刺時のエコー像。

筆者は大腿骨頭を基準として短軸像で平行法にて注射を施行しています。大腿骨頭は股関節におけるエコーでメルクマールとして描出が確実であり，また短軸像での前外側からの刺入は，股関節鏡における前外側ポータルに近く，イメージしやすいことがその理由に挙げられます（図7）。

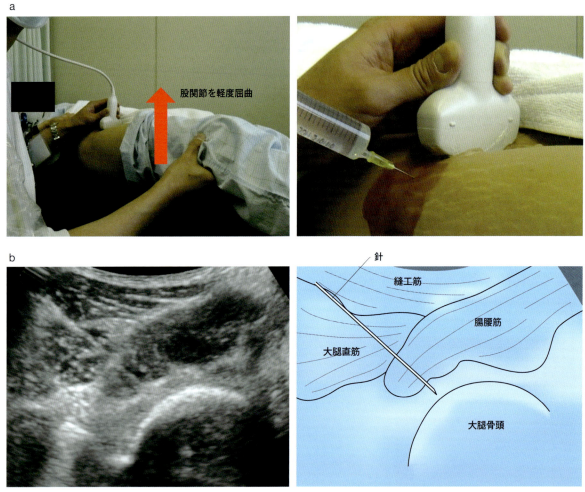

図7　エコーガイド下インターベンション
a：注射の際，股関節の位置を可動させ確認します。股関節を軽度屈曲させ，短軸像平行法で注射します。
b：注射のエコー像（短軸像）。

③ 注射後の股関節唇の観察

関節唇の観察はMRIと同様,関節造影エコーすなわち造影MRIを撮像のために,関節内注射を施行した際に同時に観察すべきです（図8a）。Jungら[7]の報告にあるように,関節内に注射をした状態のほうが損傷の検出率は上昇します。関節内に水腫があるか,人工的に水腫を作った状態,すなわち関節造影を行ったうえでの画像検査の際でないと,関節唇の観察は精度不十分です。

関節注射後,まずは軽度（20°程度）屈曲・伸展させ関節唇の状態をみます。辺縁が鈍になっている,スムーズに動かない,寛骨臼との間に空隙が観察されるなどが関節唇の損傷の目安になります（図8b）。Troelsen[8]がエコー観察下の関節唇損傷形態を分類しており,筆者はこれに基づいて分類しています。

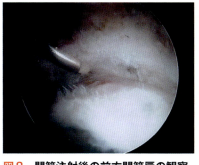
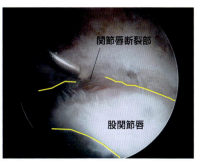

図8 関節注射後の前方関節唇の観察
a：断裂後の関節唇が確認できます。
b：関節鏡を用いた関節唇損傷の確認。滑膜炎切除後の鏡視所見。

④ FAI症例におけるcam病変の診かた

　Cam type FAIは基本的にX線および3D-CTで確認します。股関節正面およびLauenstein像だけでは大腿骨骨頭頚部移行部の外上方に位置することの多いcam病変[9]は確認しにくいので，cross-table axialで撮像した股関節軸写像[10]，および股関節45°屈曲位，外転20°および45°のmodified Dunn view[11]で確認します。

　Cam type FAIをエコーで確認するのは外上方にあるものでは難しいことも多いですが，骨性突起が前方に存在する場合は，比較的容易に描出でき，head-neck offsetの低下も確認できます（図9）。

用語
head-neck offset：頚部軸に平行な骨頭前縁を通る接線と頚部最狭部を通る接線との距離。

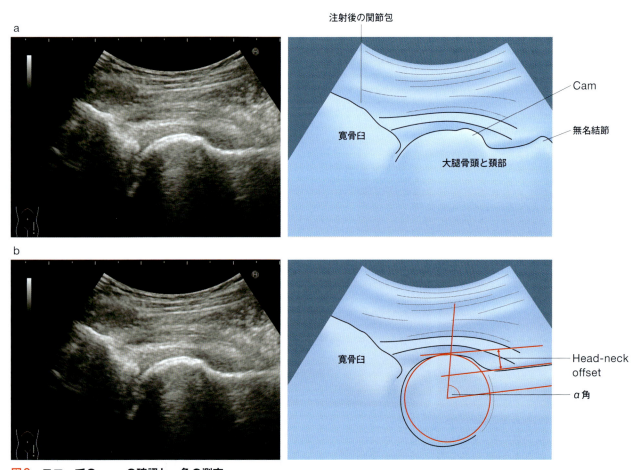

図9　エコーでのcamの確認とα角の測定
a：Camの確認
b：α角の測定

原法のBuckら[12]の方法は，さらにプローブを頭側に傾け，描出するもので，うまく大腿骨頚部の無名結節と頚部，骨頭が描出できれば術前・後も再現性が得られることになります（図10）。

動画①，②はこちらから
①：FAIの術前長軸像所見
②：FAIの術後長軸像所見

・症例提示

図11（動画①，②）にFAIの症例を提示します。

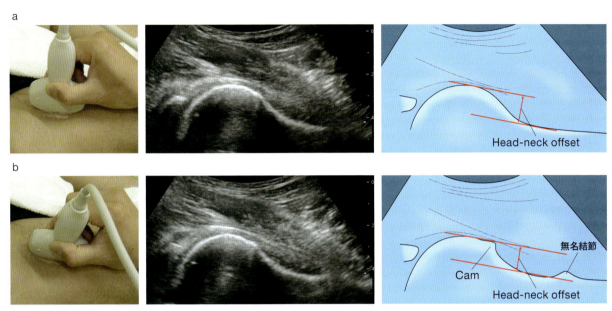

図10　通常の描出法とBuckらの描出法との違い
a：通常の描出法。プローブを垂直に立てた状態。オフセットは十分あるようにみえます。
b：Buckらの描出法。プローブを傾けて上外方を観察した状態。無名結節，camおよびオフセットの低下が確認できます。

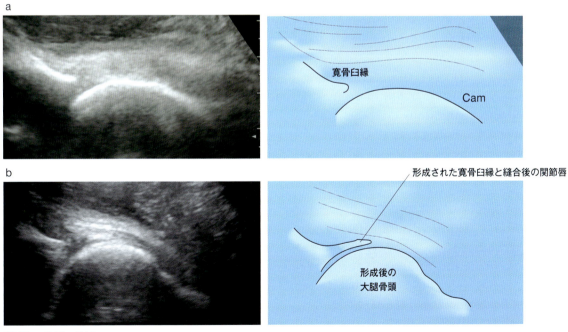

図11　症例：FAI
23歳，男性。関節鏡下股関節唇形成術を行いました。寛骨臼縁とcam病変がエコーで確認できます。
a：術前の大腿骨頭頚部移行部のエコー像（長軸像）。
b：術後のエコー像（長軸像）。

> **まとめ**
>
> FAIの病態，すなわち寛骨臼と大腿骨のインピンジメントを動態で確認するのは通常のコンベックスプローブではそのボリュームのためなかなか困難なこともありますが，なかにはダイレクトな関節唇のインピンジメントが観察できるケースもあり，エコーはFAIにおいてもその観察に有効と考えます。

文献

1) Draovitch P, Edelstein J, Kelly BT. The layer concept：utilization in determining the pain generators, pathology and how structure determines treatment. Curr Rev Musculoskelet Med 2012；5：1-8.
2) Ganz R, Parvizi J, Beck M, et al. Femoroacetabular impingement：a cause for osteoarthritis of the hip. Clin Orthop Relat Res 2003；417：112-20.
3) 渡邊宣之. Femoroacetabular impingementに対する超音波ガイド下股関節注射. 整形外科 2015；66：900-3.
4) Ayeni O R, et al. Pre-operative intra-articular hip injection as a predictor of short-term outcome following arthroscopic management of femoroacetabular impingement. Knee Surg Sports Traumatol Arthrosc 2014；22：801-5.
5) Masoud MA, Said HG. Intra-articular hip injection using anatomic surface landmarks. Arthrosc Tech 2013；2：e147-9.
6) Byrd JW, Pott EA, Allison RK, et al. Ultrasound-guided hip injections：a comparative study with fluoroscopy-guided injections. Arthroscopy 2014；30：42-6.
7) Jung JY, Kim GU, Lee HJ, et al. Diagnostic value of ultrasound and computed tomographic arthrography in diagnosing anterosuperior acetabular labral tears. Arthroscopy 2013；29：1769-76.
8) Troelsen A, Jacobsen S, Bolvig L, et al. Ultrasound versus magnetic resonance arthrography in acetabular labral tear diagnostics：a prospective comparison in 20 dysplastic hips. Acta Radiol 2007；48：1004-10.
9) Ito K, Minka MA 2nd, Leunig M, et al. Femoroacetabular impingement and the cam-effect. A MRI-based quantitative anatomical study of the femoral head-neck offset. J Bone Joint Surg Br 2001；83：171-6.
10) Tannast M, Siebenrock KA, Anderson SE, et al. Femoroacetabular impingement：radiographic diagnosis--what the radiologist should know. AJR Am J Roentgenol 2007；188：1540-52.
11) Meyer DC, Beck M, Ellis T, et al. Comparison of six radiographic projections to assess femoral head/neck asphericity. Clin Orthop Relat Res 2006；445：181-5.
12) Buck FM, Hodler J, Zanetti M, et al. Ultrasound for the evaluation of femoroacetabular impingement of the cam type. Diagnostic performance of qualitative criteria and alpha angle measurements. Eur Radiol 2011；21：167-75.

第2章 実践 5．大腿・膝関節

大腿・膝関節の描出

新庄琢磨（KINスポーツ・整形クリニック）
岩本　航（江戸川病院スポーツ医学科）

知っておくべき大腿・膝関節周囲の解剖（図1）

　膝関節は大腿骨と脛骨，膝蓋骨の3つの骨で構成されます。

　関節内には関節軟骨への荷重を分散する内側・外側半月板や，関節の安定化に関与する内側側副靱帯，外側側副靱帯，前十字靱帯，後十字靱帯などが存在します。

　関節前方には，膝蓋骨に連続する大腿四頭筋（大腿直筋，内側広筋，外側広筋，中間広筋），膝蓋腱があり，膝伸展機構を構成しています。後方にはハムストリング（大腿二頭筋，半膜様筋，半腱様筋），縫工筋，薄筋があり，膝関節の屈曲に作用しています。

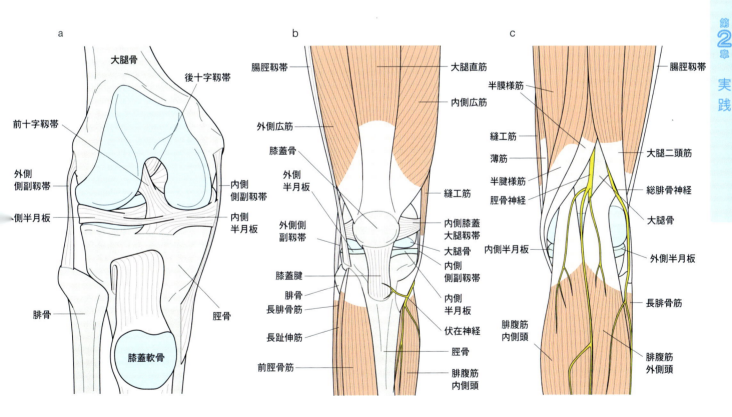

図1　膝関節解剖
a：内部の解剖
b：正面の解剖
c：後面の解剖

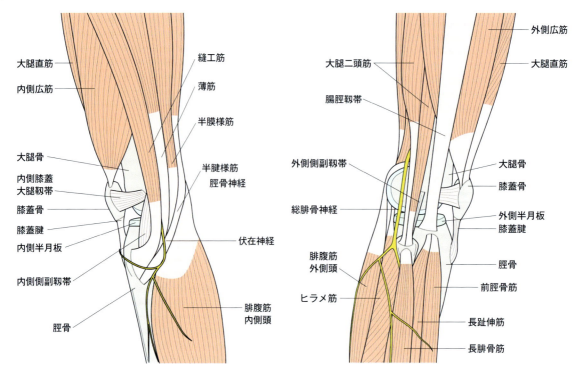

図1 膝関節解剖（つづき）
d：内側の解剖
e：外側の解剖

大腿・膝関節周囲の描出法および疾患の描出

① 知っておくべき基礎知識

　大腿・膝関節周囲の観察に用いるプローブは，主に6.0～18.0 MHzのリニア型プローブです。膝関節周囲は10.0 MHz以上の周波数がより観察しやすく，大腿部に関しては深部を観察する際は周波数を10.0 MHz以下に調整すると観察しやすくなる場合があります。大腿部はコンベックス型プローブを用いる場合もあります。

② 大腿部の描出法

　まずは，観察したいレベルで短軸方向にプローブを当てます。大腿骨の短軸像をメルクマールに解剖のオリエンテーションをしっかりつけます。
　次に観察したい組織の走行に併せてプローブを回して長軸像を確認します。前方走査では主に大腿四頭筋（大腿直筋，内側広筋，外側広筋，中間広筋）（図2a），内側走査では内側広筋，内転筋群（大内転筋，長内転筋），縫工筋，薄筋（図2b），後方走査ではハムストリング（大腿二頭筋，半膜様筋，半腱様筋），内転筋群（図2c），外側走査では外側広筋，大腿二頭筋，腸脛靱帯（図2d）が観察できます。

> **Point**
> 　大腿部は走行の異なる軟部組織が隣接しており深度もあるため，オリエンテーションがつきにくいことがあります。まずは短軸像でしっかりオリエンテーションをつけ，その後長軸像・短軸像を交互に観察しながら観察部位を把握するようにしてください。深度に応じて周波数やフォーカスを調整すると観察しやすくなる場合があります（図3）。

大腿・膝関節の描出

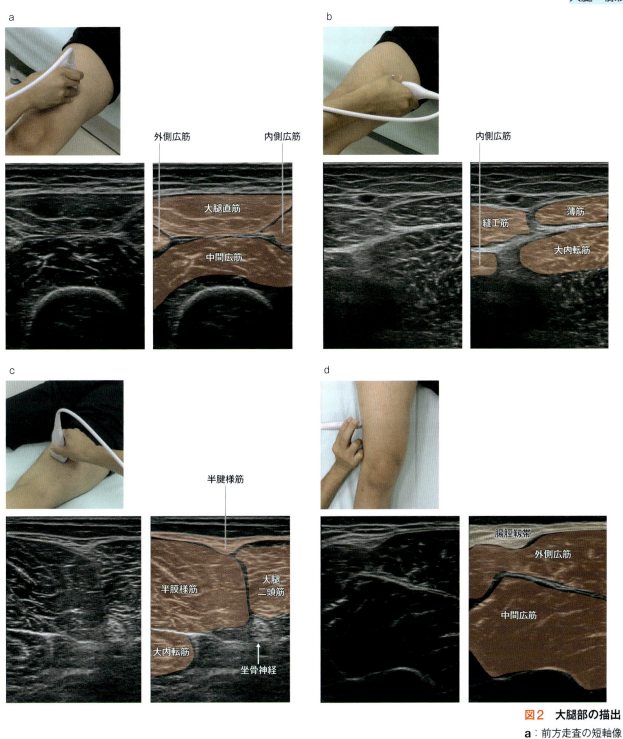

図2 大腿部の描出
a：前方走査の短軸像
b：内側走査の短軸像
c：後方走査の短軸像
d：外側走査の短軸像

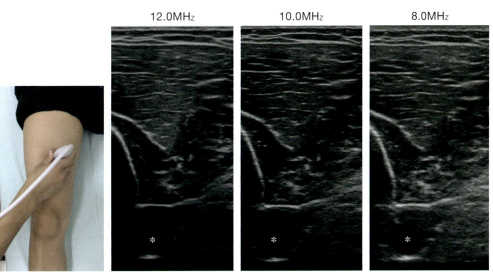

図3 同一プローブでの周波数の違いによる深部エコー像の違い

深部（＊：大腿動脈）では，周波数が低いほうが超音波が届きやすいため，観察しやすくなります。

③ 膝関節部の描出法

膝関節部の超音波走査は，主に前方，内側，外側，後方に分けて解説します。

・前方走査

主に大腿四頭筋腱，膝蓋上囊，関節軟骨を観察します。観察肢位は膝伸展位または軽度屈曲位で行い，関節軟骨観察時は膝関節深屈曲位で行います。膝蓋骨近位部で長軸方向にプローブを当てると大腿四頭筋腱のfibrillar patternが観察でき，その深部の脂肪体間に膝蓋上囊があり，関節液の貯留があれば低エコー領域として確認できます（図4a）。

膝関節を深屈曲位として膝頂点部で短軸方向にプローブを当てると大腿骨滑車部の関節軟骨が観察でき（図4b），プローブを長軸方向に90°回転し内側に平行移動させると大腿骨内顆の関節軟骨が観察できます（図4c）。関節軟骨は低エコーを示し，その深部に軟骨と軟骨下骨の境界が線状高エコーとして観察できます。大腿骨の関節軟骨は外顆で観察できる領域が少なく，膝蓋・脛骨の関節軟骨は解剖上観察が困難です。

a

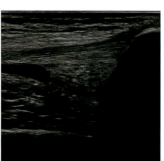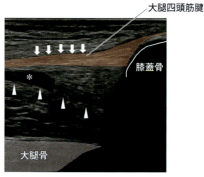

b

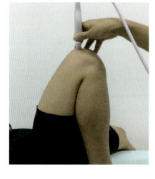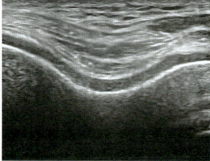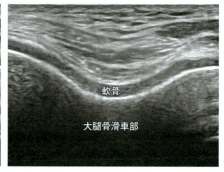

c

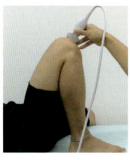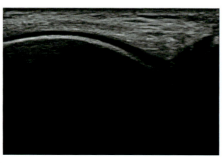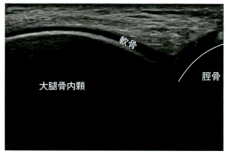

図4　膝関節部の前方走査
a：大腿四頭筋腱と膝蓋上囊の長軸像。大腿四頭筋腱のfibrillar pattern（矢印）と膝蓋上囊（矢頭）内に関節液（＊）を認めます。
b：大腿骨滑車部の軟骨・軟骨下骨の短軸像。
c：大腿骨内顆の軟骨・軟骨下骨の長軸像

> **Point**
> 軟骨，軟骨下骨面に対し斜めに超音波が当たっていると軟骨面や軟骨下骨が鮮明に描出されないため，垂直に当てることが重要です（図5）。

・内側走査

内側側副靭帯と内側半月板を観察します。内側半月板に関しては，「半月板」の項で記述します。内側側副靭帯の観察肢位は膝伸展位または軽度屈曲位で行います。大腿骨内側上顆を触診で確認し，ここから長軸方向にプローブを当てると約10cmの内側側副靭帯のfibrillar patternが確認できます（図6）。大腿骨付着部は正常でも異方性により低エコー像を呈することもあるので，異常所見と混同しないように注意します。

a
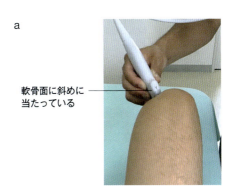

b
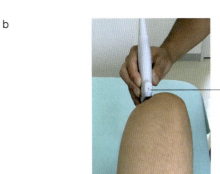

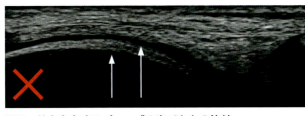
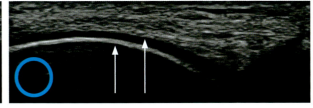

図5　前方走査時のプローブの当てかたの比較
a：超音波が斜めに当たり，辺縁がぼけています（矢印）。
b：超音波が垂直に当たっています。辺縁が明瞭です（矢印）。

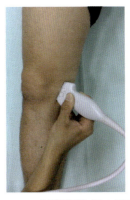
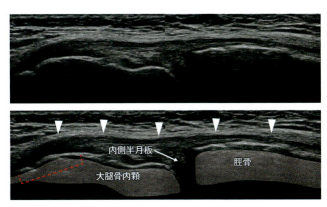

図6　内側側副靭帯の長軸像（パノラマ像）
内側側副靭帯のfibrillar pattern（矢頭）を確認できます。大腿骨付着部は異方性により低エコーとなっています（破線部）。

・**外側走査**

　外側側副靱帯，腸脛靱帯，外側半月板を観察します．外側半月板に関しては，「半月板の抽出法」の項で記述します．外側側副靱帯，腸脛靱帯の観察肢位は膝伸展位または軽度屈曲位で行います．外側側副靱帯の描出では，まず腓骨頭を触診で確認します．そこから大腿骨外側上顆に向けて近位長軸方向にプローブを当てると，約8〜9cmの外側側副靱帯のfibrillar patternを確認できます（図7a）．

　腸脛靱帯の描出は大腿骨外側上顆からGerdy結節に向けて長軸方向にプローブを当てると皮下に腸脛靱帯のfibrillar patternを確認できます（図7b）．

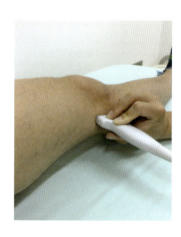
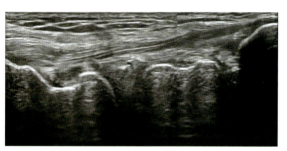
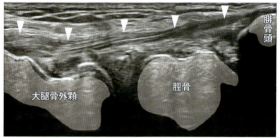

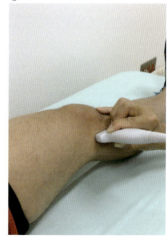
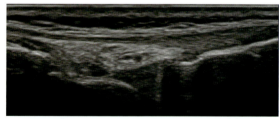
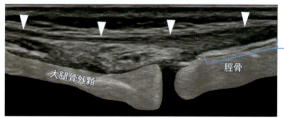

図7　膝関節部の外側走査
a：外側側副靱帯の長軸像（パノラマ像）．外側側副靱帯のfibrillar pattern（矢頭）が確認できます．
b：腸脛靱帯付着部の長軸像．Gerdy結節に付着する腸脛靱帯（矢頭）が確認できます．

・後方走査

後方走査では腓腹筋，膝窩動静脈，脛骨神経，腓骨神経の観察を行います。観察肢位は腹臥位で膝伸展が基本肢位となります。後方走査では膝関節短軸方向にプローブを当て，プローブを近位遠位にスライドさせながら各組織の短軸像を確認します（図8）。

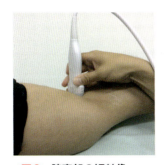
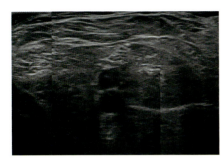
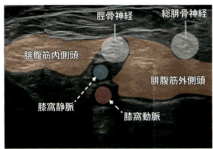

図8 膝窩部の短軸像

④ 半月板の描出法

観察時の肢位は膝伸展または軽度屈曲位とします。膝屈曲角度を強くすると前節〜中節の観察は問題ありませんが，後節の観察が困難になります。半月板は膝関節の内側または外側裂隙の高さで長軸方向にプローブを当てると，関節裂隙に半月板の横断面がやや高エコーな三角形として描出されます（図9）。半月板は前節〜中節，後節へと三日月状に弧を描くような構造をしているので，プローブも関節裂隙の高さで三日月状の形態をイメージしながら，前後方向へ弧を描くように移動させながら前節，中節，後節と観察していきます。

a
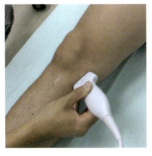
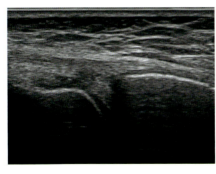
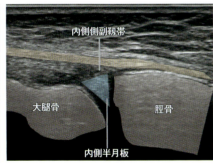

b
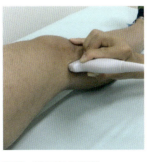
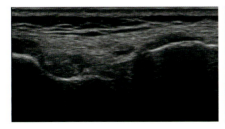
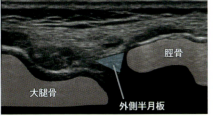

図9 半月板の描出
a：内側半月板断面の断面像
b：外側半月板断面の断面像

Point

正常な半月板はやや高エコーで描出されますが，断面に対してまっすぐ平行に超音波が当たっていないと異方性により半月板は低エコーとなってしまい内部の観察ができなくなります（図10）。断面に対しまっすぐ超音波が当たるよう，プローブを持つ手をしっかり膝に固定させて傾きを微調整しながら観察します。

a
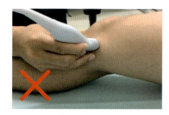
b
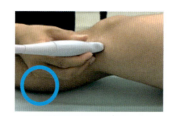

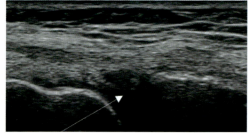

図10 半月板描出時のプローブの当てかたの比較
a：半月板断面に斜めに当たっています。
b：半月板断面にまっすぐに当たっています。

内側半月板　　　　内側半月板

⑤ 膝蓋腱の描出法

肢位は膝関節軽度屈曲から90°屈曲位とします。膝蓋骨遠位に長軸にプローブを当て，膝蓋骨に付着する膝蓋腱のfibrillar patternを確認します。その深層には膝蓋下脂肪体が描出できます。そのまま膝蓋腱に沿って遠位方向にプローブをスライドさせて膝蓋腱と脛骨粗面の付着部まで観察します（図11a）。さらにプローブを90°回転して膝蓋腱の短軸断面を確認します（図11b）。

a
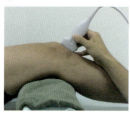
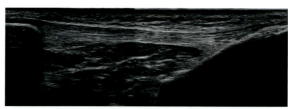

図11 膝蓋腱の描出
a：膝蓋腱長軸像（パノラマ像）
b：膝蓋腱短軸像

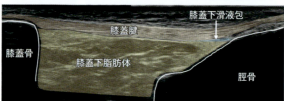

b
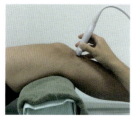
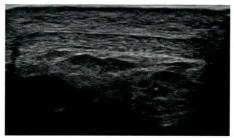
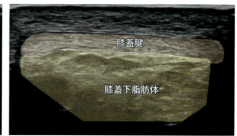

大腿・膝関節の描出

> **Point**
> 膝蓋腱の描出時は膝関節を伸展位とすると，膝蓋腱が弛緩してたわみ異方性によりfibrillar patternが観察しにくくなるので，屈曲して膝蓋腱を緊張させたほうが観察しやすくなります（図12）。

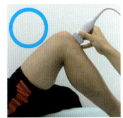
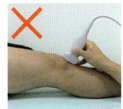
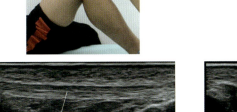
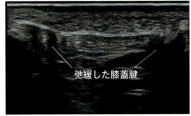

図12　膝屈曲時と伸展時の膝蓋腱長軸像の描出の違い

⑥ 鵞足の描出法

脛骨粗面内側部に付着する半腱様筋腱，薄筋腱と縫工筋腱の共同腱のことを鵞足といいます（図1d参照）。脛骨内側の内側側副靱帯付着部と交差するように半腱様筋腱と薄筋腱がやや扇状に広がりながら付着し，さらにその浅層を縫工筋腱が覆うように付着しています[1]。

観察時の肢位は，膝関節伸展位か軽度屈曲位回外位とします。脛骨前内側の鵞足付着部で筋腱の長軸方向にプローブを当てると，縫工筋の膜状の腱と半腱様筋，薄筋腱のfibrillar patternを確認できます（図13）。

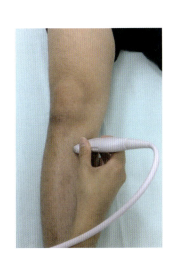
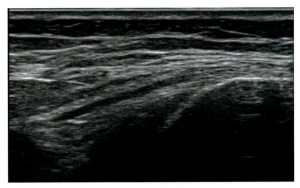
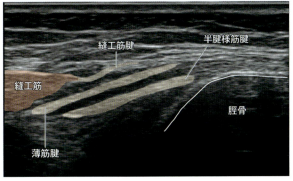

図13　鵞足部の長軸像
脛骨鵞足部に付着する縫工筋腱と薄筋腱，半腱様筋腱のfibrillar patternを認めます。

各部位でよくみられるスポーツ疾患の描出

① ハムストリング肉離れ

スポーツによる筋損傷で最も頻度が高いのがハムストリングの肉離れで，筋線維の遠心性収縮の際に生じることが多いとされています。検査時の肢位は腹臥位とし，後方走査でプローブを短方向に当てて損傷部周囲の短軸像から確認します（図14a）。損傷部位を特定できたら次いでプローブを筋線維の長軸方向に回して長軸像を確認します（図14b）。

エコー像では，①断裂による筋線維・筋膜の不整像や周囲筋線維の高エコー化，②損傷部の血腫像などが認められます。

a
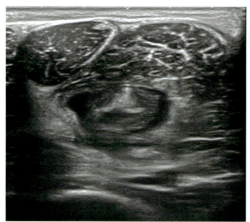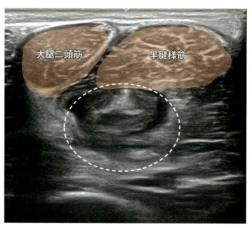

b
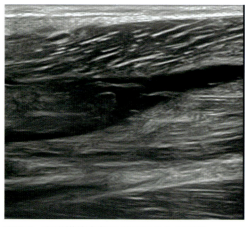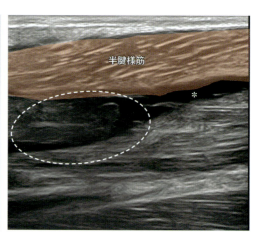

図14　半膜様筋肉離れの短軸像と長軸像
半膜様筋実質の断裂（破線内）を認め，退縮部に血腫や組織液による低エコー像（＊）を認めます。
a：短軸像。
b：長軸像。

② 大腿四頭筋損傷

　スポーツ時の大腿四頭筋損傷の多くはいわゆる肉離れです。大腿四頭筋内で唯一の二関節筋となる大腿直筋が好発部位となります。検査時の肢位は仰臥位とし，ハムストリング肉離れと同様に損傷部周囲の短軸像（図15a）を確認し，次いでプローブを筋線維の長軸方向に回して長軸像を確認します（図15b）。

　エコー像では，①断裂による筋線維・筋膜の不整像や周囲筋線維の高エコー化，②損傷部の血腫像，③損傷部周囲のドプラ像などが認められます。

> **Point**
> 筋腱損傷では，広範な断裂や大きな血腫を伴う場合はエコー像もはっきり確認できますが，軽度の損傷では一見しただけではエコー像での確認が困難な場合もあります。超音波を当てる際に必ず触診を行い，圧痛点を細かく愛護的に確認しながら損傷部位を特定していきます。

③ 膝蓋腱炎

　膝蓋腱炎は膝伸展機構にかかる繰り返しの過度の牽引力により，膝蓋腱付着部または腱実質部の微小損傷が生じて発症すると考えられています。検査の肢位は膝関節軽度屈曲位とし，膝蓋骨遠位から膝蓋腱にかけて長軸方向にプローブを当てると，膝蓋腱起始部から腱実質，膝蓋下脂肪体まで観察できます。

a
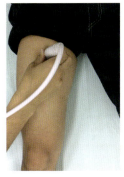 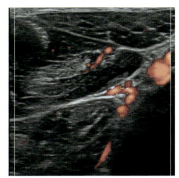 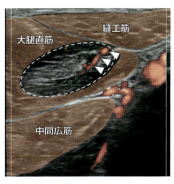

b
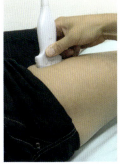 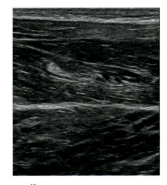 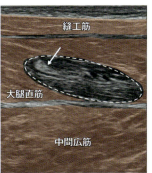

図15　大腿四頭筋損傷のエコー像
a：大腿四頭筋肉離れの短軸ドプラ像。大腿直筋実質の損傷部周囲筋線維の高エコー化（破線内）を認めるとともに，周囲の血流増加に伴うドプラ像（矢頭）が確認できます。
b：大腿四頭筋肉離れの大腿直筋長軸像。大腿直筋実質の筋線維の不整像と周囲の高エコー化（破線内）を認めます。さらに筋線維内に微小な血腫による高エコー帯（矢印）も認められます。

エコー像では，①膝蓋腱や膝蓋下脂肪体でのドプラ像，②腱実質の肥厚やfibrillar patternの乱れ，腱付着部深層の低エコー像[2]，③さらに腱付着部骨表面の不整像や骨棘形成，④腱実質内の石灰化などが病期の進行とともに認められます（図16）。

④ オズグッド-シュラッター病 (Osgood-Schlatter Disease)

オズグッド-シュラッター病では膝蓋腱の過度の牽引力により脛骨粗面部の骨端軟骨板または二次骨化中心の損傷や剥離，周辺組織の炎症により発症すると考えられています。検査の肢位は膝関節軽度屈曲位とし，脛骨粗面部で長軸方向にプローブを当て膝蓋腱付着部，膝蓋下脂肪体，脛骨粗面部の骨端軟骨板，二次骨化中心を観察します。

エコー像では，①膝蓋腱が付着する脛骨粗面部の不整像や分離・分節像，②膝蓋腱付着部のfibrillar patternの乱れや低エコー像，③膝蓋下脂肪体や骨端軟骨板のドプラ像，④膝蓋下滑液包水腫による低エコー領域が認められます（図17）。二次骨化中心を認める時期は脛骨粗面部が正常か不整か判断しにくい場合もあるので，健側のエコー像と比較することで判断の参考になります。

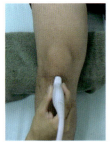 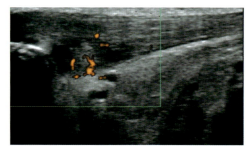 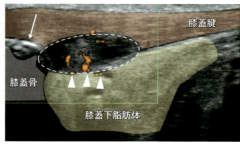

図16 膝蓋腱炎の長軸像
膝蓋腱は肥厚しており膝蓋骨の付着部の不整像（矢印）を認めます。また，深部の変性に伴う低エコー像（破線内）と周囲のドプラ像（矢頭）も認められます。

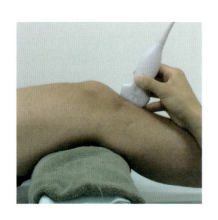 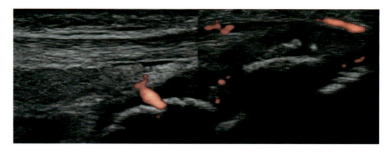 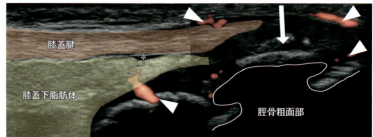

図17 オズグッド-シュラッター病の長軸ドプラ像（パノラマ像）
脛骨粗面付着部の不整像（矢印）と付着部周囲と膝蓋下脂肪体の血流増加（矢頭）が認められます。また，膝蓋下滑液包に微量の水腫（＊）を伴っています。

大腿・膝関節の描出

> **Point**
> オズグッドーシュラッター病は成長期の障害です。Ehrenborgらのステージ分類[3]を用いると，脛骨粗面部の発育過程で力学的に脆弱になるApophyseal stage（二次骨化中心の出現時期）で好発しやすいとされています。観察時に脛骨粗面部の成長過程がどの段階にあるかも確認しておきます（図18）。

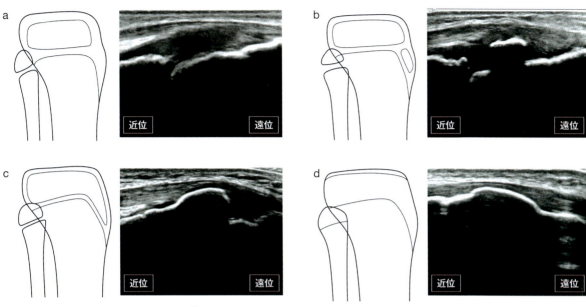

図18　脛骨粗面の発育ステージ分類[3]と各ステージのエコー像
a：cartilaginous stage
b：apophyseal stage（男子9〜14歳，女子8〜12歳）。
c：epiphyseal stage（男子11〜14歳，女子10〜12歳）。
d：bony stage（男子17歳以下，女子15歳以下）。

⑤ 内側側副靱帯損傷

　内側側副靱帯損傷は膝関節靱帯損傷のなかで最も頻度の多い損傷です。検査肢位は膝関節伸展位から軽度屈曲位とします。触診で膝関節内側の損傷部周囲の圧痛点を確認します。圧痛部を中心に内側側副靱帯の長軸方向にプローブを当てて確認します。

　エコー像では，①fibrillar patternの乱れや靱帯の肥厚，②損傷部周囲の血腫を示す低エコー像，③損傷部周囲のドプラ像などが確認できます（図19）。

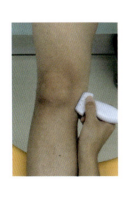
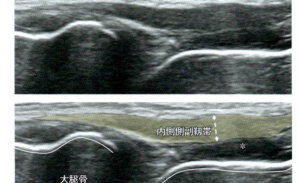

図19　右膝内側側副靱帯の脛骨側損傷の長軸像
内側側副靱帯の脛骨付着部の剥離と膨化（矢印）を認めます。また，剥離部に血腫（＊）を伴っています。

⑥ 半月板損傷

半月板損傷にはさまざまな形態が認められます。断裂の主な形態として，水平断裂，縦断裂，横断裂があります。半月板検査時はなるべく周波数を高くしたほうが内部の観察がしやすくなります。検査肢位は膝関節伸展位から軽度屈曲位とします。内側裂隙または外側裂隙を画面中央にとらえて長軸方向にプローブを当てて確認します。

エコー像では，①半月板の三角形高エコー内に線状の低エコー像，②三角形状の欠損や不整像，③半月板辺縁の不明瞭化や不整像，④半月板断裂に合併するガングリオンなどが確認できます（図20）。

> **Point**
> 水平断裂や縦断裂は超音波でもある程度観察可能ですが，横断裂は超音波のビームと半月板の断裂が平行になるため確認が困難であり，横断裂の超音波診断感度は0％との報告もされています[4]。そのほか，外側半月板や半月板後節も観察しづらい場合があります。

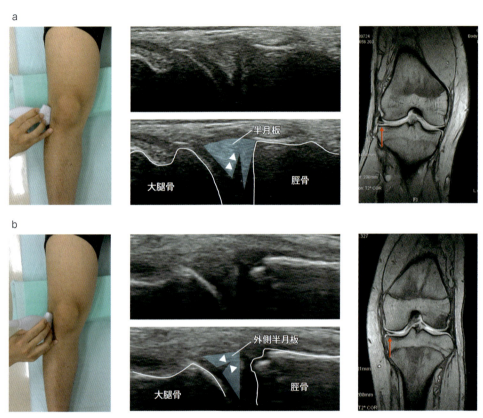

図20　半月板損傷のエコー像
a：右膝外側半月板水平断裂像（超音波とMRI）。超音波では断裂を示す低エコー（矢頭）を認めます。MRIでは半月板内部の高信号（矢印）として認められます。
b：右膝外側半月板縦断裂像（超音波とMRI）。超音波では断裂を示す低エコー（矢頭）を認めます。MRIでは半月板内部の高信号（矢印）として認められます。

⑦ 軟骨損傷

　膝軟骨部を損傷するものとして，外傷性の軟骨欠損や離断性骨軟骨炎，大腿骨壊死，変形性膝関節症などさまざまな病態が挙げられます。検査時の肢位は膝関節深屈曲位で関節軟骨の膝蓋面と荷重部の観察，腹臥位膝伸展で大腿骨後果の観察を行います。大腿骨滑車部は短軸方向（図21a），荷重部や後顆は長軸方向（図21b）での観察が全体像を観察しやすいです。

　エコー像では，①関節軟骨の低エコー帯の欠損や不整像，②軟骨下骨の不整像などが確認できます。

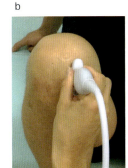
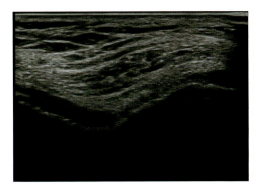
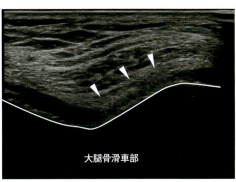

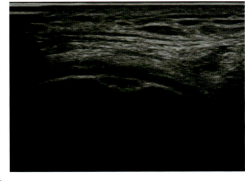
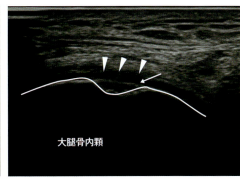

図21　軟骨損傷のエコー像
a：右大腿骨滑車部軟骨欠損の短軸像。軟骨層を示す低エコー帯が一部欠損し，軟部組織が軟骨下骨に接しています（矢頭）。
b：右大腿骨内顆の離断性骨軟骨炎の長軸像。軟骨下骨表面の不整像（矢印）と，軟骨面の不整像（矢頭）を認めます。

⑧ 鵞足炎

　鵞足炎は、ハムストリングに過度な牽引力が繰り返し生じることで付着部や腱周囲滑液包で炎症が誘発されるために生じると考えられています。検査の体位は膝関節伸展位か軽度屈曲回外位として観察します。ほとんどの場合鵞足部の圧痛を伴うので、まず圧痛点を確認してから圧痛部にプローブを当てます。脛骨の鵞足付着部で腱の長軸方向にプローブを当て半腱様筋腱と薄筋腱とそれらの浅層にある縫工筋腱を確認します。

　エコー像では、①腱の肥厚や低エコー像、②腱周囲の炎症によるドプラ像、③腱周囲滑液包の水腫などが認められます（図22）。

> **Point**
> 明らかな水腫や周囲のドプラ像が見られるケースはそれほど多くありません。診断には鵞足部の腱に沿った限局性の圧痛点など理学所見をしっかり確認することが大切です。

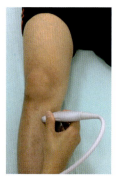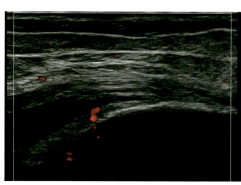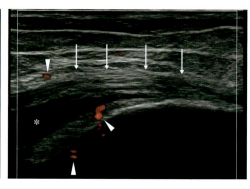

図22　鵞足炎の鵞足部長軸ドプラ像
鵞足は全体的に肥厚（矢印）しており、深部滑液包には水腫（＊）とドプラ像（矢頭）を認めます。

⑨ 半月板逸脱

半月板は膝関節の衝撃を吸収する重要な役割を担っています。その衝撃吸収は半月板のフープ機能によって維持されていますが、なんらかの原因でフープ機能が低下すると半月板の逸脱が生じると考えられます。観察時の体位は膝関節伸展位として、内側または外側の関節裂隙に長軸方向にプローブを当て半月板の断面像を中央にとらえると、関節裂隙から逸脱した半月板が認められます（図23a）。

そのまま膝関節を徒手的に外反または内反ストレスを加える（図23b）ことで、エコー像上で半月板の逸脱と関節裂隙へ嵌入する様子を確認できます（動画①）。場合によっては、被検者立位の状態で荷重時と非荷重時の半月板の逸脱の様子を比較します。

半月板逸脱が認められる場合は、半月板の後角や前角損傷、横断裂、変性を疑います。また、続発する変形性膝関節症も確認しておく必要があります。

動画①はこちらから
①：膝関節外反ストレス時の逸脱した内側半月板の動態

a
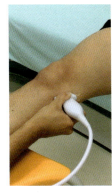 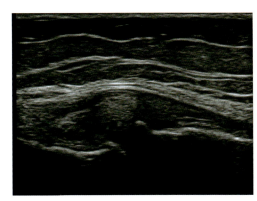 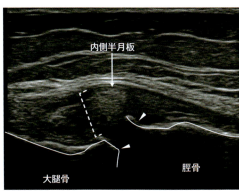

b
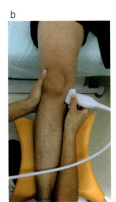

図23　内側半月板逸脱のエコー像
a：内側半月板は関節裂隙から逸脱しており（破線部）、大腿骨・脛骨の骨棘形成（矢頭）も認められます。
b：膝関節に外反ストレスをかけます。プローブを右手で固定し、左手と右肘を使って膝外反ストレスを加えています。

文献

1) Segal P, Jacob M. The Knee. London；Wolfe Medical Publications：1984. p21, 28-30.
2) Terslev L, Qvistaard E, Trop-Pedersen S, et al. Ultrasound and Power Doppler findings in jumper's knee-preliminary observations. Eur J Ultrasound 2001：13：183-9.
3) Ehrenborg G, Lagergren C. Roentenologic changes in the Osgood-Schlatter lesion. Acta Chir Scand 1961；121：315-27.
4) Akatsu Y, Akagi R, Fukawa T, et al. Ultrasound for treating meniscocapsular separation together with arthroscopy. Arthrosc Tech 2016；5：e1457-60.

第2章 実践 5．大腿，膝関節

【症例】肉離れ，筋挫傷（ももかん）

土屋篤志（名鉄病院整形外科，関節鏡・スポーツ整形外科センター）

はじめに

大腿部の筋肉の損傷としては自家筋力による肉離れと，外力による筋挫傷（いわゆる「ももかん」）があります．ここでは，これらのエコー像の違いを解説します．

① 【症例1】左大腿部の肉離れ

22歳，社会人野球選手．ダッシュをした際に左大腿部に疼痛が出現し，1週間後に受診しました．受診時のエコー像では大腿直筋の筋内腱から筋線維がはがれ，低エコー像を呈する血腫がみられました（図1a，b）．2度（Grade 2）の肉離れが起こったと判断し，患側に負荷をかけないトレーニングのみ許可しました．

- **受傷後**

受傷1カ月後のエコー像では血腫はほぼ消失しやや低エコー像となり（図1c，d），瘢痕組織が形成されてきていると推測されました．

ストレッチによる疼痛もほぼ消失しており，徐々に患側の大腿四頭筋のトレーニング，ジョギングなどを開始しました．

② 【症例2】内側広筋部の筋挫傷

22歳，プロフットサル選手．フットサルの試合中に相手の膝が当たり，左内側広筋部の疼痛が出現しました．

試合後に医務室でエコー検査を施行．患側（図2a）は健側（図2b）と比較し皮下組織の肥厚，内側広筋の腫脹がみられました．筋挫傷，いわゆる「ももかん」です．

- **受傷後**

できるだけ膝を屈曲位とし，アイシングを行い腫脹の増悪を予防し，翌日のオフが明けた2日後には練習を再開できました．筋挫傷は外力による損傷のため皮下にも腫脹がみられますが，肉離れでは初期に皮下の腫脹はみられません．

【症例】肉離れ，筋挫傷（ももかん）

大腿直筋長軸のプローブの当て方　　大腿直筋短軸のプローブの当て方

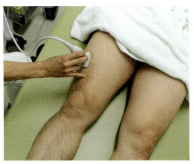
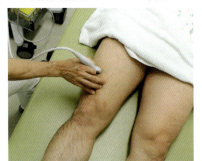
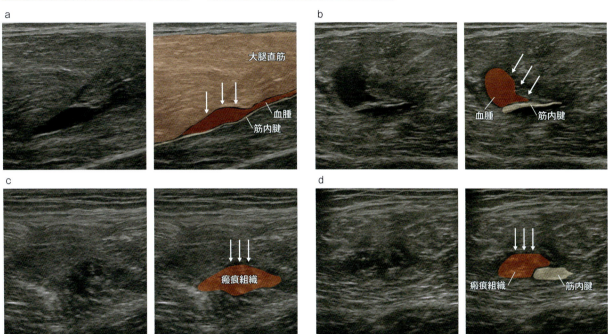

図1　肉離れのエコー像

a：初診時の大腿直筋の長軸像。筋内腱から筋線維が剥離し，血腫（矢印）がみられます。
b：初診時の大腿直筋の短軸像。
c：受傷1カ月後の長軸像。初診時に血腫があった部分に瘢痕（矢印）が形成されています。
d：受傷1カ月後の短軸像。

内側広筋長軸のプローブの当て方

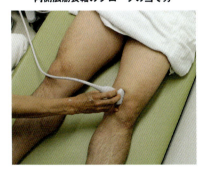

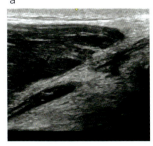
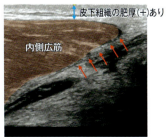
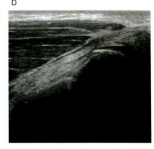
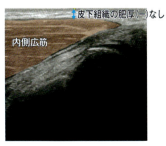

図2　筋挫傷のエコー像

a：患側の内側広筋。皮下組織の肥厚（青矢印），内側広筋の腫脹（赤矢印）がみられます。
b：健側の内側広筋

第2章 実践 6. 下腿

下腿の描出

大内 洋（亀田メディカルセンタースポーツ医学科）

知っておくべき下腿の解剖

下腿の解剖は疲労骨折を起こすことがある脛骨と腓骨についてはもちろん，シンスプリントの原因となる腓腹筋，ヒラメ筋，後脛骨筋，長趾屈筋の起始停止について熟知し，下腿の断層解剖についてよく理解しておくことがエコー診療を行う際に重要になります。

脛骨と腓骨の関係

脛骨は人体の中で2番目に強度の強い骨といわれており，体重を90％以上支えているといわれています。一方で，腓骨は体重の10％程度の荷重負荷しか受けていません（図1）。この腓骨は，足関節の安定化において外側の壁を作る役割を担っています。これらのことから，脛骨の疲労骨折は荷重負荷（ランニングやジャンプなど）で生じることが多く，腓骨の疲労骨折は足関節の不安定性や脛腓関節の不安定性などで生じることが多いです。

腓腹筋の起始停止

腓腹筋はヒラメ筋とともに下腿三頭筋を構成する筋肉のうちの1つで，膝関節での屈曲と足の底屈作用があります（図2a）。内側頭の筋腱移行部で肉離れが多く，これはテニスレッグとよばれます。起始は大腿骨内側（外側）上顆後面で，停止はアキレス腱を介して踵骨隆起です（図2b）。

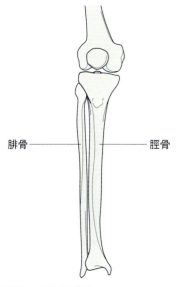

図1 脛骨と腓骨

③ ヒラメ筋の起始停止

　ヒラメ筋は腓腹筋とともに下腿三頭筋を構成する筋肉のうちの1つで，足の底屈の作用があります．起始は脛骨後面のヒラメ筋線，脛骨内側縁と腓骨筋頭，ヒラメ筋腱弓で，停止はアキレス腱を介して踵骨隆起です（図3）．

④ 後脛骨筋の起始停止

　後脛骨筋は下肢の後方コンパートメントの深層筋で足の底屈，内反の作用があります．起始は骨間膜，脛骨後面および腓骨内側面の上部で，停止は舟状骨粗面，全楔状骨，立方骨，第2〜4中足骨です（図4）．

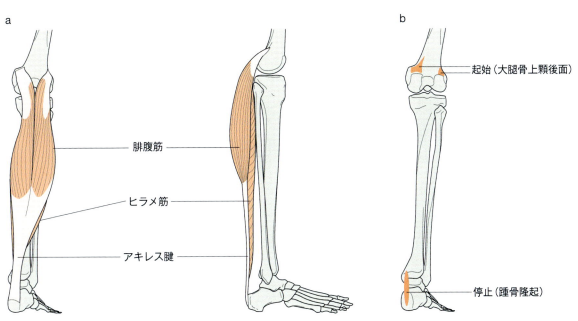

図2　腓腹筋の起始停止
a：腓腹筋とヒラメ筋
b：起始停止

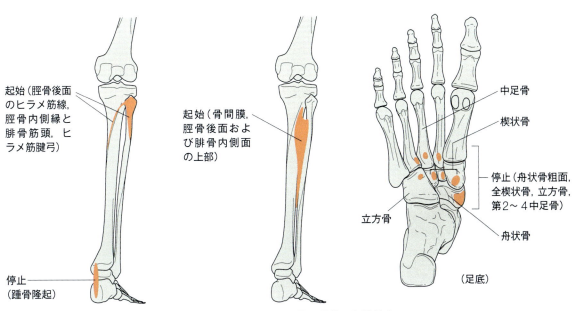

図3　ヒラメ筋の起始停止　　**図4　後脛骨筋の起始停止**

⑤ 長趾屈筋の起始停止

　長趾屈筋は下肢の後方コンパートメントの深層筋で足の底屈，内反，第2〜5足趾の屈曲の作用があります．起始は脛骨後面で，停止は第2〜5末節骨下面です（図5）．

⑥ 下腿の断層解剖

　エコー所見を評価する際にどの層に神経や血管があるか，またどの筋が深層でどの筋が浅層であるか，十分に理解しておくことが重要です（図6）．

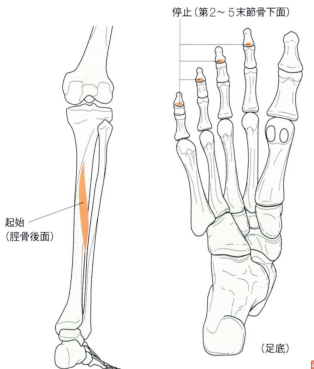

図5　長趾屈筋の起始停止

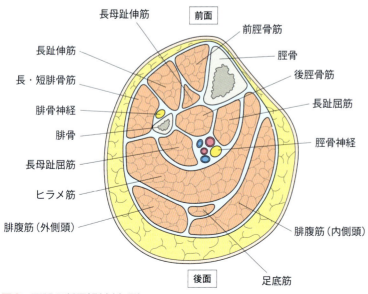

図6　下腿の断層解剖（左足）

下腿の描出法および疾患の描出

　下腿のスポーツ疾患のうち，下腿疲労骨折，シンスプリント，下腿肉離れ，アキレス腱断裂，アキレス腱周囲炎においては，エコーでの診断治療が重要です。

下腿疲労骨折

　脛骨前方皮質の疲労骨折は予後が不良で手術に至るケースも多く，このような手術が必要にならないように，診察では身体所見，X線のみならずMRIやエコーも用いて早期に適切に診断することが求められます（図7）。

・下腿疲労骨折の検査での体位

　仰臥位，もしくは腹臥位で行うことが多いです。疼痛部位がはっきりしない場合は立位でジョギング動作をしてもらい，痛みが強い部位を覚えてもらい，同部に立位のままプローブを当てて検査することもあります。

グレード0
正常

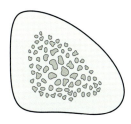

グレード1
骨膜浮腫

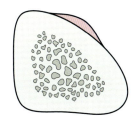

グレード2
骨髄浮腫
MRI T2イメージで所見あり

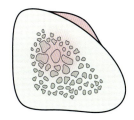

グレード3
骨髄浮腫
MRI T1およびT2イメージで
所見あり

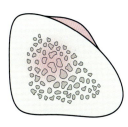

グレード4a
線状でない皮質内信号変化

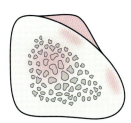

グレード4b
線状の皮質内信号変化

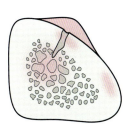

図7　下腿疲労骨折のグレード分類

・**下腿疲労骨折のプローブの当て方**

短軸走査（図8a）で病変部を見つけ，長軸走査（図8b）で詳しく描出します。

・**下腿疲労骨折のエコー像**

本症例では骨膜の肥厚が高エコー像として描出されています（図9a）。同部には病的な新生血管も描出されていました（図9b）。

a
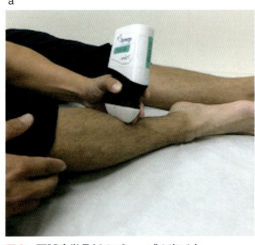
b
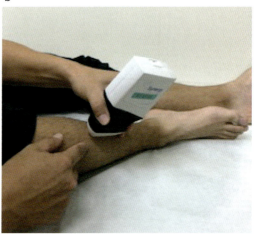

図8　下腿疲労骨折のプローブの当て方
a：短軸走査
b：長軸走査

a
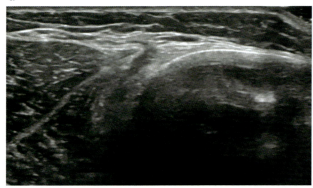
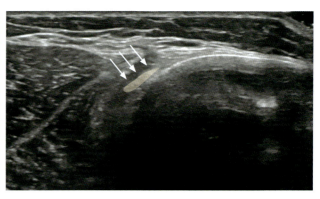

b
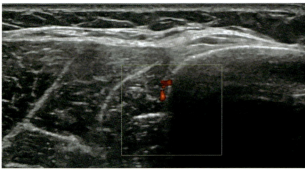
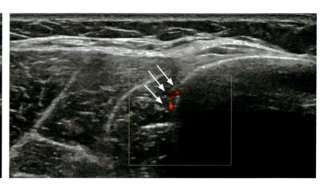

図9　下腿疲労骨折のエコー像
a：骨膜の肥厚（矢印）が高エコー像として描出された。
b：同部には病的な新生血管（矢印）も描出された。

② シンスプリント

　近年，シンスプリントは脛骨内側の骨膜炎，脛骨骨髄浮腫，脛骨疲労骨折を含めてmedial tibial stress syndrome(MTSS)という総称でよばれることが多いですが，ここでは従来からいわれてきた脛骨周囲の筋腱組織の炎症のことに限った記載とします．

　通常シンスプリントでは筋が脛骨に付着する脛骨後内側に痛みを生じることが多いです．長距離のランニングや繰り返しジャンプを行った場合に生じます（図10）．

・シンスプリントの検査での体位

　仰臥位もしくは腹臥位で，圧痛部位に対して垂直に超音波ビームが入るように下腿後方もしくは内側より短軸走査で行うことが多いです．

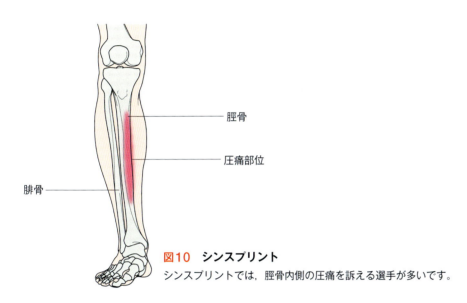

図10　シンスプリント
シンスプリントでは，脛骨内側の圧痛を訴える選手が多いです．

・シンスプリントのプローブの当て方

　前述の「下腿疲労骨折」同様，圧痛部位に対して長軸，短軸走査となるようプローブを構えます（図11）．脛骨後面に新生血管を認めることもあり，後方からの走査も重要です．

・シンスプリントのエコー像

　本症例では，健側（図12a）と比較し，患側（図12b）で筋膜が肥厚し高エコーに描出されています．

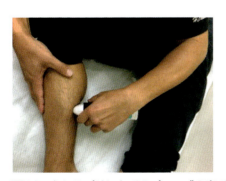 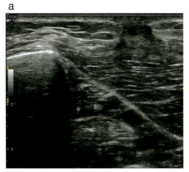 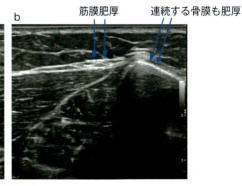

図11　シンスプリントでのプローブの当て方

図12　シンスプリントのエコー像
a：健側
b：患側

③ 下腿肉離れ

　肉離れは，腓腹筋内側頭など，2型筋線維（瞬発力のある速筋線維）を多く含む2関節筋のうち重力による遠心性の収縮が起こりやすい下肢の筋に多いです（図13）。超音波検査にて肉離れは筋線維が付着している腱や腱膜よりはがれて退縮している像として観察されます。

・下腿肉離れの検査での体位
　立位で行うことが多いです。爪先立ちが可能な選手では爪先立ちを繰り返してもらい，筋収縮の異常を探すこともあります。

・下腿肉離れのプローブの当て方
　腓腹筋の筋線維に対して平行に長軸走査とすることが重要です。腱や腱膜から筋線維がはがれていないかチェックする必要があります。爪先立ちで筋収縮させて異常をチェックすることも大切です（図14）。

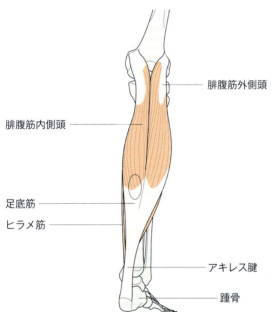

図13　下腿肉離れ
下腿肉離れでもっとも多いのは筋腱移行部（○印）で，通称テニスレッグとよばれています。

a
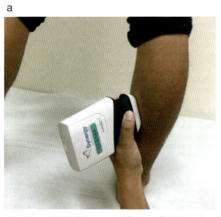

b
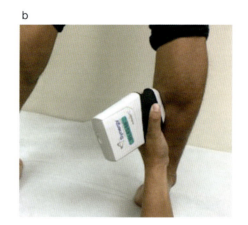

図14　下腿肉離れでのプローブの当て方
踵をついた状態（a）から爪先立ち（b）してもらうと筋収縮が起こり，羽状角の増大が描出されます。肉離れの際には線維の配列が乱れるのが描出されます。

下腿の描出

・下腿肉離れのエコー像

図15aが健側です。腓腹筋肉離れの受傷時所見で患側（図15b）では筋周膜，筋束が腱膜より剥離し，羽状角が増大しています。同一患者受傷後1週でのエコー像（図15c）では腱膜下に血腫の貯留が描出されています。

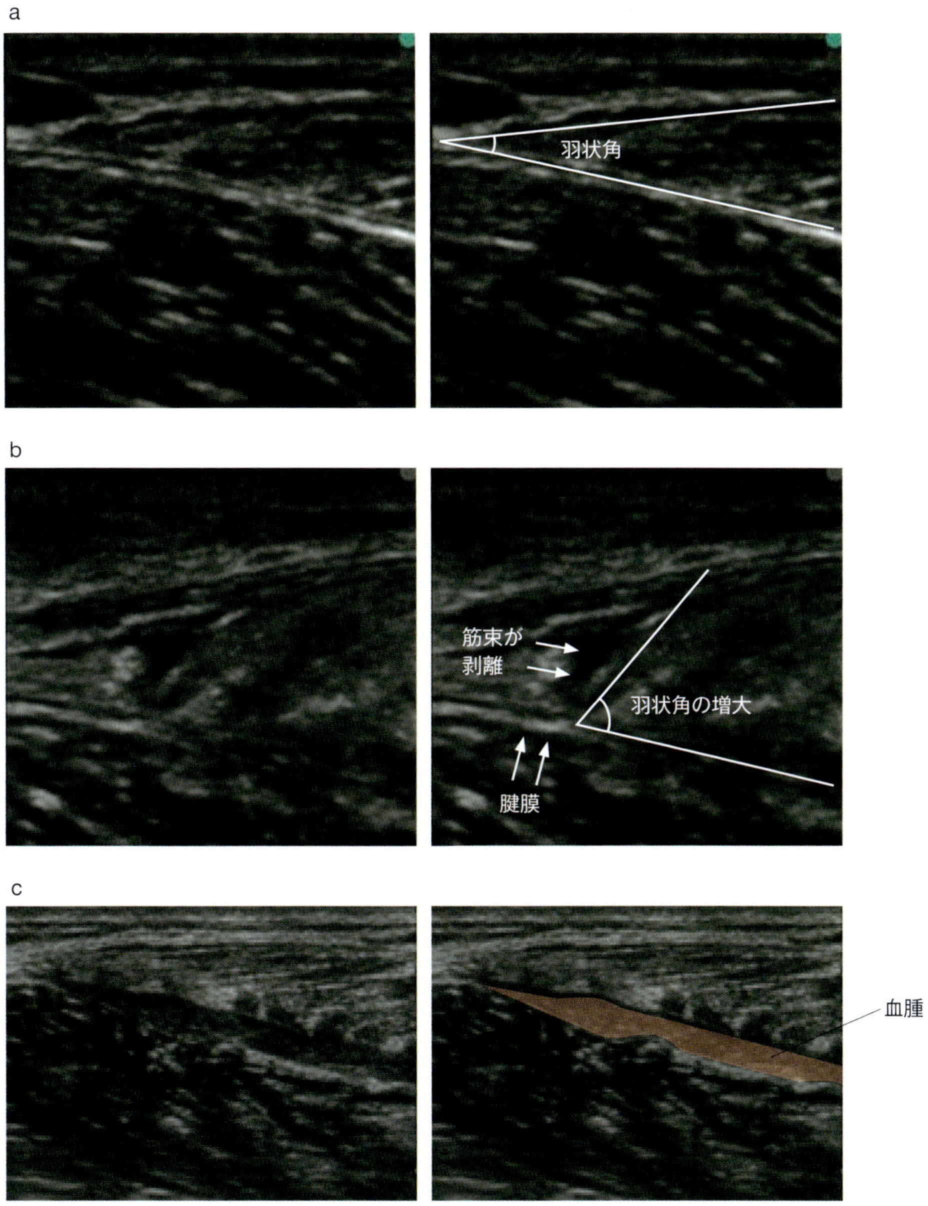

図15　下腿肉離れのエコー像
a：健側。
b：患側。筋周膜，筋束が腱膜より剥離し，羽状角が増大しています。
c：受傷後1週でのエコー像。腱膜下に血腫の貯留が描出されます。

④ アキレス腱周囲炎

アスリートでは難治性のアキレス腱周囲炎をしばしば経験します。原因としては純粋に腓腹筋、ヒラメ筋の柔軟性低下のこともありますが、leg heel alignment異常であったり、足底のアーチ低下による母趾背屈制限、膝の拘縮による伸展制限、殿筋やハムストリングスの柔軟性低下による股関節の屈曲制限など、重心の異常のために足関節に過剰な負荷がかかっていることもあります。

・アキレス腱周囲炎の検査での体位

腹臥位で診察ベッドの端から足部がはみ出すかたちで検査をすることが多いです。長軸操作のまま腓腹筋から遠位にプローブを滑らせてくるとアキレス腱が踵骨に付着するエコー像が得られます。

・アキレス腱周囲炎のプローブの当て方

アキレス腱を側方よりつまみ、圧痛が強い部位を中心にアキレス腱の短軸走査を行います（図19a）。腱鞘（パラテノン）の腫脹が見られれば同部の長軸走査も行い（図19b）、範囲を精査したりKager's fat padからの異常血管の進入の有無をチェックすることが多いです。

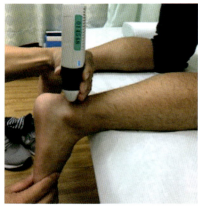
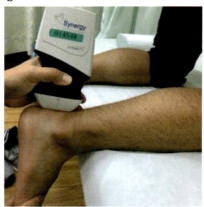

図19　アキレス腱周囲炎でのプローブの当て方
a：短軸走査
b：長軸走査

・**アキレス腱周囲炎のエコー像**

図20aのように圧痛部ではアキレス腱の腱鞘（パラテノン）が腫脹して低エコーに描出されることがあります。難治性のアキレス腱周囲炎では異常な新生血管網がアキレス腱実質に進入してくることがあります（図20b）。図20cは難治性のアキレス腱周囲炎の患者におけるエコー像で，Kager's fat padからの異常血管進入がドプラモードにて明らかです。

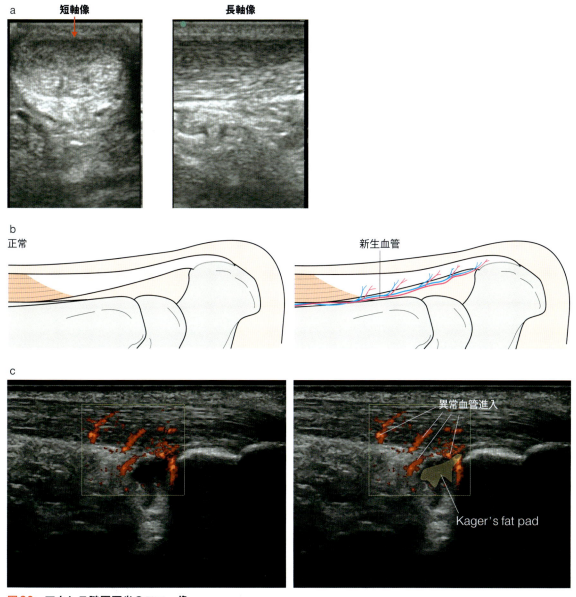

図20　アキレス腱周囲炎のエコー像
a：アキレス腱周囲炎のエコー像にて，圧痛部ではアキレス腱の腱鞘（パラテノン）が腫脹して低エコー（矢印）に描出されることがあります。
b：難治性のアキレス腱周囲炎では，新生血管網がアキレス腱実質に進入することがあります。
c：難治性のアキレス腱周囲炎の患者におけるエコー像。Kager's fat padからの異常血管進入がドプラモードにてわかります。

文献

1) Peter Bruker, Karim Khan. Brukner & Khan's Clinical Sports Medicine. 4th edition. Sydney：McGraw Hill Education：2012.
2) 服部惣一, 山田　慎 編著. 知っておこうよ，スポーツ医学. 大内　洋 監修. 東京：日本医事新報社：2017.
3) 足立和隆 監訳. よくわかる筋の機能解剖. 東京：メディカル・サイエンス・インターナショナル：2000.
4) 大内　洋, 山田　慎. 超音波画像診療の実際－肉離れ. 臨床スポーツ医学 2011：28：963-7.
5) 木村　誠 著. ランニングの成功法則. 東京：主婦の友社：2018.

第2章 実践 6．下腿

【症例】アキレス腱断裂

米田　實（特定医療法人米田病院整形外科）
平井利樹（特定医療法人米田病院リハビリテーション科）

動画①〜④はこちらから
①：Code like断裂像
②：Mop like断裂像
③：Thompson test陽性
④：Thompson test陰性

はじめに

　アキレス腱は下腿の腓腹筋とヒラメ筋が形成する人体中最大の腱です。スポーツ中の受傷が多く，急に走ろうとした際や踏ん張ろうとした際，跳躍などの際に断裂し，「後ろから誰かに蹴られたような気がした」などという特有の受傷エピソードや「ブチッ」という断裂感を自覚することが少なくありません。足を接地しても踏み返しのできない歩容と特有の受傷エピソードでアキレス腱断裂が推測できます[1]。

　ここでは，アキレス腱断裂の診断・治療におけるエコーの活用法を述べ，断裂からリモデリングまでの修復過程で観察されるエコー像を提示します。

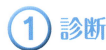 診断

　アキレス腱の断裂像は，近位断端と遠位断端が大きく離開した断裂像（code like）（図1a，動画①）や，引きちぎられたモップのような断裂像（mop like）（動画②）など症例により異なるため，エコーで観察する際は断裂部分を的確に抽出することが大切です。

　アキレス腱長軸像を抽出しながら，プローブを踵骨付着部から近位に移動させ，断裂部を観察します（図1b）。断裂部を画面中央にとらえ，その両端に近位断端，遠位断端を写し出すことで腱の連続性の消失を確認することができます（図1c）。また，カラードプラモードにて断裂部周囲に血流反応を認めることが多いです（図1d）。

　肉眼でThompson testで底屈消失を確認すると同時に，エコー下でもThompson testを行い，動的に連続性の消失を確認します（動画③，④）。

用語

Thompson test（トンプソンテスト）：足関節を台の端から出した状態で自然下垂位とし，下腿三頭筋の筋腹をつまみ，足関節が底屈するかどうかをみるテスト法です。足関節が底屈しなければ陽性となります。

【症例】アキレス腱断裂

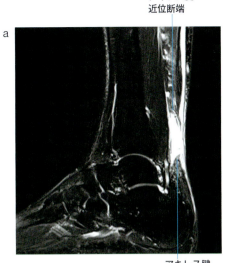

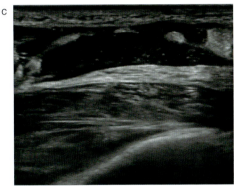
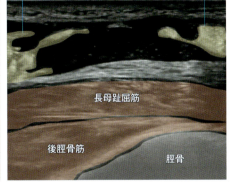

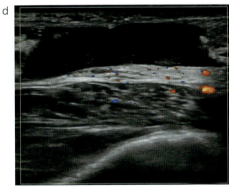
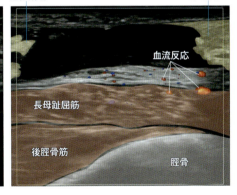

図1　アキレス腱断裂のMRI, エコー像
a：MRI T2強調脂肪抑制像
b：プローブの当て方（足関節脱力肢位）
c：Bモード。アキレス腱近位断端，遠位断端，その間に低信号領域の断端間が抽出されます。
d：カラードプラモード。アキレス腱深部を中心に血流反応が認められます。

② 治療

動画⑤,⑥はこちらから
⑤:腱断端接触像
⑥:固定後1週のThompson test

・初期固定時

初期の固定肢位を決定するにあたり,腱断端が接触する肢位(足関節底屈位)を動的に確認します(図2,動画⑤)。底屈角度を増大させていくにつれ,腱断端が接触する様子を観察できます。

> **Point**
> 足関節底屈位にて腱断端のギャップの消失を確認することが大切です[1]。

・固定後1週

腱断端の接触状態,連続性の有無を確認します(図3a)。Thompson testにて腱断端部の伸長性はありますが連続性が認められます(動画⑥)。カラードプラモードにて初期固定時と比較し,血流の増加が認められます(図3b)。

> **Point**
> Thompson testにて連続性の有無を確認する場合は,固定肢位を保ったまま行うことが重要です。

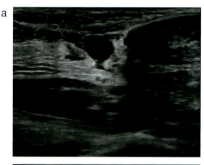
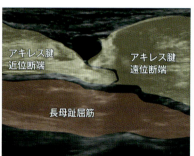

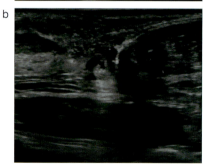
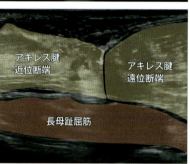

図2 初期固定時のエコー像
a:Bモード(足関節脱力肢位)。腱断端離開像が認められます。
b:Bモード(足関節底屈位)。足関節を底屈させることで腱断端接触が認められます。

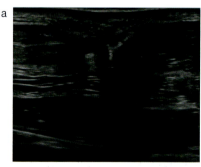
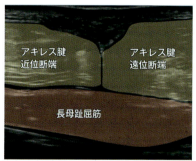

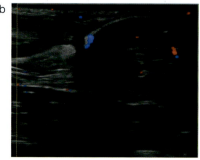
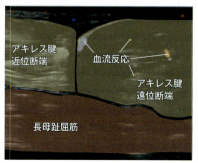

図3 固定後1週のエコー像
a:Bモード。しっかりとした腱断端の接触が認められます。
b:カラードプラモード

【症例】アキレス腱断裂

・固定後6週

断端部のfibrillar patternは不規則ですが，リモデリング過程が観察できます（図4a）。カラードプラモードで旺盛な血流反応が認められます（図4b）。Thompson testにてしっかりとした連続性が認められ，底背屈運動でも腱の連続性が確認できます（動画⑦，⑧）。

・固定後4カ月

固定後6週と比較し断裂部のfibrillar patternが明瞭となっている様子が確認できます（図5a，b）。カラードプラモードでの血流反応は，固定後6週と比較し減少傾向にあります（図5c）。定型的な症例では初診から3カ月にかけて血流が増加し，その後受傷後1年までに徐々に消退する症例が多く認められます[2]。

動画⑦，⑧はこちらから
⑦：固定後6週のThompson test
⑧：固定後6週の底背屈運動

Point

アキレス腱断裂の場合は，プローブの軸操作を的確に行い，正常部分のfibrillar patternを正確に描出することで，ノイズが入らない明瞭な画像を描出できます。

用語

Fibrillar pattern：長軸像で複数の線上の高エコー像が層状配列している画像のことです。

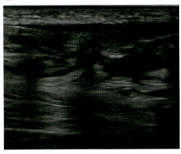
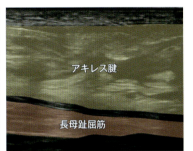

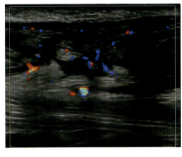
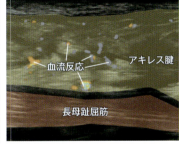

図4　固定後6週のエコー像
a：Bモード。初診時と比較して，腱断端部は不明瞭となり，1つの腱組織としてリモデリングしている過程が確認できます。
b：カラードプラモード。旺盛な血流反応を認めます。

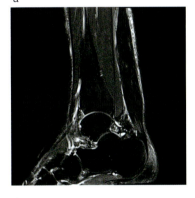
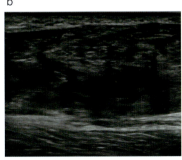
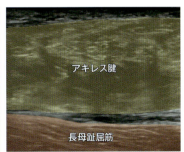

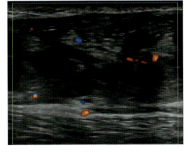
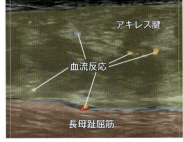

図5　固定後4カ月のMRI，エコー像
a：MRI T2強調脂肪抑制像
b：Bモード
c：カラードプラモード

・固定後6カ月

断裂部はアキレス腱全体のfibrillar patternとほぼ同一となり，リモデリング過程の様子が観察できます（図6a，b）。カラードプラモードでは，軽度の血流反応が認められます（図6c）。

・固定後1年

断裂部はアキレス腱全体のfibrillar patternと同一化し，より明瞭となった様子が観察でき，断裂部の断定が難しいほどにリモデリングされた様子が観察できます（図7a，b）。健側と比較し，断裂部だけでなく腱全体で太くなってリモデリングされています（動画⑨）。カラードプラモードでは血流反応がほぼ消失しています（図7c）。

動画⑨はこちらから
⑨：健患側長軸像の比較

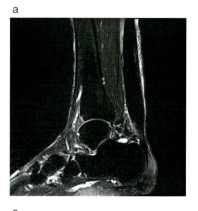
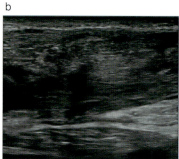
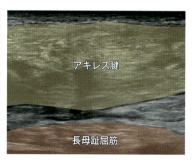
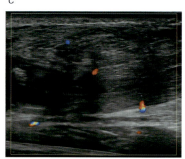
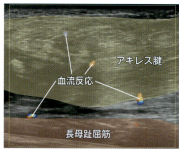

図6 固定後6カ月のMRI，エコー像
- **a**：MRI T2強調脂肪抑制像
- **b**：Bモード
- **c**：カラードプラモード

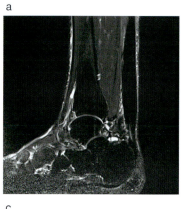
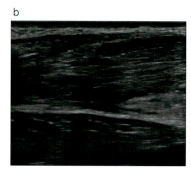
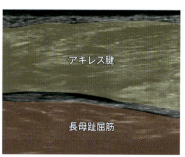
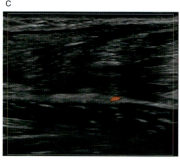
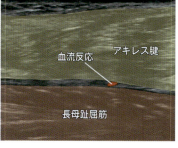

図7 固定後1年のMRI，エコー像
- **a**：MRI T2強調脂肪抑制像
- **b**：Bモード
- **c**：カラードプラモード

【症例】アキレス腱断裂

③ リハビリテーション

動画⑩はこちらから
⑩：ウェッジパートの動き

　アキレス腱断裂後のリハビリテーションでは，可動域，筋力（評価の中心はヒールレイズであり，片脚25回獲得がスポーツ復帰の基準となる），歩容を中心にアプローチしていきます。

　エコーは可動域制限の原因となる長母趾屈筋の滑走やKager's fat padの柔軟性などを観察するために使用します。Kager's fat padはアキレス腱と長母趾屈筋の間に位置しており，アキレス腱パート，FHLパート，ウェッジパートの3つのパートに分かれています。ここでは，足関節底背屈に伴うウェッジパートの動きについてエコー像を提示します。

・ウェッジパート

　Kager's fat padのなかで遠位部に位置するのがウェッジパートです。アキレス腱と踵骨の間に介在し，足関節を底屈した際に後踵骨滑液包内へと進入し，背屈ではアキレス腱からの圧迫とともに押し出されます[4]（図8，動画⑩）。足関節の固定による柔軟性低下や，アキレス腱がリモデリングする過程での癒着などは足関節可動域制限の原因となります。エコーにてウェッジパートを動的に観察し，滑動性が低下している場合は柔軟性を向上させるアプローチが必要です。

用語

Kager's fat pad：アキレス腱，長母趾屈筋，踵骨で形成される三角形（Kager's triangle）内にある脂肪組織です。
　アキレス腱と長母趾屈筋の滑動性に深く関与しているため，Kager's fat padの柔軟性低下は足関節可動域制限の原因となります。Kager's fat padに対する柔軟性の改善は，アキレス腱と長母趾屈筋の滑動性を高めるとともに後踵骨滑液包の癒着による疼痛に有効です[3]。後踵骨滑液包はアキレス腱が付着する踵骨隆起の近位の骨隆起とアキレス腱との間にあり，アキレス腱と踵骨隆起に作用する圧迫力を緩衝する作用があります[4]。

a
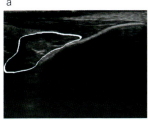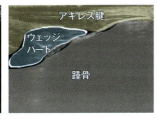

b
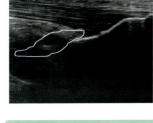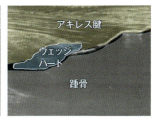

c
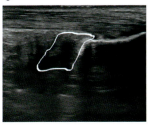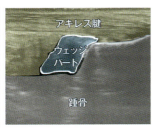

図8　ウェッジパート
a：底屈位。後踵骨滑液包内へと進入します。
b：中間位。
c：背屈位。アキレス腱からの圧迫とともに押し出されます。

まとめ
　エコーは簡便かつ無侵襲的に骨や筋，腱，靱帯，軟部組織を観察することができます。アキレス腱断裂もエコーにて断裂部を特定し，診断することが可能です。またエコーは動的に観察できることが特徴であり，アキレス腱断裂においても腱の連続性を確認するうえで非常に有用です。リモデリングの過程を定期的に観察し，足関節可動域訓練の開始時期や固定を除去する時期，スポーツに復帰する時期などを的確に判断することで，よりよいアキレス腱断裂の治療を行えることが期待されます。

文献
1) 安田稔人, 木下光雄, 奥田龍三, ほか. スポーツによるアキレス腱断裂の保存療法. 中部整災誌 2011；54：1065-72.
2) 久保田竜祐, 米田 實. 新鮮アキレス腱皮下断裂の腱修復過程に対するカラードプラ法による観察. 日整外超音波研究会誌 2016；28：126-9.
3) 林 典雄. アキレス腱深部の超音波観察と拘縮との関連. 運動療法のための運動器超音波機能解剖拘縮治療との接点. 東京：文光堂；2015. p 143-8.
4) 林 典雄. 理学療法士における超音波画像診断装置の可能性－超音波評価と運動療法とを一直線でつなぐ－. 理学療法学 2017；44：26-31.

第2章 実践 7．足・足関節

足・足関節の描出

松井智裕（済生会奈良病院整形外科）
熊井　司（早稲田大学スポーツ科学学術院）

知っておくべき足・足関節の解剖

① 足関節外側（外側靱帯）の解剖（図1）

　前距腓靱帯（anterior talofibular ligament；ATFL）は腓骨先端から10mm前方に付着しています[1]。踵腓靱帯（calcaneofibular ligament；CFL）の付着部はATFLのすぐ下方にあり，腓骨先端からは8mm前方の位置です[1]。前下脛腓靱帯（anterior inferior tibiofibular ligament；AITFL）の付着部はATFL付着部のすぐ上方に付着しています。

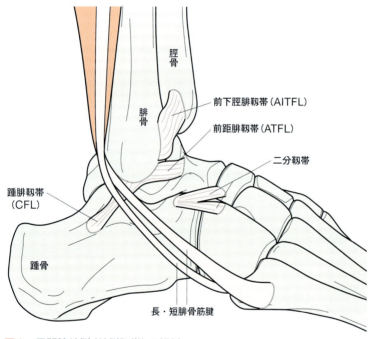

図1　足関節外側（外側靱帯）の解剖

② 足関節内側（三角靱帯）の解剖（図2）

三角靱帯は浅層線維と深層線維に分けられ，さらに浅層線維は，①載距突起に付着する線維，②ばね靱帯に付着する線維，③舟状骨に付着する線維とに分けられます。一方，深層線維は距骨に付着します。

③ 足関節後方の解剖（図3）

アキレス腱付着部と踵骨後上隆起の間には踵骨後部滑液包が存在します。アキレス腱の前方に果後部脂肪体（Kager's fat pad）があり，さらに前方に長母趾屈筋が走行しています。長母趾屈筋は足関節高位で腱に移行し，距骨後突起内側を通って足根管内に入っていきます。長母指屈筋腱のすぐ内側には神経・血管束が走行しています。

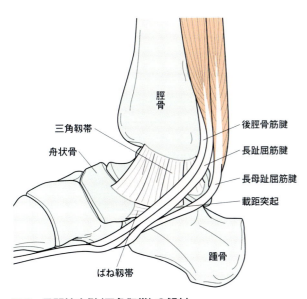
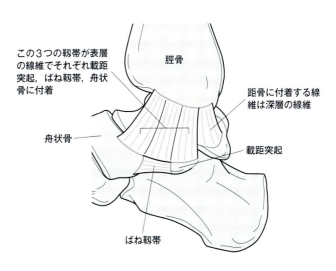

図2　足関節内側（三角靱帯）の解剖

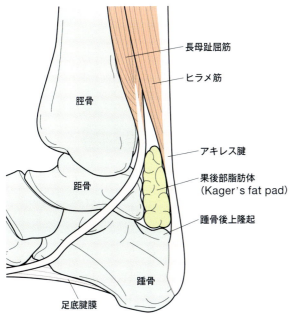

図3　足関節後方の解剖

足・足関節の描出法および疾患の描出

動画①，②はこちらから
①：ATFLのストレステスト
②：ATFLを明瞭に描出させるポイント

① 足関節外側の描出

患者を診察台に座らせ，足を椅子などの台に乗せて検査を行います。

- **ATFLの描出法**

足関節を中間位から軽度底屈位とし，足底面に平行にプローブを当てます。プローブを腓骨骨軸に対して平行に動かして腓骨付着部を同定します。続いてプローブ遠位側を微調整して距骨付着部を探すと描出しやすいです（図4a）。

- **ATFLのストレステスト**

踵を椅子に置いている状態で靱帯に前方引出しストレスがかかっている状態です。下腿を持ち上げて踵を椅子から浮かせる/降ろす動作で，ATFLの前方引出しテストを行います（図4b，動画①）。

> **Point**
> **間違いやすいプローブ操作**
> ATFL付着部における距骨の形状を理解しておく必要があります。正しい付着部では距骨の形状はなだらかな凸状の形態ですが，プローブが背側に向き過ぎていると距骨は尖った山のような形状で描出されます（図4c，動画②）。

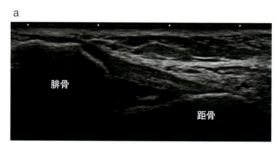

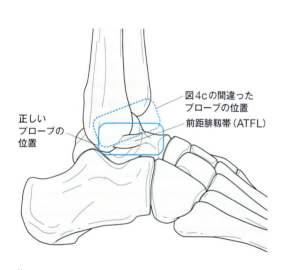

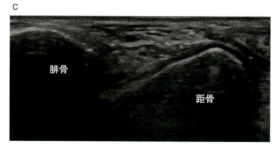

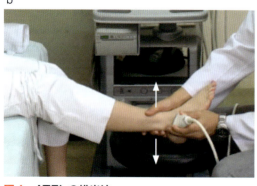

図4　ATFLの描出法
a：ATFLのエコー像。
b：ATFLのストレステスト。
c：プローブが背側に向いているエコー像。距骨は尖った山のような形状で描出されてしまいます。

足・足関節の描出

・CFLの描出法（図5，動画③）

　足関節軽度底屈位で腓骨長軸方向にプローブを当てます。プローブを前後に動かしてCFLの腓骨付着部を同定します（図5a，b）。

　次に腓骨側を支点としてプローブの遠位側を後方にローテーションすると同時に前方から後方をみるようにチルトします（図5c，d）。

動画③はこちらから
③：CFLを明瞭に描出させるポイント

a
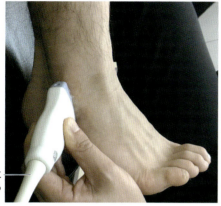
腓骨・骨軸に平行にプローブを当てる

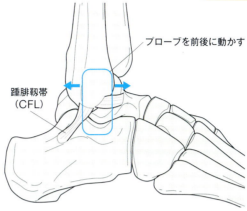
プローブを前後に動かす
踵腓靱帯（CFL）

b
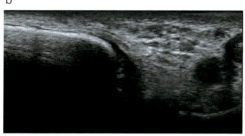
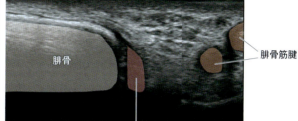
腓骨　CFL　腓骨筋腱

c
遠位側を後方にローテーションします
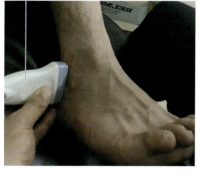
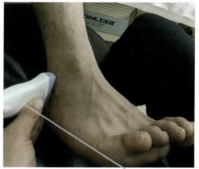
前方から後方にチルト

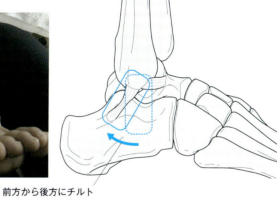

d
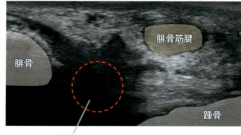
腓骨　腓骨筋腱　踵骨
不鮮明

図5　CFLの描出法
a：CFL腓骨付着部の同定。
b：aのエコー像。
c：プローブの後方へのローテーションとチルト。
d：cのエコー像。

腓骨筋腱の深層にCFLがみえたら次に足関節を背屈していくと靱帯線維が明瞭に描出されます（図5e, f）。

・AITFLの描出法（図6）

　下腿骨軸に垂直にプローブを当てて脛腓間を観察した状態で，プローブを遠位にスライドします。脛骨遠位端でプローブの内側を固定して，外側を遠位方向にローテーションするとAITFLが描出されます。

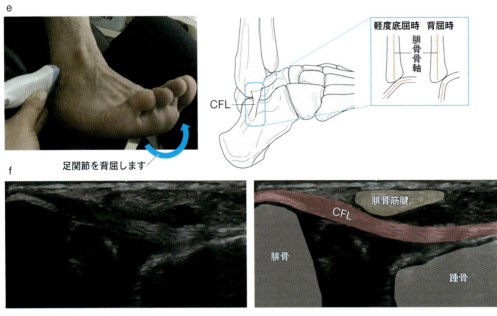

図5　CFLの描出法（つづき）
e：足関節を背屈することで靱帯線維が明瞭に描出されます。
f：eのエコー像。

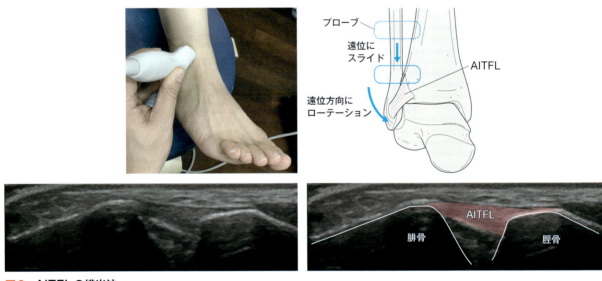

図6　AITFLの描出法

足・足関節の描出

・腓骨筋腱の描出法（図7）

外果後方で腓骨骨軸に対して垂直にプローブを当てます。次にプローブを後方にスライドすると腓骨の後方に長・短腓骨筋腱が描出されます。近位～遠位へプローブをスライドして線維軟骨縁を確認します。

・踵骨前方突起（二分靱帯）の描出法（図8）

踵骨外側で踵骨の長軸方向にプローブを当てた状態からプローブを遠位にスライドして踵立方関節を同定します。踵立方関節を画面の中央に描出し、プローブを背側方向にスライドすると踵骨前方突起および踵立方靱帯が描出されます。

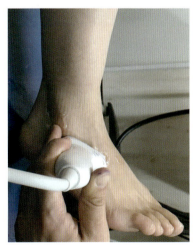
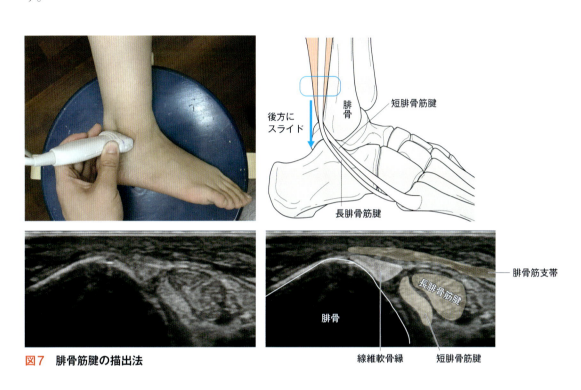

図7　腓骨筋腱の描出法

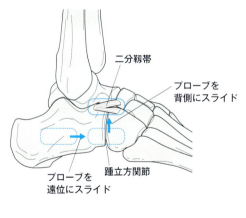

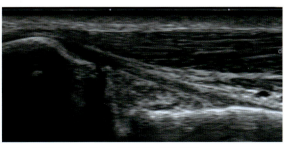
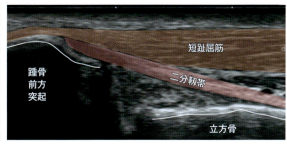

図8　踵骨前方突起（二分靱帯）の描出法

② 足関節内側の描出

患者を診察台に座らせ，足を椅子などの台に乗せて検査を行います。

・外脛骨（舟状骨）と後脛骨筋腱付着部の描出法（図9）

内果後方から舟状骨結節に向かって走行する後脛骨筋腱に沿ってプローブを当てます。舟状骨付着部では，後脛骨筋腱は内側から内底側方向に幅広く付着しているため，内底側方向からプローブを当てると付着部を確認しやすくなります。

・三角靱帯（載距突起への靱帯成分とその深層線維）の描出法（図10）

内果先端中央で骨軸に対して平行にプローブを当てます。遠位で距骨下関節と載距突起の骨性隆起が確認できるようにプローブを当てると，内果から載距突起間に三角靱帯浅層線維が，内果から距骨に三角靱帯深層線維が描出できます。

③ 足関節後方の描出

患者を腹臥位とし，足関節の底背屈ができるように足部を診察台の端から出します。

・アキレス腱付着部の描出法（図11）

踵骨からアキレス腱の長軸方向にプローブを当てるとアキレス腱付着部が確認でき，アキレス腱前方の果後部脂肪体，さらに前方の長母趾屈筋，その前方に脛骨後果が観察できます。足関節を底背屈することで，踵骨後部滑液包・果後部脂肪体の動きが確認できます。

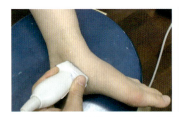 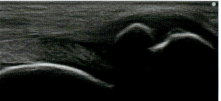 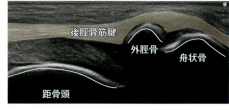

図9　外脛骨（舟状骨）と後脛骨筋腱付着部の描出法

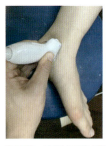 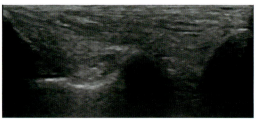 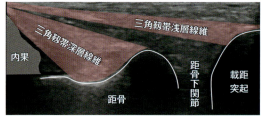

図10　三角靱帯（載距突起への靱帯成分とその深層線維）の描出法

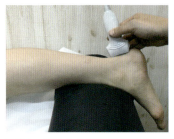 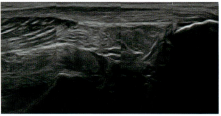 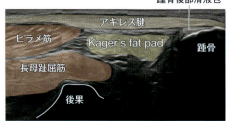

図11　アキレス腱付着部の描出法

・三角骨（距骨後突起），長母趾屈筋腱の描出法

アキレス腱内側縁から長軸方向にプローブを当てると長母趾屈筋腱や後果・三角骨・踵骨が描出できます（図12a）。短軸像でも長母趾屈筋腱を確認します（図12b）。

④ 足部の観察

患者を診察台上で胡坐位にします。

・足底腱膜の描出法（図13）

踵骨底側の中央よりやや内側で長軸方向にプローブを当てます。足趾を背屈することで，windlass mechanismにより足底腱膜は緊張するため描出しやすくなります。足・足関節の他の組織と比較すると，やや深い層に存在するためフォーカスなどの調整をしたほうが明瞭に描出されます。

a
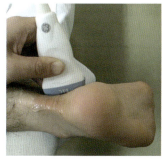 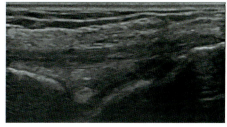 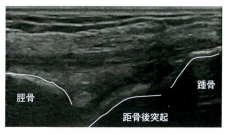

b
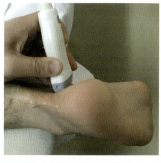 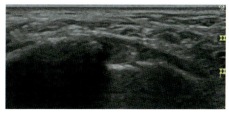 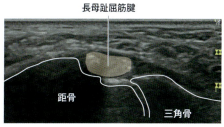

図12　三角骨（距骨後突起）・長母趾屈筋腱の描出法
a：長軸像
b：短軸像

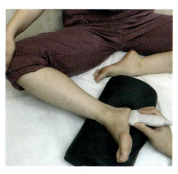 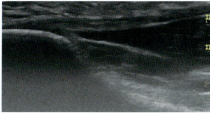 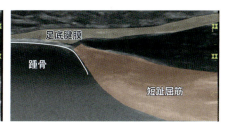

図13　足底腱膜の描出法

・種子骨の描出法

　第一中足骨頭底側で短軸方向にプローブを当てます。内外側の種子骨とその間を走行する長母趾屈筋腱とそれらの前方に中足骨頭が描出されます（図14a）。

　種子骨障害を確認する場合には種子骨の長軸操作での観察が中心となり、母趾を底背屈して動態の観察も行います（図14b）。

動画④〜⑥はこちらから
④：ATFL腓骨側断裂
⑤：ATFL実質部断裂
⑥：ATFL距骨側断裂

よくみられるスポーツ疾患の描出

① 足関節外側靱帯損傷の描出（図15, 動画④〜⑥）

　足関節外側靱帯損傷は足関節捻挫で生じ、ATFLの損傷が最も多く、次いでATFLと踵腓靱帯の合併損傷が多いです。二分靱帯の損傷では、踵骨前方突起側での裂離骨折が多く、X線でも見落とされることが多いためエコーで観察しておくことが重要です。

・ATFLの損傷パターン

　部分損傷では、①fibrillar patternの不整、②靱帯の膨化、③靱帯内の血流（ドプラ法）のいずれかおよび複数の所見を認めます。完全断裂ではストレスをかけることで靱帯断裂部が明瞭に開大する様子が観察できます。Os subfibulareを認める症例では、通常Osと距骨間には正常な靱帯線維が確認でき、ストレスを加えることでOsと腓骨間の距離が開大します。

> **Point**
> 靱帯損傷が今回の捻挫によるものかどうかの診断には、エコーにおける靱帯周囲の軟部組織の腫脹やドプラ法の確認、および局所の理学所見（腫脹・皮下出血斑・圧痛などの程度）による診断が重要です。

a
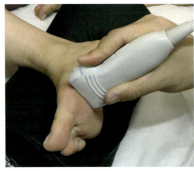 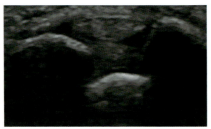 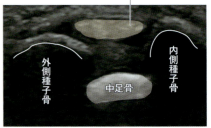

b
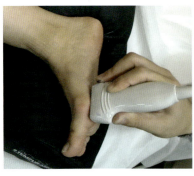 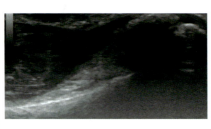 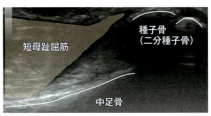

図14　種子骨の描出法
a：短軸像
b：長軸像

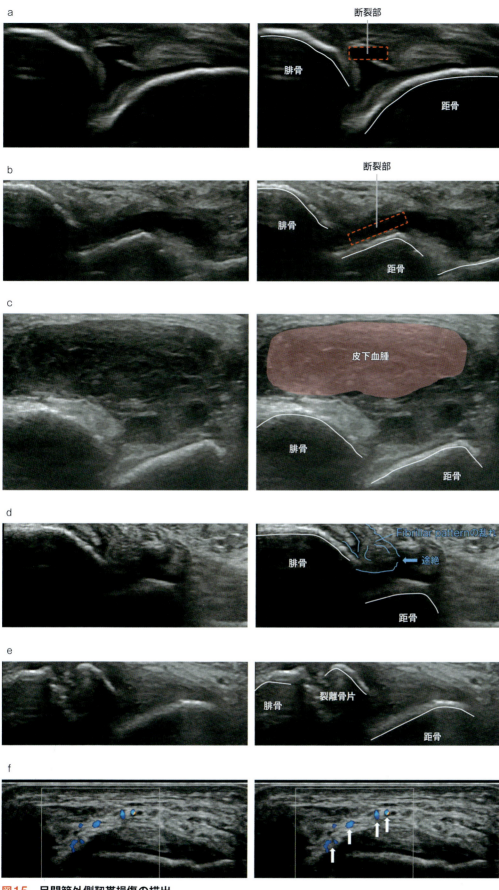

図15　足関節外側靱帯損傷の描出

a：ATFL実質部断裂。
b：ATFL距骨付着部断裂。
c：ATFLは不明瞭であり，皮下血腫を認める。
d：ATFL距骨側断裂。Fibrillar patternが乱れ，距骨側で途絶している。
e：腓骨付着部側で裂離骨折。
f：ATFL実質部損傷後。損傷部は高エコー化し，血流（矢印）を認める。

- **足底腱膜炎の描出**

　足底腱膜症では，①腱膜の肥厚（4mm以上）[2),3)]，②腱膜内の異常高エコー領域（図16a），③踵骨棘（図16b），④ドプラ法での血流増加（図16c）を確認します。血流の増加は足底腱膜浅層・深層どちらに認めるかの評価も行います。足底脂肪組織に浮腫像を認めることもあります。

- **距骨骨軟骨損傷の描出**（図17）

　距骨骨軟骨損傷の好発部位は距骨滑車前外側と後内側です[4)]。後内側の病変はankle mortiseの構造上，エコーでの観察は困難です。一方，前外側の病変では足関節を底屈することで，病変部はmortiseの前方に出てくるため描出可能となります。皮質骨陰影の不整像が確認できます。

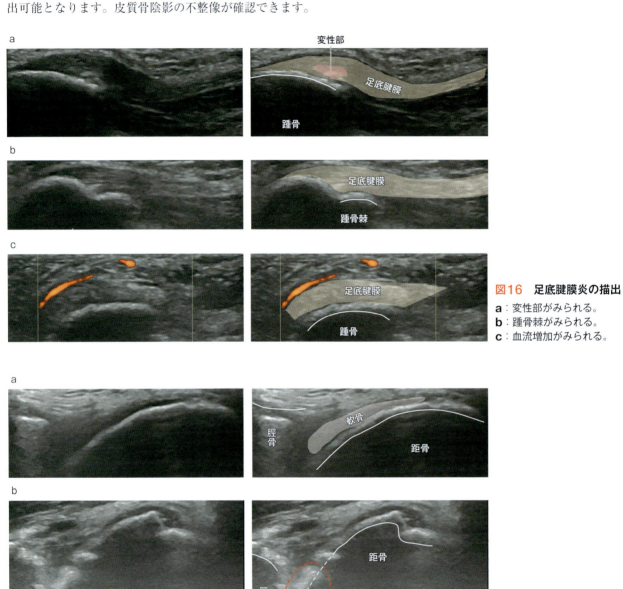

図16　足底腱膜炎の描出
a：変性部がみられる。
b：踵骨棘がみられる。
c：血流増加がみられる。

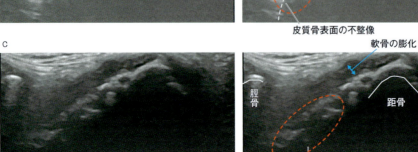

図17　距骨骨軟骨損傷の描出
a：正常例。
b：皮質骨表面の不整像がみられる。
c：軟骨の膨化と皮質骨表面の不整像がみられる。

足・足関節の描出

・中足骨疲労骨折の描出（図18）

疲労骨折では，①皮質骨陰影の膨隆・途絶，②骨膜肥厚，③血流増加といった所見が出現します．疲労骨折におけるエコーの役割は早期発見のためのスクリーニングであり，確定診断はX線やMRIで行います．

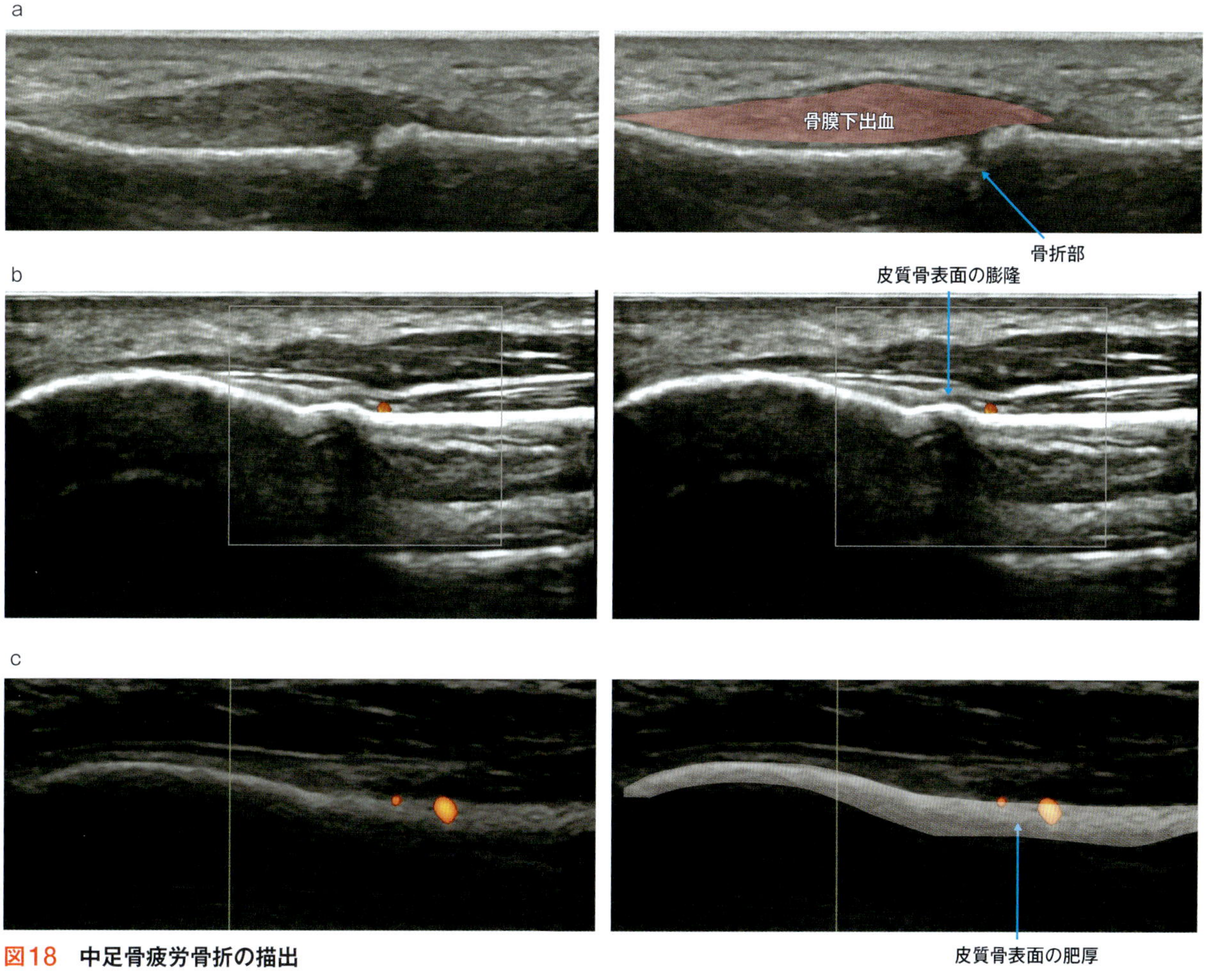

図18 中足骨疲労骨折の描出
a：骨膜下出血がみられる．
b：皮質骨表面の膨隆がみられる．
c：皮質骨の肥厚と血流がみられる．

文献

1) Baumhauer JF, O' Brien T. Surgical considerations in the treatment of ankle instability. J Athl Train. 2002；37：458-62.
2) Argerakis NG, Positano RG, Positano RC, et al. Ultrasound diagnosis and evaluation of plantar heel pain. J Am Podiatr Med Assoc 2015；105：135-40.
3) Rios-Diaz J, Martinez-Paya JJ, del Bano-Aledo ME, et al. Sonoelastography of plantar fascia：eproducibility and pattern description in healthy subjects and symptomatic subjects. Ultrasound Med Biol 2015；41：2605-13.
4) Berndt AL, Harty M. Trancchondral fractures (Osteochondritis dissecans) of the talus. J Bone Joint Surg Am 1959；41：988-1020.

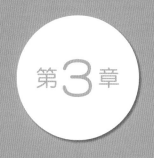

応用

インターベンションとリハビリテーションへの応用

第3章 応用 1．エコーガイド下インターベンション

肩甲胸郭関節に対するエコーガイド下神経ブロック

臼井要介（水谷痛みのクリニック）

肩甲胸郭関節

　肩関節を解剖学的と機能学的に分類すると，解剖学的肩関節は肩甲上腕（glenohumeral：GH）関節，肩鎖関節，胸鎖関節に，機能学的肩関節は肩峰下滑液包（subacromial bursa：SAB），烏口下滑液包，肩甲胸郭関節に分類されます。

　肩甲骨を固定した状態でGH関節内外旋中間位から外転すると大結節が肩峰とぶつかるため，肘は肩峰より低い位置で止まります（図1a-1）。一方，肩甲骨の固定をなくし，GH関節内外旋中間位から外転すると大結節が肩峰を尾側から押し上げるため，肘は肩峰とほぼ同じ位置で止まります（図1b-1）。

　肩甲骨の固定の有無に関わらず上腕骨が外旋すると大結節は肩峰の後方に回り込み大結節が肩峰とぶつからないため，GH関節外旋位から外転するときの肘は内外旋中間位から外転するときの肘より高い位置まで上がります（図1a-2,

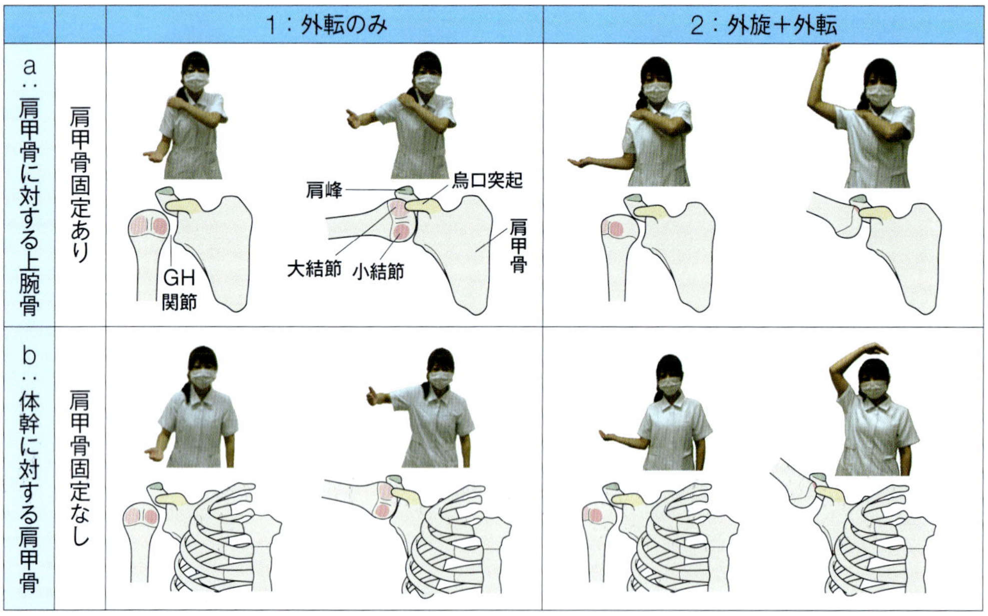

図1　肩甲骨固定の有無と側方挙上
a-1：肩甲骨を固定した状態で，GH関節内外旋中間位から外転すると大結節が肩峰とぶつかり，肘の高さは肩峰より低くなります。
a-2：GH外旋位から外転すると大結節が肩峰の後方を回るので，肘の高さは肩峰より高くなります。
b-1：肩甲骨の固定をなくした状態で，GH関節内外旋中間位から外転すると大結節が肩峰とぶつかりますが，肩甲骨が上方回旋できる分，肘の高さは**a-1**より高くなります。
b-2：GH外旋位から外転すると肘の高さは最大に側方挙上できます。

b-2)。

　肩甲骨は僧帽筋上・中・下部線維と前鋸筋中・下部線維が収縮すると上方回旋し，小胸筋と前鋸筋上部線維と肩甲挙筋と菱形筋が収縮すると下方回旋し，僧帽筋上部線維と前鋸筋上部線維と肩甲挙筋と菱形筋が収縮すると挙上し，前鋸筋上・中・下部線維が収縮すると外転し，僧帽筋中部線維と菱形筋が収縮すると内転します[1]。

② 拮抗運動と代償運動

　肩甲骨の上方回旋が十分にできると肩峰と大結節からなる空間は広くなりますが，不十分ではこの空間が狭くなり，この空間を通過する腱板や肩峰下滑液包に負担がかかります（図2）。

　上方回旋の主動作筋である僧帽筋と前鋸筋中・下部線維の筋力低下，または拮抗筋である小胸筋，前鋸筋上部線維，肩甲挙筋，菱形筋の過緊張があると肩甲骨の上方回旋は不十分になります。また，代償運動として僧帽筋上部線維と前鋸筋上部線維と肩甲挙筋と菱形筋の過緊張があると肩甲骨が挙上し，肩こりが生じます。

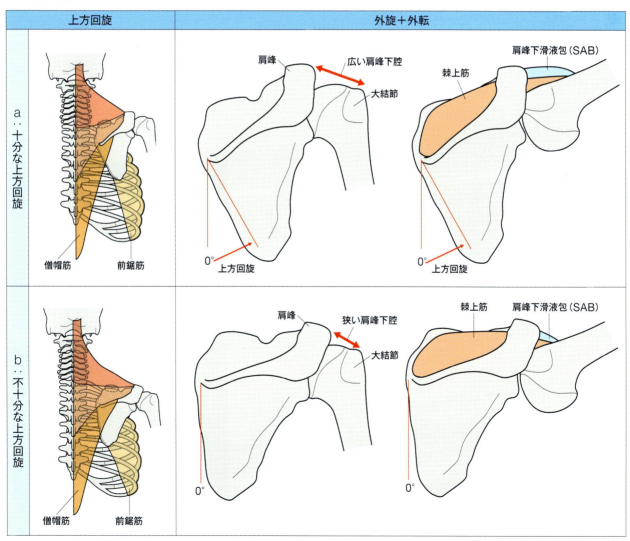

図2　上方回旋と肩峰下腔
a：上方回旋が十分できる場合は肩峰と大結節からなる肩峰下腔は広くなります。
b：上方回旋が不十分の場合は肩峰下腔が狭くなるため，この空間を通過する腱板と滑液包に負担がかかります。

治療法

① C5中斜角筋内への注入（図3）

・周辺の解剖

長胸神経はC5-7から分岐する純粋な運動神経であり，C5，C6線維は中斜角筋を貫通し腹側へ向かい，C7線維は中斜角筋腹側を通過し前鋸筋の表面を走行し上・中・下部線維に運動枝を出します。深頸神経叢はC1-4からなり，頭長筋と中斜角筋の間を通過中に椎前筋群と斜角筋群と肩甲挙筋と横隔膜へ運動枝を出した後に浅頸神経叢をつくり，胸鎖乳突筋と僧帽筋へ知覚枝を出した後に大耳介神経，小後頭神経，頸横神経，肩甲上神経となります。肩甲背神経はC5から分岐する純粋な運動神経であり，中斜角筋背側へ向かい貫通した後に肩甲挙筋，菱形筋に運動枝を出します。

・注射法

患者の体位は患側を上にして側臥位とします。C5後結節に付着する中斜角筋の断面が見えるようにプローブを置き，C5後結節付近まで平行法で針を進め，中斜角筋内に1% mepivacaine 5mLを注入すると，長胸神経C5，C6線維と深頸神経叢と肩甲背神経がブロックされ，肩甲挙筋と菱形筋と前鋸筋上部線維の筋緊張が低下し，頸横神経と肩甲上神経領域の知覚が低下します。長胸神経C7線維にも局所麻酔薬が作用すると，前鋸筋中・下部線維の筋力も低下し，肩甲骨の上方回旋が低下する可能性があります。

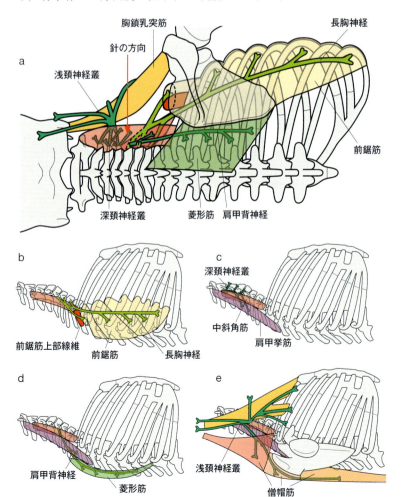

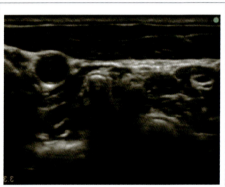

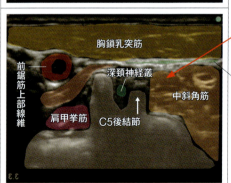

図3 C5中斜角筋内注入

C5後結節に付着する中斜角筋内に局所麻酔薬5mLを注入する（a）と，長胸神経（b）と浅頸神経叢筋枝（c）と肩甲背神経（d）と，中斜角筋腹側を通過する浅頸神経叢（e）がブロックされます。

僧帽筋・前鋸筋間への注入[2]

• **周辺の解剖**

前鋸筋の上部線維は第1・第2肋骨に起始し肩甲骨上角頭・腹側に，中部線維は第2・第3肋骨に起始し肩甲骨内側縁に，下部線維は第4～9肋骨に起始し肩甲骨下角腹側に停止します（図4a）。上部線維は肩甲骨の外転と下方回旋に関与し，中部線維と下部線維は肩甲骨の外転と上方回旋に関与します（図4b）。長胸神経のうちC5，C6線維は中斜角筋を貫通した後に僧帽筋と前鋸筋上部線維の間を走行します（図4c）。

• **注射法**

患者の体位は坐位とします。肩甲骨上角頭側から第1肋骨に向けてプローブを置き，僧帽筋と前鋸筋上部線維の間に平行法で針を進め，0.5% mepivacaine 5mLを注入すると長胸神経C5，C6線維がブロックされ，前鋸筋上部線維の筋緊張が低下します。

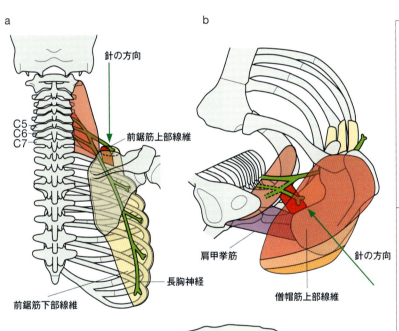

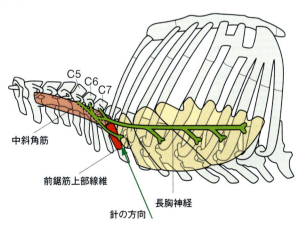

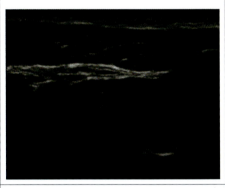

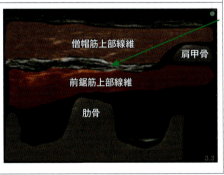

図4 僧帽筋・前鋸筋上部線維間注入

長胸神経のうちC5，C6は中斜角筋を貫通し，C7線維は中斜角筋の腹側を通過します。肩甲骨上角頭側で僧帽筋と前鋸筋上部線維間に局所麻酔薬5mLを注入すると，筋間内を通過する長胸神経C5，C6線維がブロックされます。

③ 菱形筋・上後鋸筋間への注入[3]

・**周辺の解剖**

　肩甲背神経はC5から分岐する純粋な運動神経であり，中斜角筋背側へ向かい貫通した後に肩甲挙筋と菱形筋の腹側，上後鋸筋の背側を走行中に運動枝を出します。浅肋間神経（外肋間筋枝）は肋間神経の最初の分岐であり，内・外肋間筋の間を走行し，外肋間筋と上後鋸筋に運動枝を出します（図5a）。

・**注射法**

　患者の体位は坐位とします。プローブを肩甲骨棘三角部の高さで肩甲骨内側縁と水平に置きます。菱形筋と上後鋸筋の間に平行法で針を進め，0.5% mepivacaine 10mL注入すると肩甲背神経と浅肋間神経と後枝外側枝がブロックされ，菱形筋と上後鋸筋と外肋間筋と固有背筋・外側筋群の筋緊張が低下します（図5b, c）。肋間に針が進み，胸膜を貫くと気胸になります。

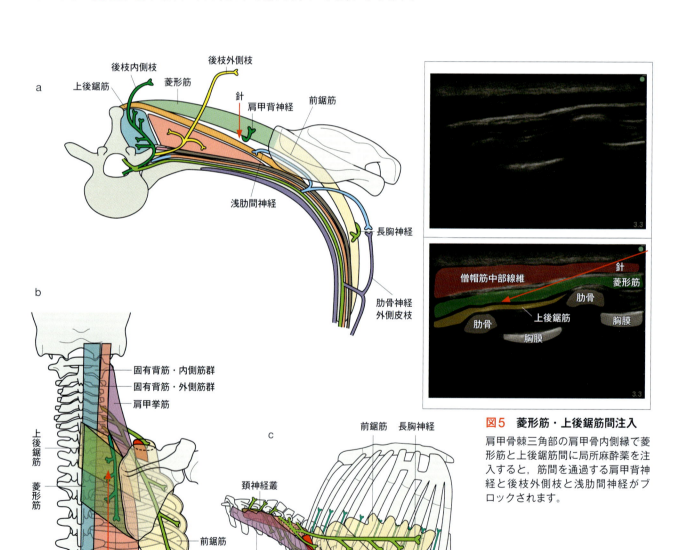

図5　菱形筋・上後鋸筋間注入

肩甲骨棘三角部の肩甲骨内側縁で菱形筋と上後鋸筋間に局所麻酔薬を注入すると，筋間を通過する肩甲背神経と後枝外側枝と浅肋間神経がブロックされます。

④ 僧帽筋・肩甲挙筋間への注入

・周辺の解剖

　胸鎖乳突筋と僧帽筋は運動枝の副神経と知覚枝の浅頸神経叢の二重支配です。副神経はC1-6前根からなり，いったん上行し大後頭孔を通って頭蓋内に入り，再度頸静脈孔を通って頭蓋内から出て下行します（図6a）。頸静脈孔を出た副神経は内頸静脈とともに下行し，胸鎖乳突筋を貫通しながら運動枝を出し，胸鎖乳突筋後縁の上1/3から後頸三角を横切り，僧帽筋前縁の中間から下1/3で僧帽筋と肩甲挙筋の間を走行しながら僧帽筋に運動枝を出します（図6b，c）[4]。

・注射法

　患者の体位は患側を上にして坐位とします。プローブを肩甲骨上角からC5後結節に向けて置き，僧帽筋と肩甲挙筋の間を横切る頸横動脈より頭側に平行法で針を進め，0.5% mepivacaine 5mLを注入すると副神経がブロックされ僧帽筋上部線維の筋緊張が低下します。僧帽筋下部線維まで筋力が低下すると肩甲骨の上方回旋が低下します。

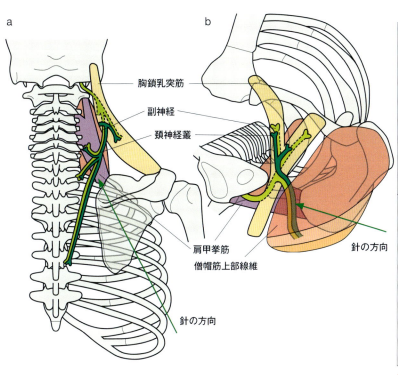

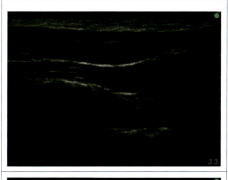

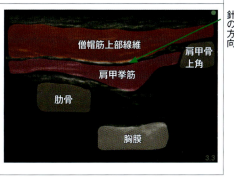

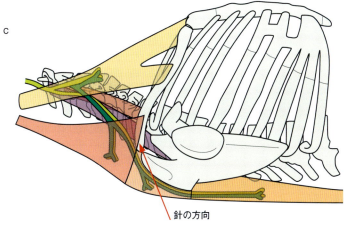

図6　僧帽筋・肩甲挙筋間注入

肩甲骨上角内側で僧帽筋と肩甲挙筋間に局所麻酔薬を注入すると，筋間を通過する副神経と頸神経叢知覚枝がブロックされます。

⑤ 大胸筋・小胸筋間への注入（図7）

・周辺の解剖

大胸筋と小胸筋は内・外側胸筋神経からなる胸筋神経ワナに支配されます[5]。大胸筋は鎖骨部，上胸肋部，下胸肋部，腹部からなり，下垂位では胸筋神経ワナは鎖骨部と上胸肋部には小胸筋の頭腹側より，下胸肋部には小胸筋を貫通し，腹部には小胸筋の尾腹側よりこれらの筋肉に入り込みます。

・注射法

患者の体位はGH関節を90°外転・外旋させ，小胸筋が伸張した状態で仰臥位とします。プローブを烏口突起内側に置きます。小胸筋の頭側から大胸筋と小胸筋の間に平行法で針を進め，小胸筋筋膜内に0.5% mepivacaine 10mLを注入すると胸筋神経ワナの小胸筋枝がブロックされ鎖骨部，上胸肋部，下胸肋部大胸筋と小胸筋の筋緊張が低下します。小胸筋背側に針が進むと腕神経叢と肋間上腕神経がブロックされます。

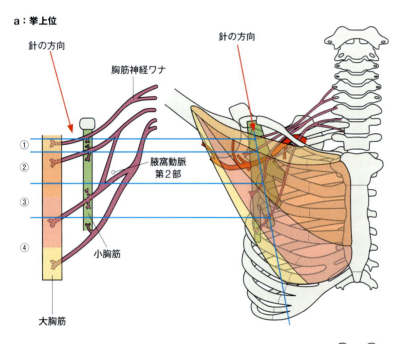

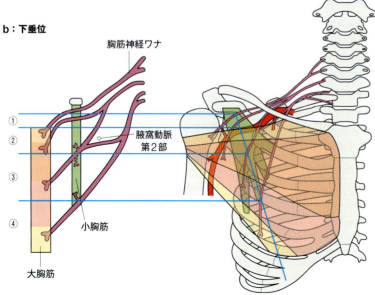

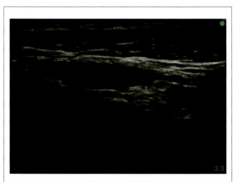

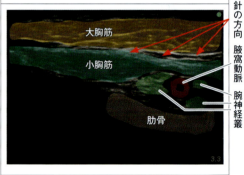

図7 大胸筋・小胸筋間注入

大胸筋と小胸筋は内・外側胸筋神経からなる胸筋神経ワナに支配されます。大胸筋は鎖骨部（①），上胸肋部（②），下胸肋部（③），腹部（④）からなります。

a：挙上位では腹部以外の胸筋神経ワナの枝は大胸筋と小胸筋間を通過するため，挙上位で大胸筋と小胸筋間から小胸筋筋膜内に局所麻酔薬を注入すると，胸筋神経ワナの小胸筋枝がブロックされます。

b：下垂位では胸筋神経ワナから下胸肋部へは小胸筋を貫通し，鎖骨部と上胸肋部へは小胸筋の頭腹側，腹部は尾腹側を通過します。

注入部位の選択法

　左右の肩甲骨下角をつまみ，立位下垂位から側方挙上時の肩甲骨の動きを観察します。正常では上方回旋（僧帽筋上・中・下部線維と前鋸筋中・下部線維の収縮）と内転（僧帽筋中部線維と菱形筋の収縮）により，肩甲骨は後傾しながら肩甲骨と上腕骨は1対2のリズムで動きますが，下方回旋（小胸筋と前鋸筋上部線維と肩甲挙筋と菱形筋の収縮）や挙上（僧帽筋上部線維と前鋸筋上部線維と肩甲挙筋と菱形筋の収縮）が生じ，その結果，肩甲骨が前傾すると側方挙上時の肩甲胸郭リズムは不整となります（図8）。この不整リズムの原因となっている筋肉を触診で同定します。

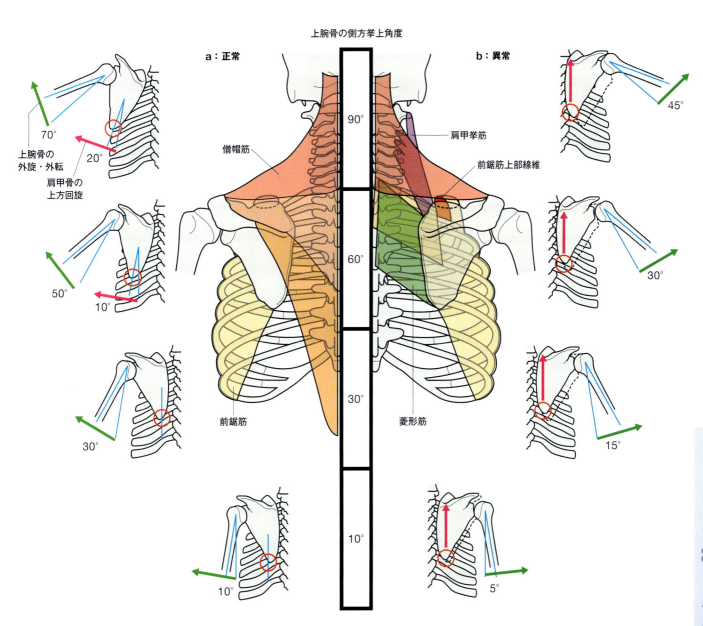

図8　側方挙上時の肩甲上腕リズム
a：上腕骨の側方挙上時，正常では肩甲骨の上方回旋と上腕骨の外旋・外転が1対2のリズムで動きます。
b：肩甲骨に下方回旋や挙上が生じると，このリズムが不整になります。

肩甲棘を内側へ触れていき，肩甲骨内側縁に付着する菱形筋に圧痛がある場合は，菱形筋・上後鋸筋間への注入による肩甲背神経ブロックを選択します（図5参照）。

肩甲骨上角内側縁から頭側へ触れていき，肩甲骨上角頭・腹側に付着する前鋸筋上部線維に圧痛がある場合は，僧帽筋・前鋸筋間への注入による長胸神経C5・C6線維ブロックを選択します（図4参照）。

菱形筋と肩甲挙筋と前鋸筋上部線維に圧痛がある場合は，C5中斜角筋内への注入による肩甲背神経，長胸神経C5・C6線維ブロックを選択します（図3参照）。

後頭部上項線後頭隆起と項靱帯から起始し，鎖骨外側1/3後縁に停止する僧帽筋上部線維に圧痛がある場合は，僧帽筋・肩甲挙筋間への注入による副神経ブロックを選択します（図6参照）。

第2～5肋骨前面から起始し，烏口突起に停止する小胸筋に圧痛がある場合は，大胸筋・小胸筋間への注入による胸筋神経ワナブロックを選択します（図7参照）。

症例提示

① 主訴・現病歴

主訴は上肢挙上時の肩の痛みと肩こりでした。近医にて肩関節周囲炎との診断に対してSAB内注入を数回行いましたが効果が一時的で，肩こりもつらくなったため来院となりました。

② 検査・診断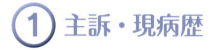

X検査で石灰沈着性腱板炎と変形性肩関節症，エコー検査で腱板完全断裂と上腕二頭筋長頭腱炎を否定しました。前方挙上を肩甲胸郭関節の上方回旋とGH関節の屈曲，側方挙上を肩甲胸郭関節の上方回旋とGH関節の外旋と外転，lift off test（結帯運動）を肩甲胸郭関節の下方回旋とGH関節の外転と伸展と内旋の総合運動として捉え，前方挙上，側方挙上，lift off testにおける肩関節の可動域を測定し，前方・側方挙上の可動域に左右差を認めました。

両側の下角をつまみ，側方挙上時の肩甲骨の動きを観察すると，上方回旋の低下と代償運動の挙上と肩甲骨前傾を認めました。上方回旋の主動作筋の筋力低下または拮抗筋の過緊張を疑い，主動作筋である僧帽筋と前鋸筋の徒手筋力テストと拮抗筋である小胸筋の圧痛・ストレッチテストを行いました。代償運動の挙上による肩こりを疑い，僧帽筋上部線維，前鋸筋上部線維，肩甲挙筋，菱形筋の圧痛・ストレッチテストを行いました。

また，水平屈曲時に肩鎖関節に痛みは生じませんでしたが，肩甲骨を固定しGH関節内旋のまま外転するとSABに痛みが生じました。徒手筋力テストでは僧帽筋下部線維が4/5と若干低下している以外，他の筋肉の筋力低下は認められませんでした。圧痛・ストレッチテストでは小胸筋，前鋸筋上部線維の圧痛，過緊張が認められました。

③ 治療

小胸筋の過緊張に対して大胸筋・小胸筋間に0.5% mepivacaine 10mL（図7参照），前鋸筋上部線維の過緊張に対して僧帽筋・前鋸筋上部線維間に0.5% mepivacaine 5mL（図4参照），SABに0.5% mepivacaine 5mLとヒアルロン酸を注入しました。

小胸筋と前鋸筋上部線維が弛緩するため，肩甲骨が上方回旋・後傾し，肩峰と大結節の空間が広くなり，上肢挙上時の肩の痛みと肩こりが解消しました（図9，10）。患者に痛みの病態を認知してもらい，小胸筋と前鋸筋上部線維のストレッチと，僧帽筋下部線維と棘下筋の筋力トレーニングを指導し，自己運動療法の重要性を説明しました。

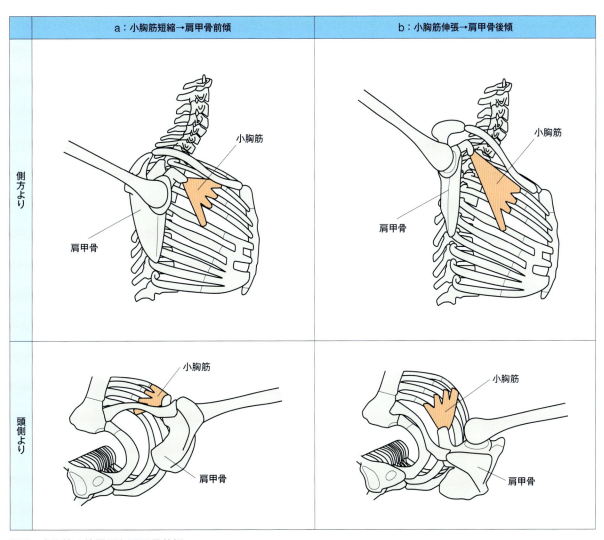

図9　小胸筋の筋緊張と肩甲骨前傾
a：小胸筋が収縮すると肩甲骨は下方回旋・前傾します。
b：弛緩すると肩甲骨は上方回旋・後傾します。

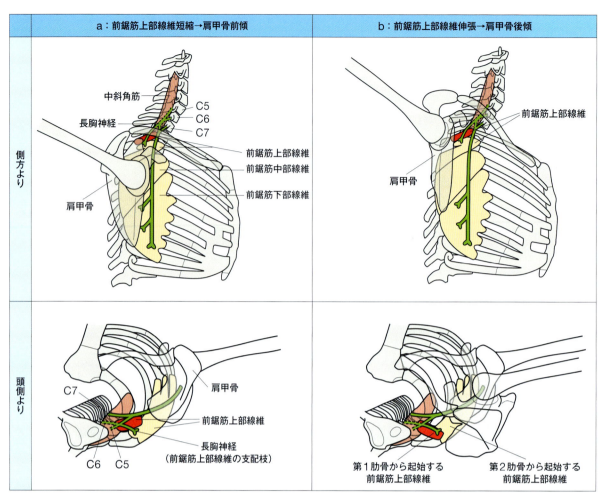

図10 前鋸筋上部線維の筋緊張と肩甲骨前傾
a：前鋸筋上部線維が収縮すると，肩甲骨は下方回旋・挙上・前傾します。
b：前鋸筋の上部線維だけが弛緩し，中・下部線維が収縮すると肩甲骨は上方回旋・後傾します。

> **まとめ**
>
> 　前方挙上を肩甲骨の上方回旋と上腕骨の屈曲，側方挙上を肩甲骨の上方回旋と上腕骨の外旋と外転，lift off test（結帯運動）を肩甲骨の下方回旋と上腕骨の外転と伸展と内旋に分解し，それぞれの運動に対する主動作筋と拮抗筋のバランスを観察します。過緊張している筋肉には選択的神経ブロックを行い，ストレッチを指導し，筋力が低下している筋肉には筋力トレーニングを指導します。筋肉の過緊張をとっても肩の痛みが残る場合は関節包，滑液包，靱帯に対する病態を考えます。
>
> 　理学療法士は徒手で筋肉を弛緩させることが可能ですが，医師が選択的神経ブロックを行った後に運動療法を行えば，筋力トレーニングや正常な運動指導に時間を費やせるため，相性のよい治療形態となると思われます。神経ブロックは局所麻酔薬の薬理作用により筋弛緩を得ます。一方，神経ブロックと同部位に生理食塩水を注入するハイドロリリースの作用機序はまだ不明ですが，臨床上，筋弛緩を得ているため，今後の基礎研究や局所麻酔薬との比較研究に期待しています。

文献
1) 林　典雄，青木隆明（監）．運動療法のための機能解剖学的触診技術　上肢．改訂第2版．東京：メジカルビュー社 2011．
2) Blanco R. Serratus plane block：a novel ultrasound-guided thoracic wall nerve block. Anaesthesia 2013；68：1107-13.
3) Taketa Y, Irisawa Y, Fujitani T. Ultrasound guided serrates posterior superior muscle block relieves interscapular myofascial pain. J Clin Anesth 2018；44：10-11.
4) 樋口比登実．副神経ブロック．ペインクリニック 2011；32(262)：S67-71.
5) 佐藤達夫ほか著．リハビリテーション解剖アトラス．東京；医歯薬出版 2006．

第3章 応用　1．エコーガイド下インターベンション

エコーガイド下fasciaハイドロリリース

洞口　敬（日本大学病院整形外科）
小林　只（弘前大学医学部附属病院総合診療部）
木村裕明（医療法人Fascia研究会木村ペインクリニック）

はじめに

　ハイドロリリースが注目を浴びている理由の1つに，その標的組織の1つであるfascia[注1]の存在があります。そして，その解剖学的あるいは生理学的な役割が徐々に解明されてきています。

　スポーツ選手が痛みや，違和感，張り感などを訴えても，従来の画像検査や生理学検査には異常が認められないこともあります。そして原因の説明や対応に困惑した経験はないでしょうか？ fasciaなどを対象としたエコーガイド下ハイドロリリースは，そのような場合に対処するもう1つの非常に有効な手段となる可能性があります。この手技に期待される効果には，除痛[1),2)]のみならず筋・腱・関節包などの柔軟性や滑走性の改善効果[3)]があり，理学療法との組み合わせにも大きな期待が寄せられています。

　しかし，2018〜2019年の時点では，この手技に関連する解剖学や生理学そして病態の基礎になる情報は一般的には周知されていないと思われます。したがって，本手技を学ぶうえで正しく理解しておくべき用語［fascia，筋膜性疼痛症候群（myofascia pain syndrome：MPS）[注2]，トリガーポイント[注3]，エコーガイド下ハイドロリリース誕生の経緯[注4]］についても後述します。

注1：Fascia（ファシア）[UK/ˈfeɪ.ʃə, US/ˈfæʃ.ə]（Cambridge Dictionary,
　　 https：//dictionary.cambridge.org/ja/dictionary/english/fascia）

　Fasciaは解剖学的観点の用語です。『解剖学用語』（監修：日本解剖学会，医学書院）や『整形外科学用語集』（南江堂）においては，現時点でfasciaは「筋膜」と訳されています。Fasciaの定義は国際的にも議論中ではあるものの，少なくともmyofasciaが示す意味の筋膜はfasciaの極一部であるという理解は国際的共通見解です。従来日本で広く使われてきた訳（fascia＝筋膜）を使用しておりますと，fasciaの本質を誤解する可能性が高くなります。

　Fasciaに関して多様な定義が議論されていますが，『グレイ解剖学』（ELSEVIER）では「fasciaとは，myofascia（筋膜）のみならず，腱，腱鞘，靱帯，関節包，皮膚と筋の間，筋周囲，神経線維を取り囲む神経周膜，神経上膜，神経鞘，神経と血管をつなぐ結合織，さらには脂肪，胸膜，心膜など内臓を包む膜など骨格筋と無関係な部位の結合組織も含む概念で，裸眼で肉眼的に確認可能な程の大きさがある剖出可能な結合組織の集合体」と記載されています。したがって，手術の際，頻回にmyofascia（筋膜）を目にする整形外科医は，翻訳されているfasciaに関する文献や書物を読む際に，すべて筋膜という単語が使用されていると，余計に混乱をきたしやすいので，「fascia＝ファシア」と頭のなかで置き換えておくと理解がしやすくなります。

　エコーガイド下fasciaハイドロリリース（ultrasound-guided fascia hydrorelease；US-FHR）の標的組織としてのfasciaについて（病態メカニズムではなく構造として），少々わかりづらいので書き加えておきます。US-FHRで剥離させる標的組織に関して，fasciaの存在を排除し末梢神経として説明[4)]を試みているグループもあるようです。しかしいわゆる肉眼解剖学的にいうところの神経は，神経線維＋fascia（神経上膜，神経周膜，繊維脂肪組織など）から構成されていますので，神経周囲にUS-FHRを行った場合，それは必ずfasciaをリリースしていることになります。US-FHRの対象組織はあくまでも，靱帯，筋膜，神経，血管など多様なfasciaであり，神経はその要素の1つに過ぎないことを理解し捉えておくことが，前述のfascia≠筋膜としないことと同様に，整形疾患に限らず，今後報告されてくるであろうさまざまな病態を解明していくうえで重要となるといえます。

　FasciaはICD-11で基本組織名に加えられました。また『グレイ解剖学』にも記載されています。この組織を今の時点で無視したUS-FHRの説明は無理があるといえるでしょう。

注2：筋膜性疼痛症候群（myofascia pain syndrome；MPS）

Fasciaには感覚受容器が高密度で備わっているため，圧迫や引張や温度変化にも反応して伸展，収縮，硬化，癒着などの変化が生じます。例えば，繰り返すスポーツ動作，あるいは誤った姿勢や荷重などによって，ファシアネットワーク内に生じるそのような変化が，全身の状態にも影響を及ぼし，さらに別の症状を引き起こすと推測されています。異常なfasciaが発生すると，その部分の血流障害・酸素需要供給不均衡が生じ，結果として増加した発痛物質（例：ブラジキニン）が自由神経終末やポリモーダル受容器を刺激して，疼痛などの症状を起こすと考えられています。

MPSでは，トリガーポイントなどからの痛みを捉えた脳・脊髄が，反射により交感神経を働かせて，さらにトリガーポイントおよび周辺の筋肉に血管収縮・酸素欠乏が発生し，再び発痛物質が生成されるという悪循環が発生します。これが，広範囲で疼痛が広がるMPSのメカニズムの1つと考えられています。MPSは，線維筋痛症と混同されやすいですが異なります。線維筋痛症は「脳が何らかの原因で敏感になってしまった状態（central sensitivity syndrome）」のことであり，MPSは主に末梢性の病変を示唆する疾患です。

注3：トリガーポイント（trigger point）

トリガーポイントは組織学や解剖学的な名称ではなく，過敏化した侵害受容器という生理学的観点の名称なのです。したがって，トリガーポイント＝筋硬結（muscle nodule）という理解は正確ではありません。筋硬結はあくまで形態表現の1つに過ぎません。

また，トリガーポイントは，侵害受容器など痛みのセンサーが高密度に分布しているfascia上に優位に存在している可能性が示唆されています。そして前述したfasciaの定義に沿えば，腱・靱帯・脂肪・皮膚などの結合組織にも広く存在していることになります。

注4：生理食塩水を用いたエコーガイド下fasciaハイドロリリース誕生の経緯

2008年に木村らがMPSに対して，筋外膜間（筋外膜と筋外膜の間のスペース）への局所麻酔薬注入の有効性に気付き，2010年には筋膜間ブロック（スキマブロック）として雑誌『ペインクリニック』（真興交易株式会社医書出版部）に報告しました。そして2012年に，生理食塩水を筋外膜間に注入しても非常に効果的であることを発見しました。さらに2014年には，生理食塩水をエコーガイド下に注射針の先を微妙にずらしながら，画像に描出されている白く厚くあたかも重積様にみえる筋膜に注入すると，薄紙をはがすようにバラバラとなっていく様子が認められました。そして注射直後より著明な鎮痛効果があっただけでなく，軟部組織の柔軟性改善（筋膜の滑走性の改善）も認められました。

2015年，木村は，筋外膜間だけでなくfasciaへの注入が有用であることを報告し，「エコーガイド下筋膜リリース」を「エコーガイド下Fasciaリリース」と改名しました。2016年，小林らは生理食塩水が局所麻酔薬よりも注入痛は大きいが鎮痛効果に優れ，細胞外液（重炭酸リンゲル液）が生理食塩水よりも注入痛は小さく同程度の鎮痛効果であることをRCTを行い報告しました[2]（日本整形内科学研究会HPより https://www.jnos.or.jp/for_medical）。

概念

ハイドロリリース（Hydrorelease）は，Hydro（液体）でRelease（剥離・緩める）することを意味します。日本国内では，「ハイドロリリース＝生理食塩水注射」の意味で使用される傾向がありますが，ハイドロリリースという用語自体は，使用する液体や対象とする組織までを規定している言葉ではありません。

使用される液体はさまざまです。その優劣の検証は今後の課題ですが，世界的には食塩水（いわゆる生理食塩水のpHは3〜6程度で基本的に酸性），ブドウ糖液（5％，10％など濃度による比較もされている），従来トリガーポイント注射や各種神経ブロックに主に用いられてきた局所麻酔薬（例：キシロカイン，メピバカイン），pHなどがより生体に近い細胞外液という観点からは重炭酸リンゲル液（pH 7.3〜7.4に調整されている），効果時間の延伸を期待したヒアルロン酸製剤（製剤による分子量差による影響も検討されている）などの使用も臨床や研究で検討されています（現時点では薬事法違反になります。推奨する意味ではありません）。

したがって，使用する薬液とリリースを行いたい部位・組織とを組み合わせるのが正しい表現となります。さらに，エコーを用いて正確に手技を行うことが重要な治療手技のポイントですから，本来次のように表現しなければなりません。

例1：生理食塩水を用いたエコーガイド下fasciaハイドロリリース
　　→生理食塩水を用いた＋エコーガイド下＋fascia＋ハイドロリリース
　　ultrasound-guided fascia hydrorelease with physiological saline

例2：ヒアルロン酸製剤を用いたエコーガイド下nerveハイドロリリース
　　→ヒアルロン酸製剤を用いた＋エコーガイド下＋nerve＋ハイドロリリース
　　ultrasound-guided nerve hydrorelease with hyaluronic acid

ただし巷では，エコーを使用せずにハイドロリリースを施行しているとされる医療施設も存在しているようですが，エコーを使用せずに注射針の先端が，fasciaや末梢神経などの組織を正確にとらえることは困難であるため，ハイドロリリースという用語を使用する際には"エコーガイド下"という表記は必須となります。

② ハイドロリリースという用語の重要性と命名の背景

ハイドロリリースという用語の正しい使い方は，今後臨床の治療効果やメカニズムなどを議論していくうえでも非常に重要なポイントになるため，この用語の誕生の経緯とその意図を知っておくと理解しやすいでしょう。

2017年3月，日本においては，後述する生理食塩水を用いたエコーガイド下fasciaハイドロリリースに急速に注目が集まるなか，社会で誤用される「筋膜リリース」という用語との差別化を図る必要性がありました。また，ハイドロを用いない鍼や徒手によるfasciaリリースとの有効性の違いや効果発現メカニズムも異なる可能性が示唆されていました。そのような背景から「注射を用いて液体でリリース」する手技を指す言葉の必要性を強く感じた木村裕明・小林　只・白石吉彦・皆川洋至（五十音順）による協議が行われました。

この際にハイドロリリースという単語を発言したのが皆川氏であり，ハイドロやリリースという単語の科学的・言語学的妥当性を深く調べ情報提供したのが小林氏でありました。そして，この四氏よる協議の末に命名に至りました。したがって，この用語は洗練された語感をもつばかりでなく，十分な科学的付帯性をも兼ね備えており，国際的学術活動の場において，将来的にも高いポテンシャルを秘めた言葉であるといえます。

③ 適応

・**疼痛改善目的**

筋筋膜性頚部・背部痛，筋筋膜性腰痛症，梨状筋症候群，growing pain syndrome，内側型野球肘（尺骨神経の滑走不全疑い），肩関節周囲炎，胸郭出口症候群（投球障害），肉離れ後のハムストリングの痛み，膝蓋靱帯炎，内側側副靱帯損傷後の残存痛，伏在神経刺激による膝内側部痛，原因が特定困難な膝窩部の痛み，腸脛靱帯炎，膝窩筋腱炎，肉離れ後の腓腹筋・ヒラメ筋の痛み，シンスプリント近傍の骨膜筋膜移行部の痛み，アキレス腱周囲炎，MPS，人工関節置換術後の関節外の疼痛，その他，術後疼痛残存部位全般の痛みなど。

・**機能改善目的**

オーバーユースや術後拘縮を含む関節周囲全般の組織伸張性低下・滑走性の低下，投球障害性胸郭出口症候群，尺骨神経の滑走性の低下による野球肘，肩後方タイトネス，投球による前腕回外のタイトネス，肉離れ後のハムストリングや腓腹筋・ヒラメ筋の違和感やタイトネスなど。

④ 治療法の紹介

- **発痛源の同定**

初学者は，従来通りの一般的な整形外科的診察手順（問診・視診・身体診察・画像検査・電気生理学検査・血液生化学検査など）を行い，除外診断しながらMPSを合わせて検討していくのが現時点ではよいと考えます。どのような動作で痛みが誘発されるのか，患部以外も含めて全身で動作の再現をしてもらい（筋を収縮してもらったり，他動的にストレッチをかけたり），これまで整形外科医が診察時には意識したことのないfasciaの存在や連続性も考えて診察を進めます。

- **トリガーポイントの同定**

問診や動作評価から原因となっている発痛源を含む筋や軟部組織の評価後，触診で特異的圧痛点を確認し，その部分にエコーを当てます。しばしば，自覚症状部位と発痛源が離れている関連痛の場合もあることに注意を要します。エコーで白く帯状にみえるfascia（fasciaの重積像）（図1），一見，正常にみえる組織と組織の間のfascia，fasciaに接触・貫通する微小な血管・神経，さらに筋内腱・靱帯・支帯・関節包なども評価します。

- **身体機能改善目的にハイドロリリースを行う場合**

発痛源だけではなく，発痛源を悪化させている基礎病態への介入が重要です。例えば，ある筋の周囲膜が発痛源だった場合，タイトネスのある周囲組織（例：その筋の筋外膜とその周囲組織の間，筋内腱，関節包や靱帯そのものの実質部など）にも注射を行う場合もあります。

- **プローブの把持**

術者が右利きの場合は，まず利き手でプローブを持ち組織の探索を行います。目的とする組織を同定できたら，プローブをその場からできる限り動かさないように，左手にプローブを持ち替えて保持します。右手で注射器を持ち針を刺入させていきます。プローブ本体を強く押し付けて固定しすぎると，正確に組織の状態を把握できないことがあるので，環指・小指を使って皮膚に軽く接触させた状態でプローブを保持する訓練も必要です。

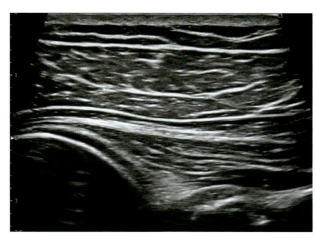 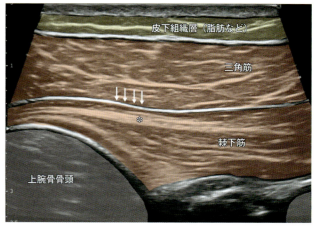

図1　肩関節後方からのエコー像
白矢印：エコーで白く帯状にみえるfascia（fasciaの重積像）
＊：筋内に出現している重積

・注射針の刺入

平行法か交差法のどちらで行うかは，実施者と患者の位置関係や体位による刺針動作の容易性，あるいは刺入する注射針のエコー画面上の視認性などを比較し選択します。

平行法は，注射部位によっては刺針動作がやや困難なことがあります。皮膚への刺針からエコー画面に注射針が描出されるまでには若干のタイムラグがあります。そのため，皮膚から2～3mm刺入するまでは画面ではなく，実施者の手元を見て，プローブに対して注射針を平行に直進させることを意識することが重要です（図2）。

①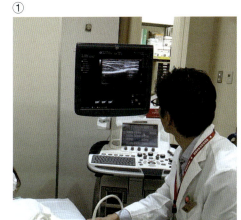
②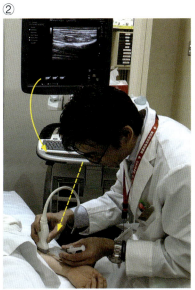
③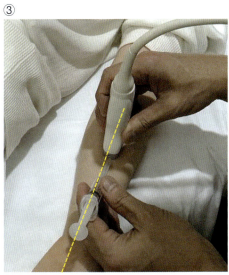
④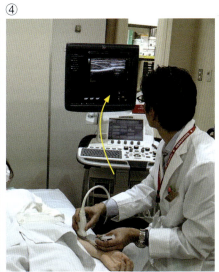

図2　平行法での注射針の刺入
①目的とする組織を同定します。
②画面から手元に視線を移します。
③刺入するポイントを皮膚から2～3mm刺入するまでは，画面ではなく実施者の手元を見て，プローブに対して注射針を直進させることを意識します。
④プローブがぶれないように固定しながら，もう一度画面を見て，針を進めています。

また，注射の目標組織が浅い部位（例：皮下組織）にある場合には，目標組織を画面の中央ではなく，画面の刺針部位寄りに描出させておく（図3，動画①），あるいは，プローブで目標組織をとらえて皮膚上の刺針部を決めたら，いったんプローブを外して，エコーを使わずに刺針操作に集中し，体表から安全な距離だけ刺入しておいた後にプローブを当てなおして刺入を進める手法もあります。これは，深部組織への注射する場合に有効な，コンベックスプローブを用いる際も同様です（図4）。

動画①はこちらから
①：注射の目標組織が浅い部位にある場合の描出

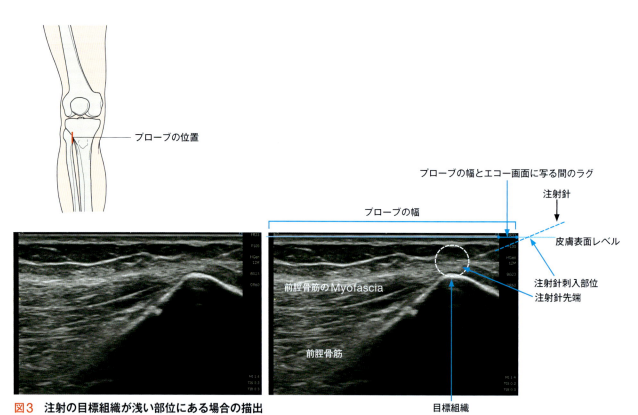

図3　注射の目標組織が浅い部位にある場合の描出
注射の目標組織が浅い部位にある場合には，目標組織を画面の中央ではなく，画面の刺針部位寄りに描出させておきます（動画①）。
上のエコー像は右膝前外側部痛の症例で，身体診察および各種画像検査に明らかな異常はみられず，理学療法にも抵抗性でした。他医で約1年近く加療し，圧痛部位に局所麻酔薬とステロイドを局所注射するも一時的な効果しか得られませんでした。皮下直下の，腸脛靱帯や外側縦膝蓋支帯から脛骨の付着部を経て前脛骨筋筋外膜へ移行するfasciaの機能障害によるMPSと診断しました。生理食塩水を脛骨からfasciaを浮かせるイメージでUS-FHRを行いました。疼痛は直後より消失しました。

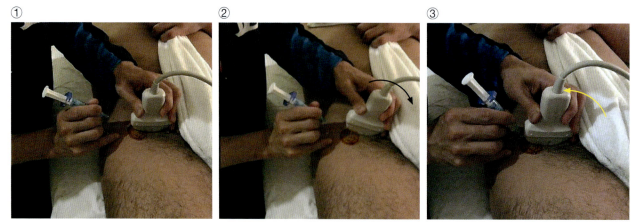

図4　大腿直筋付着部と関節包間をHRする症例（体の大きなスポーツ選手で，表皮から関節包まで約8cmほどの距離）
①エコー像で目標組織をとらえて，プローブを固定したまま，目線を皮膚上に移し刺針部を決めます。
②いったんプローブを外して，エコーを使わずに刺針操作に集中し，体表から安全な距離だけ刺入し針先を止めておきます。
③プローブを当てなおして，エコー像をみながら刺入を進めます。

Fasciaが目標組織の場合，針先が目標とするfasciaに到達したところで，微量の薬液を注入します。エコー像上，液体は低エコー（黒）に映ります。注入した薬液の低エコー像に加えて，注入される薬液が組織を動かしてくれることで，針先の位置を正しく把握し直すことができます。また，わずかに深すぎたり浅すぎたりしていることも判断できます。針先の位置とベベルの向きを微調整した後，薬液を注入させると，fasciaが層状に分離する様子が確認できます。必ずしも半分に分けるわけではなく，わずかに針先をずらしながら多層状に分離させる意識が重要です（図5，動画②，③）。

使用する針は，浅い組織では27G（19mm長，38m長），深い組織では25G（60mm長）が中心となります。一方，体形や肢位によりエコー像の視認性が悪い場合，あるいは瘢痕組織周囲などでは，慣れるまでは若干太めの23Gや25Gで確実に確認しながら行ってもよいでしょう。

動画②，③はこちらから
②：Fasciaを半分に分離
③：Fasciaを多層状に分離

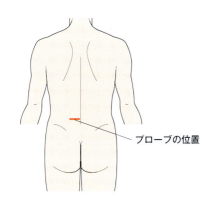

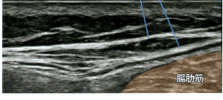

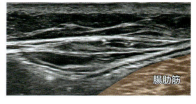

図5　筋筋膜性腰痛症の例
Fasciaは必ずしも半分に分けるだけではなく，わずかに針先をずらしながら多層状に分離させる意識が重要です（動画②，③）。

症例提示（軟部組織の柔軟性改善効果を目的として）

① 投球障害肩（肩関節後方タイトネスが原因の場合）

　US-FHRと理学療法を組み合わせて実施することは非常に効果的です。特にリハビリテーション効果が出にくい症例においては，理学療法前のUS-FHRによる即時的な効果[3]がその後のリハビリテーションに対する反応を飛躍的に向上させてくれます。

　投球障害肩には，組織そのものに明らかな損傷を認めない場合でも，肩関節の軟部組織を中心としたコンディション不良のために運動連鎖や協調運動が悪循環に陥っていることは少なくありません。この不良状態が十分に改善されていない場合，投球自体の休止のみによる一時的な疼痛軽減では，肩肘の障害の根本的な解決に至らず，症状増悪を繰り返すことになります。肩関節後方構成体のタイトネスもその1つです。

　投球による肩後方タイトネスは，肩関節の内旋可動域の低下で検出できます[5]。これらの状態改善には，ときに経験のある理学療法士でさえも苦心し時間を要するケースがあります。

② 症例

　21歳，大学3年生。硬式野球部投手。肩甲下筋停止部付着部炎，上腕二頭筋長頭腱炎，棘上筋腱炎を繰り返しているものの，単純X線像やMRIでは明らかな異常は認めませんでした。コッキングフェーズで肘下がりとなり，身体診察では骨頭求心位の不安定性もみられました。可動域は3rd内旋の低下，原テストのcombined abduction test，およびhorizontal flexion testが陽性でした。肩後方タイトネスが原因となり，骨頭の前方シフトと二次的なインピンジメント症候群による腱板炎と診断されました。学年的なタイミングやチーム事情や，まったく投げられない状態ではないことからも，完全投球禁止期間を設けてリハビリテーション加療を行うことには同意が得られず，機能改善を目的とした治療に難渋していました。

・治療

本症例に対し，肩関節後方構成体（関節包，棘下筋の関節包付着部，棘下筋の筋内腱，棘下筋と三角筋の筋外膜間）に，生理食塩水を用いたUS-FHRを実施しました。

患者を左側仰臥位とし，患肢を可能な範囲で前方挙上90°・外転90°・内旋90°の位置で，手をベッドについてもらいます。手関節は掌屈のほうが，より脱力してもらえます。プローブと注射を把持する手を患者の体の上に置いて行うため安定性もよく，時間がかかった場合でも腕が疲れにくいです（患者が坐位でも可能ですが，プローブの固定が不安定になりがちです）（図6，動画④）。

プローブを肩甲棘を目安に，骨のレリーフに並行かつ一横指程度末梢側に設置し観察を開始します。上腕骨骨頭と肩甲骨関節窩の関節裂隙を描出させます。肥厚した関節包と棘下筋の表層に白い帯状のfascia重積像が認められました。生理食塩水を用いたハイドロリリースにより，fasciaが多層にリリースされていく様子が確認できます（図7，8，動画⑤〜⑦）。

動画④〜⑦はこちらから
④：US-FHRのポジショニングとその概観
⑤：棘下筋と三角筋間の筋外膜に対するUS-FHR
⑥：US-FHR施行前
⑦：US-FHR施行後

a
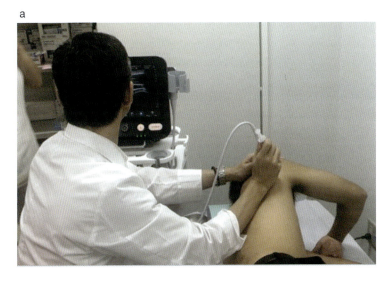

b
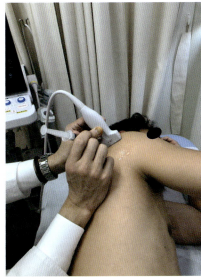
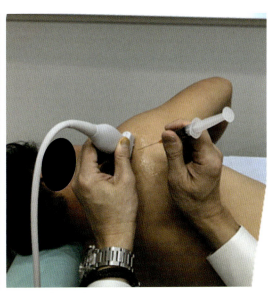

図6　右肩後方関節包fasciaと棘下筋に対するUS-FHR
a：右肩後方関節包fasciaと棘下筋に対するUS-FHRのポジショニングとその概観（動画④）。患者を左側仰臥位とし，患肢を可能な範囲で前方挙上90°・外転90°内旋90°の位置で，手をベッドについて支えてもらいます。プローブと注射を把持する手を患者の体の上に置いて行うため安定性もよく，時間がかかった場合でも腕が疲れにくいです。
b：右肩後方関節包fasciaと棘下筋に対するUS-FHRの際の体位と手元。

・術後

肩後方タイトネスは即時的に改善し，本人の肩後方のつっぱり感が消失しました。そして，その後の理学療法士の治療介入に対して，良好な治療反応が引き出せるようになりました。

以上のようなUS-FHRの方法は，肉離れの後のハムストリングの伸展時痛に対する筋内腱周囲への実施，あるいは，ふくらはぎの違和感に対する腓腹筋とヒラメ筋の筋外膜間への実施などでも，その有効性を実感することができます。また，投手の前腕部の易疲労感に対する円回内筋間を貫く正中神経や，尺側手根屈筋の下に走行する尺骨神経に対して行うエコーガイド下nerveハイドロリリースの有効性にも注目しています。

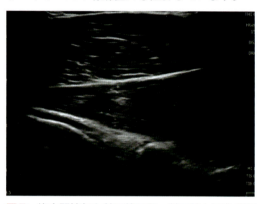 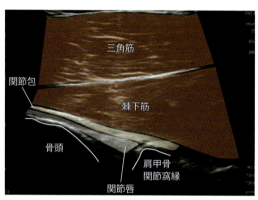

図7　後方関節包と棘下筋の間，棘下筋と三角筋間の筋外膜に対するUS-FHR
関節包と棘下筋の間に白い帯状のfascia重積像が認められます。生理食塩水を用いたハイドロリリースにより，fasciaが多層にリリースされていく様子が確認できます（動画⑤）。

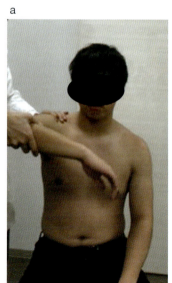 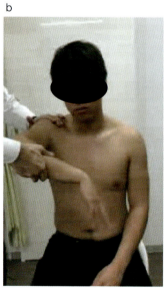

図8　US-FHR施行前後の比較
大学硬式野球部，投手。リハビリテーションで難渋する頑固な肩後方タイトネス。
a：US-FHR施行前。患側右前腕は，左の胸鎖関節レベルまでしか内旋していません（動画⑥）。
b：US-FHR施行後。患側右前腕は，左の乳頭レベルまで内旋可能となっています（動画⑦）。

文献

1) Evers S, Thoreson AR, Smith J, et al. Ultrasound-guided hydrodissection decreases gliding resistance of the median nerve within the carpal tunnel. Muscle Nerve 2018；57：25-32.
2) Kobayashi T, Kimura H, Ozaki N. Effects of interfascial injection of bicarbonated Ringer's solution, physiological saline and local anesthetic under ultrasonography for myofascial pain syndrome：Two prospective, randomized, double-blinded trials. 金沢大学十全医学会雑誌 2016；125（2）：40-9.
3) Yu SH, Sim YH, Kim MH, et al. The effect of abdominal drawing-in exercise and myofascial release on pain, flexibility, and balance of elderly females. Journal of physical therapy science 2016；28：2812-5.
4) 皆川洋至．明日からの外来診療に使える超音波ガイド下インターベンション第8回　殿部・大腿部痛に対する超音波ガイド下生理食塩水注射．整外Surg Tech 2017；7：709-13.
5) Tyler TF, Nicholas SJ, Roy T, et al. Quantification of posterior capsule tightness and motion loss in patients with shoulder impingement. Am J Sports Med 2000；28：668-73.

第3章 実践 1. エコーガイド下インターベンション

エコーガイド下PRP注射療法

谷口　悠（いちはら病院整形外科）
金森章浩（筑波大学医学医療系整形外科）
植村健太（ヴェルディクリニック）
田中利和（キッコーマン総合病院整形外科）
山崎正志（筑波大学医学医療系整形外科）

はじめに

　多血小板血漿（platelet rich plasma；PRP）は「全血を遠心分離して得られる血小板を多量に含む血漿分画」と定義され，PRP注射療法は血小板や血漿内に含まれる成長因子や接着因子，糖蛋白がバランスを保った状態で複合的に組織損傷に作用する治療法です。

　近年では，主として欧米を中心にスポーツ傷害の治療に対して応用が進んでおり，膝蓋腱炎やアキレス腱炎，テニス肘などの腱付着部症や靱帯損傷などに対する治療法としてわが国でも広がりをみせています。筆者らもさまざまなスポーツ傷害に対してPRP注射療法を応用していますが，ここでは，筆者らが行っているスポーツ選手の肉離れに対するエコーガイド下PRP注射療法について紹介します。

① 筋損傷について

　筋損傷は，スポーツ現場でトレーナーやドクターが診る機会の多いスポーツ傷害で，すべてのスポーツ外傷の中の10〜55％を占めます。その病態として，直達外力による筋打撲傷（muscle contusion）と，介達外力によるいわゆる肉離れ（muscle strain）があります。

　急性期における治療は，局所安静（rest），局所冷却（icing），圧迫固定（compression），患部挙上（elevation）といったRICE処置が一般的で，亜急性期〜慢性期では，①理学療法，②物理療法，③装具療法，④薬物療法，⑤トレーニング指導などが行われます。

　肉離れの場合，競技復帰までに数週間〜数カ月を要することや復帰後の再受傷率が高く，選手は競技からの長期離脱を余儀なくされ，治療に難渋することもしばしばあります。つまり，肉離れを生じたアスリートにおいて的確に重症度を診断し，復帰時期を予測することは重要です。

的確に重症度を判断するにあたり，エコー検査やMRIなどの画像検査は有用です。特に広範囲にわたって損傷部が描出できるMRIが優れており，2008年に奥脇[1]が提唱したハムストリング肉離れのMRIタイプ分類（表1）は，再発せずに復帰できる期間とよく相関するため有用性が高いです[2]。

損傷型	症状
Ⅰ型	腱・腱膜に損傷がなく，筋肉内または筋間・筋膜の出血
Ⅱ型	筋腱移行部の腱・腱膜の損傷
Ⅲ型	筋腱の短縮を伴う坐骨付着部近くの共同腱または総腱（共同腱および半膜様筋腱膜）の完全断裂または付着部完全剥離

表1 奥脇のハムストリング肉離れのMRIタイプ分類

筋損傷に対するPRP注射療法の研究

　筋損傷に対するPRP注射療法は基礎研究，臨床研究ともに行われています。臨床研究ではcase control studyやrandomized controlled trialが行われており[3〜5]，競技復帰を早めると結論付けられているものもありますが，多くの研究ではコントロール群と有意差はないとしています。

　2018年に発行されたGesellschaft für Orthopädisch-Traumatologische Sportmedizin（GOTS，ドイツ・オーストリア・スイスのドイツ語圏3カ国による整形外科スポーツ医学会）の専門家会議では[6]，"Presently, there is no clear evidence that intramuscular injections of PRP are efficacious in the treatment of muscle injuries. Thus, the use of PRP cannot be generally recommended for the treatment of muscle injuries."（現在のところ，筋損傷に対するPRP注射療法の明らかなエビデンスはない。したがって，筋損傷の治療に対してPRPを使用することは推奨できない）と筋損傷に対するPRP注射療法に関して推奨されていません。

　しかし，これらの研究では筋打撲傷（muscle contusion）と肉離れ（muscle strain）の症例が混在しているうえ，肉離れの重症度もまちまちです。肉離れに対するPRP注射療法の効果については，スポーツ復帰の期間とよく相関する奥脇のMRIタイプ分類を用いて，損傷型を分類したうえで損傷型ごとに治療効果を明らかにする必要があるのではないかと考えています。

　筆者らはこのような背景を踏まえ，肉離れを受傷したスポーツ選手のうち，奥脇のMRI分類Ⅱ型の筋腱移行部の腱・腱膜の損傷を伴う症例，肉離れの再発症例，再発を繰り返している症例を対象にPRP注射療法を行っています。

肉離れに対するPRP注射療法

① MRI撮像

　肉離れのアスリートの損傷部位と損傷型の診断には診察はもちろんですが，広範囲にわたって損傷部位を描出できるMRIが画像診断では優れています。損傷部位を確認するため2つの断面（冠状断像あるいは矢状断像と横断像）で損傷部位の評価を行い，脂肪抑制T2強調像とT2*強調像（medic）の2つの撮像条件で撮像を行い，筋の損傷部位・腱膜損傷の有無を診断します（図1）。

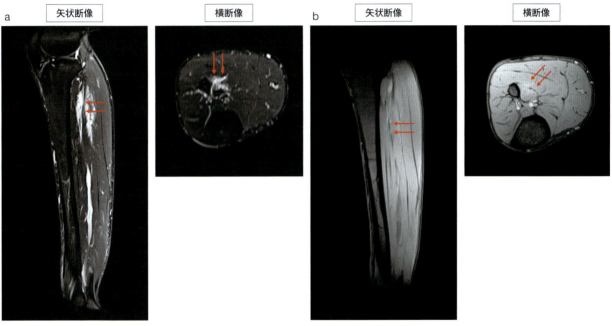

図1　MRI撮像
矢状断と横断の2つの断面で評価し，脂肪抑制T2強調像とT2*強調像（medic）の2つの条件でMRIを撮像しました。腱膜損傷を認め（矢印），ヒラメ筋肉離れ，奥脇分類Ⅱ型と診断しました。
a：MRI 脂肪抑制T2強調像
b：MRI T2*強調像

② エコーガイド下PRP注射

まずはMRIを参考にして注射部位を決定します。診察で圧痛部位も参考になりますが，多くの場合，筋間や筋内を遠位方向に出血が広がるため，圧痛部位は実際の腱膜損傷部位より遠位となる場合が多いです。

患者を腹臥位としてエコーを観察して，MRIの横断像を参考にして損傷部を短軸像で同定します（図2a）。腱膜の損傷部位は，その周囲もしくは筋内に出血があり，淡い高エコー領域として描出されます（図2b）。

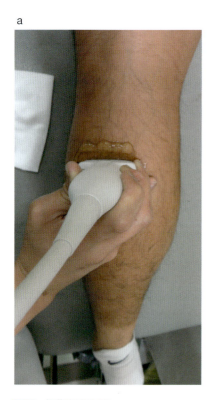
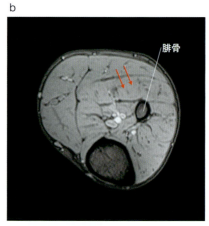
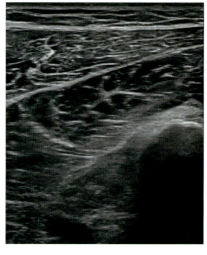
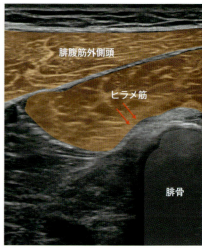

図2 損傷部の同定
a：プローブの位置。
b：MRI横断像とエコーで腱膜損傷部（矢印）を同定します。

肉離れにPRP注射をする際は，腱膜損傷部位が皮膚から遠い場合が多い点，なるべくPRPに含まれる血小板を破壊せず注射する点などを考慮して，筆者らは21Gのspinal針を用いて注射を行っています。

エコーの短軸像をみながら針を腱膜損傷部位まで進めて，内筒を抜いて損傷した腱膜の周囲にPRPを注入します（図3）。

③ 注射後

注射後は損傷部でPRPが浸透する，もしくは凝固することを目的として，腹臥位にしたまま15〜20分程度安静にします。腱膜は筋間にあり，十分なスペースがある部位への注射のため，PRP注射・注入に対する疼痛は軽度であることが多いです。

・リハビリテーション

注射翌日は日常生活程度として，注射後2日目には患部外のトレーニングを開始し，3日目よりトレーナーの指示のもと，患部も含めたリハビリテーションを開始します。

> **Point**
> PRPにはTGF-βという成長因子が含まれており，このTGF-βは筋肉の線維化を促すといわれています[7]。腱膜の再生には有利ですが，筋肉を線維化させ，筋の柔軟性を低下させる可能性があります。筆者らはPRPを注射した症例はなるべく早期より積極的にストレッチを行って筋の柔軟性を落とさないように指導しています。

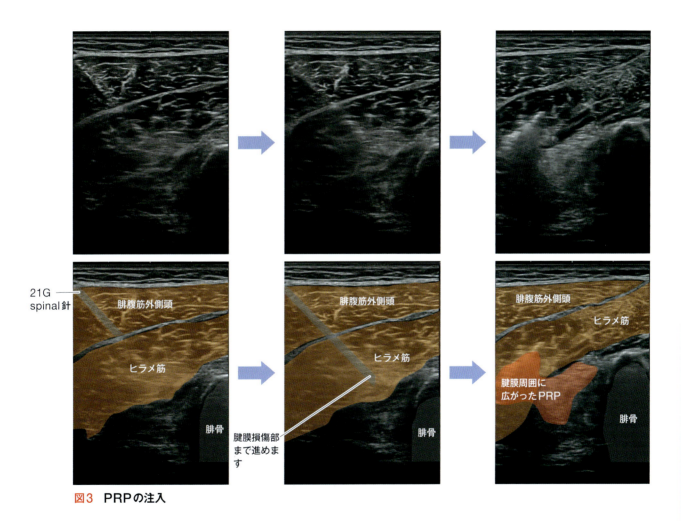

図3 PRPの注入

症例提示

症例1

17歳，女性。サッカーDF。以前，左大腿直筋の肉離れを受傷し，6週間かけてトレーニングに復帰しました。

今回，遠征中にボールを蹴った後に左大腿前面に痛みがあり，受診しました。MRIを撮像して左大腿直筋肉離れの再発と診断しました。再発例のため，PRP注射療法を行いました（図4）。

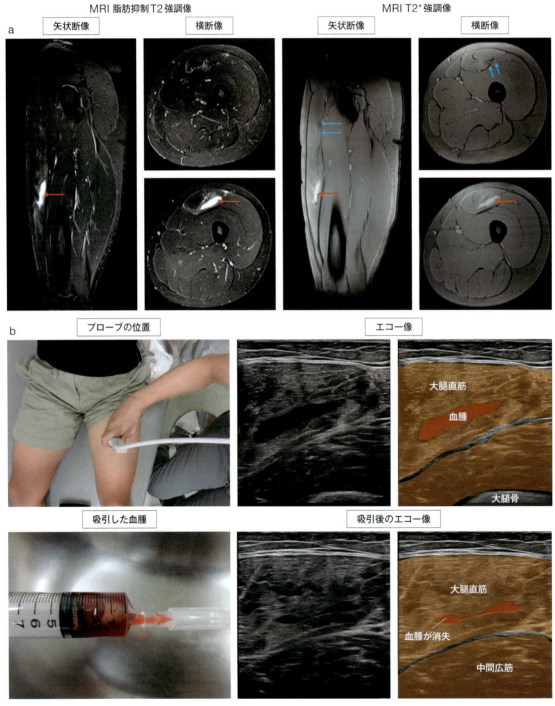

図4　症例1
a：MRIにて大腿直筋内に血腫を認め（赤矢印），血腫よりも近位の部分に腱膜損傷部と思われる腱膜の不整像を認めます（青矢印）。
b：腱膜損傷部と血腫の部位が離れているため，まずはエコー下に血腫を穿刺吸引しました。エコーで血腫は低エコー領域として描出され，穿刺吸引後は低エコー領域が小さくなりました。

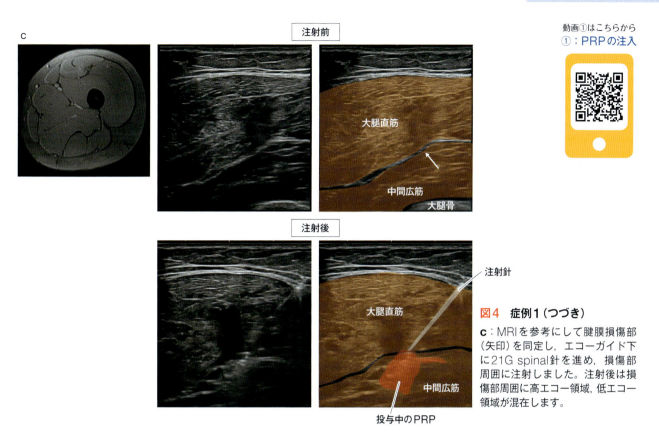

図4 症例1（つづき）

c：MRIを参考にして腱膜損傷部（矢印）を同定し，エコーガイド下に21G spinal針を進め，損傷部周囲に注射しました。注射後は損傷部周囲に高エコー領域，低エコー領域が混在します。

・症例2

19歳，男性。プロサッカー選手。試合中，スプリントの際に右大腿後面に痛みが生じ，途中交代しました。MRIを撮像して，右大腿二頭筋長頭腱膜に損傷と出血を認め，奥脇分類Ⅱ型の肉離れと診断しました。腱膜損傷を認める症例のため，PRP注射療法を行いました（図5，動画①）。

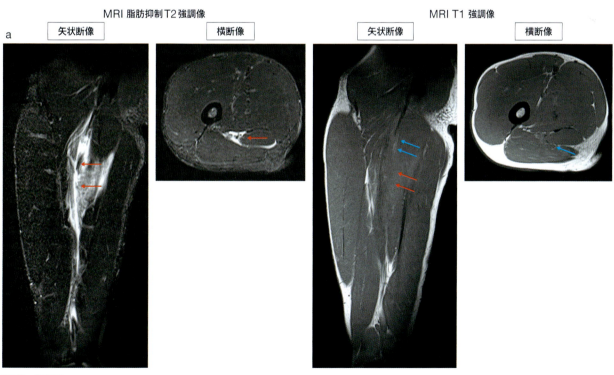

図5 症例2

a：MRIにて大腿二頭筋腱膜に沿って出血を認めました（赤矢印）。また，T1強調像で腱膜の途絶・不整像を認め（青矢印），大腿二頭筋長頭の奥脇分類Ⅱ型の肉離れと診断しました。

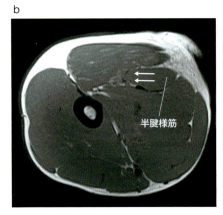
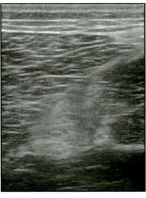
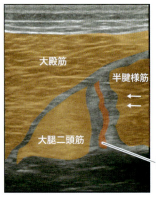
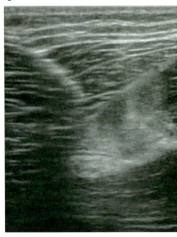
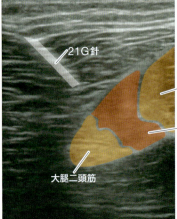

図5　症例2（つづき）
b：MRIの横断像を参考にして腱膜損傷部（矢印）を同定し，損傷した腱膜は周囲に出血と思われる高エコー領域を認めます。
c：外側より針を進め，損傷腱膜のやや外側にPRPを注入しています。注入したPRPは低エコー領域，高エコー領域が混在しています（動画①）。

文献

1) 奥脇　透．ハムストリング肉離れ．臨床スポーツ医学 2008；25：93-8．
2) 奥脇　透．トップアスリートにおける肉離れの実態．日本臨床スポーツ医学会誌 2009；17：497-505．
3) Hamilton B, Tol JL, Almusa E, et al. Platelet-rich plasma does not enhance return to play in hamstring injuries: a randomised controlled trial. Br J Sports Med 2015；49：943-5.
4) A Hamid MS, Mohamed Ali MR, Yusof A, et al. Platelet-rich plasma injections for the treatment of hamstring injuries: a randomized controlled trial. Am J Sports Med 2014；42：2410-8.
5) Rettig AC, Meyer S, Bhadra AK. Platelet-Rich Plasma in Addition to Rehabilitation for Acute Hamstring Injuries in NFL Players: Clinical Effects and Time to Return to Play. Orthop J Sports Med 2013；1：2325967113494354.
6) Hotfiel T, Seil R, Bily W, et al. Nonoperative treatment of muscle injuries - recommendations from the GOTS expert meeting. J Exp Orthop 2018；5：24.
7) Li H, Hicks JJ, Wang L, et al. Customized platelet-rich plasma with transforming growth factor beta1 neutralization antibody to reduce fibrosis in skeletal muscle. Biomaterials 2016；87：147-56.

第3章 応用　1．エコーガイド下インターベンション

エコーガイド下手術

Allison N. Schroeder（University of Pittsburgh Medical Center, Department of Physical Medicine and Rehabilitation）
James E. Eubanks（University of Pittsburgh Medical Center, Department of Physical Medicine and Rehabilitation）
Kentaro Onishi（University of Pittsburgh School of Medicine Department of Physical Medicine and Rehabilitation, Orthopaedic Surgery）
塚原由佳（慶應義塾大学医学部スポーツ医学総合センター）

第一世代：針の誘導

① エコーと腱剥離術

・はじめに

　血管新生とは，周囲の脂肪体から腱への新生血管および新生神経の進入のことを指します．血管新生はアキレス腱と膝蓋腱で最も頻繁に報告されており，神経原性炎症と疼痛をもたらすことが知られています．新生神経は腱の疼痛発生源であると考えられており，腱剥離術の適応になります．

　新生血管切除としても知られる腱剥離術は，もともと小皮切を通してメスを繰り返し動かすことにより，脂肪体と腱との間を機械的に分離させ，新生神経を遮断する外科的処置でありました．しかし，針を用いた経皮的剥離術と小皮切下の外科的剥離術とを比較した場合，患者の満足度および疼痛改善度は同一であることが判明しました．

　さらにエコーでは，カラードプラを使用して新生血管領域を特定することで，患部を正確にみることができます．腱剥離術はアキレス腱炎および膝蓋骨腱炎の両方で行われており，臨床現場では高解像度エコーガイド下大量注入法（high-volume image guided injection：HVIGI）で行われることが多いです．HVIGIは主に，アキレス腱[1]または膝蓋腱[2]を対象とした，脂肪体と腱の間に大量の液体を注入して2つの構造を分離する方法です[3〜12]．理想的な液体量は40〜50mLとされており，最も一般的に使用されている液体は生理食塩水です．ときにステロイドを追加することもありますが，現状ではステロイドを追加することの利点はまだはっきりしていません．

　腱剥離術の目的は，HVIGIと同様に新生血管と新生神経を破壊することです．皮切下の外科的剥離術またはステロイド注射と比較して，腱剥離術およびHVIGIの明らかな利点は，腱外処置であるため腱断裂のリスクがないことであり，さらに処置による効果がすぐに，あるいは数日で現れることです．

　平均的に腱剥離術は，10段階のVAS（visual analogue scale）のうち7段階の疼痛改善をもたらし，Alfredsonら[1]は10年間の間での再発はわずか5％と報告しており，主に活動性の低い人に血管新生の再発がみられたと述べています．

治療：HVIGIを用いた膝蓋腱の剥離

・処置の準備
　仰臥位にて患部の膝関節をわずかに屈曲させ，その下に枕を置きます。患部を描出し，カラードプラを使用して新生血管領域を特定し，皮膚上にマーキングして清潔操作下で消毒を行います（図1）。

・局所麻酔
　エコーガイド下で，30Gや27G針で皮下，さらに膝蓋腱と膝蓋下脂肪体との間に局所麻酔薬，1％リドカインを5mL程度注入します（図2）。

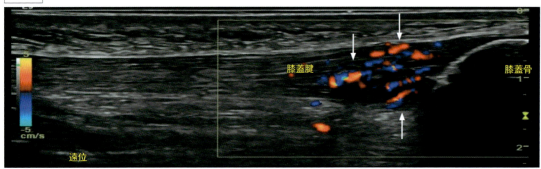

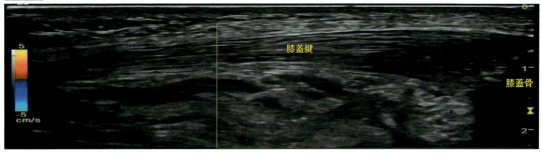

図1　腱剥離術術前・後の膝蓋腱の新生血管（中等度）
術前のカラードプラ像にて膝蓋腱に血流反応がみられる（矢印）。

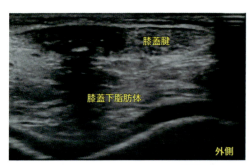

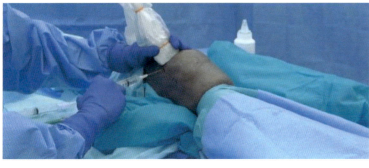

図2　腱剥離術施行時の体位とエコー像
仰臥位で行います。

エコーガイド下手術

・エコーガイド下の腱剥離術

＃11の尖刃で皮切を置いた後，HVIGI用溶液の入ったシリンジに18Gの1.5インチ針を取り付け，針の先端を局所麻酔薬の注入領域の新生血管がある深さまで進めます（図3）。手順全体を通して，針の正確な位置の把握のため，カラードプラを使用します。

続いて，新生血管および新生神経を切除するために，針の先端を頭尾方向に動かします。血管新生の範囲が広い場合，液体を注入することで膝蓋下脂肪体と腱の間を分離することができます（図4）。針を動かしたときの抵抗の減少，もしくはカラードプラフローが減少，またはこの両方が確認された場合，処置が正常に完了したといえます。

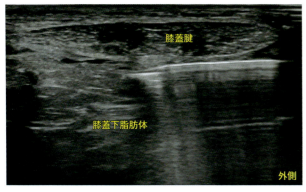

図3 HVIGIを用いた腱剥離術施行の18G針の刺入
アーティファクトあり。

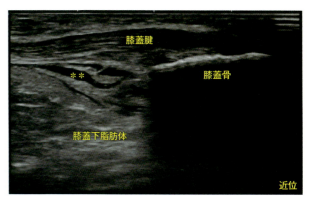

図4 HVIGI直後の液体の貯留
＊＊：液体の貯留

・後療法

ステリストリップ™（3M社）と包帯で創部を保護します。Alfredsonら[1]は，処置後1日の安静と挙上，さらにその翌日から可動域訓練と軽いストレッチングからなるリハビリテーションを行い，処置後3～7日目から歩行活動，8～14日目からサイクリング，その後遠心性運動へと進めることを推奨しています。腱の断裂の心配がないため，患者は創部が閉創し，症状がなければ早期に競技復帰することも可能です。

③ 症例

21歳，大学生。男性ランナー。主訴は右アキレス腱の痛みであり，ここ1年で悪化しています。これまでに，アイシング，経口薬，12週間の理学療法，ステロイド注射，および多血小板血漿（platelet rich plasma；PRP）注射を行ってきたものの改善がみられませんでした。

現在のランニング中の痛みはVASで7/10であり，中程度のアキレス腱肥厚がみられました。超音波検査ではアキレス腱の厚さは0.65cmであり，カラードプラでは中等度の血管新生を示し，血管新生を伴うアキレス腱障害と診断されました。早期競技復帰のため，エコーガイド下でアキレス腱剥離術を行い，2日後には痛みが90％軽減し，処置後7日後には完全に痛みがなくなりました。

第二世代：切離・リリース

① 経皮的エコー下腱切離術（PUT）または腱膜切開術

・**はじめに**

経皮的エコー下腱切離術（percutaneous ultrasonic tenotomy：PUT）は，変性し石灰化した腱またはfascia組織を経皮的に除去することを目的とした処置です。これには，TENEX（Tenex Health社）とよばれる米国食品医薬品局（Food and Drug Administration：FDA）承認の装置が使用されています（図5）。

これまで行われてきた81,000例のTENEXの処置のうち，合併症は一度も報告されていません（Tenexhealth.comより）。文献においても，外側および内側上顆炎[13)～17)]，近位内転筋腱症，膝蓋腱障害[18)]，アキレス腱障害[19)]，上腕三頭筋腱障害[20)]，足底腱膜障害[21)]に対するTENEXの安全性と利点が報告されています。

一般に，PUTは70～90％の成功率であり，機能向上と長期的な痛みの軽減が患者アンケートで報告されています。TENEXの欠点の1つは，現在利用可能な装置の最大長が1.7インチ（約4.3cm）という点です。従って，TENEXを実施するためには，患部が皮膚から1.7インチ（約4.3cm）未満でなければなりません。また，エビデンスは確立されていないものの，PRPと組み合わせて実施することもあります。

a
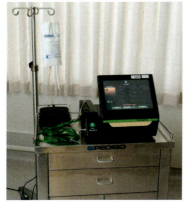

b
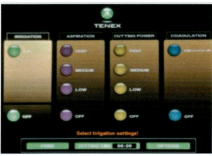

c
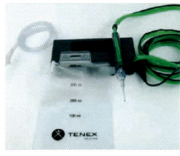

図5　TENEX
a：使用するデバイスに接続されたTENEXの機械と生理直塩水。
b：タッチパネル型の機械操作画面。
c：デバイスと生理直塩水。

エコーガイド下手術

② 治療：TENEXを用いた足底腱膜障害に対するPUT

・処置の準備

処置後はウォーキングブーツと一対の松葉杖が必要ですので、事前に発注します。患者を側臥位にさせ、膝を屈曲して足関節を中間位とします。状況により、患者の両大腿部間に枕を置きます。超音波診断で処置の大きさを決め、計画することが不可欠です。

足底腱膜障害の場合、中間部が罹患していることが最も多いため、内側踵をエントリーポイントとしてマーキングします。内外側の損傷の場合は側方を進入点としますが、外側の場合は腓腹神経の走行を理解したうえで神経損傷に気を付けることが大事です。エントリーポイントをマークしたら、清潔操作下に消毒を行います。

・局所麻酔

エコーガイド下で30Gや27G針で皮下、さらに腱膜周囲に局所麻酔薬、1％リドカインを5mL程度注入します（図6）。

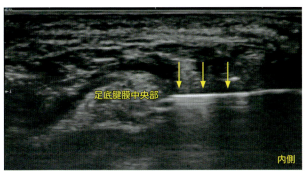
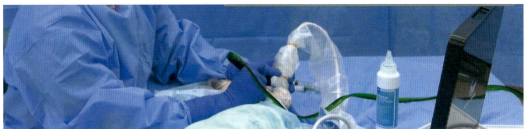

図6　TENEXを用いた足底腱膜障害に対するPUTの体位とエコー像
側臥位、膝屈曲、足関節中間位で行います。
矢印：TENEXが足底筋膜を操作する箇所。

・エコーガイド下の腱剥離術

　TENEXの先端は鈍なため，#11の尖刃で皮切を置いた後，18Gの1.5インチ針を局所麻酔薬を散布した箇所に進めます．その際，麻酔を追加できるように，1％リドカインが5mL程度入ったシリンジを付けておきます．

・PUT

　エコーガイド下にデバイスを挿入し，変性した足底腱膜組織の領域に到達したら，フットペダルを使用して装置を作動させます．先端が変性組織に到達したら，2～3分ほど処置を行います（図7，8）．筆者らは，変性組織の除去にはこの程度で十分であると考えていますが，確立されたプロトコルはできていません．

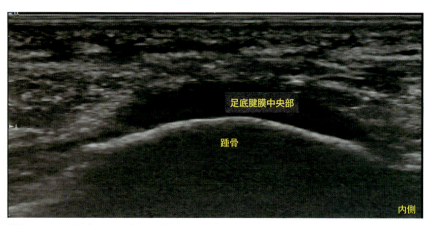

図7　エコーガイド下経皮下足底筋膜中央部切開の短軸像

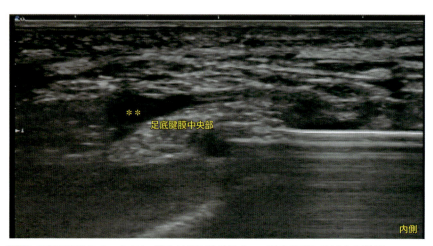

図8　TENEXのチャネリング時（18G針を約4cm足底筋膜に刺入）の様子
足底筋膜表面には局所麻酔薬を注入します．
＊＊：液体の貯留

・後療法

　PUT後の後療法のプロトコルはまだ確立されておらず，切除した組織の量にも依存します。しかし筆者らは，足底腱膜障害の症例のほとんどで，処置後7日間は非荷重での松葉杖使用とウォーキングブーツを推奨しており，その後は必要に応じてさらに1週間ブーツを使用することを勧めています。処置後2週目からはストレッチングや部分荷重下の求心性運動などの理学療法からはじめ，最終的に6週間かけて遠心性運動へと移行します[13),14)]。筆者らは通常，2週目と6週目に患者の再診を行っています。

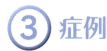症例

　52歳のマスターゴルファー。主訴は左足底痛。ここ5年間で症状は悪化しており，これまで経口鎮痛薬，理学療法，2回にわたるステロイド注射，そしてPRP注射を試行したものの，症状の改善がみられませんでした。

　当初はインソールや夜間の装具着用などで，症状は多少改善していました。VASは6/10で，18ホールのゴルフ後は最大8/10にまでなることもありました。神経学的所見は否定されており，受診時は触診で左内側足底踵領域に圧痛がみられ，squeeze testは陰性でした。エコー検査では，足底腱膜は6.8mmに肥厚しており，低エコーでした。バクスター神経を含む脛骨神経枝には，エコー像では明らかな異常がみられず，Tinel signも陰性でした。

　TENEXによるエコーガイド下経皮的腱膜切開術を行い，処置後2週間の時点で痛みの90％が取れ，6週目には競技復帰できるまでに改善しました[13),14)]。

靱帯/支帯リリース

・手根管リリース

　エコーガイド下横手根靱帯（transverse carpal ligament；TCL）リリースは，エコー像で直視することができるため，600以上の症例において最小限の合併症および95％の成功率が報告されています[22)]。

　従来の内視鏡を利用した場合と比較して，エコーガイド下TCLリリースは神経血管系がみえるため，より安全な手技であるといえます。エコーガイド下の手根管リリースの方法は多岐にわたっており，針[23)〜25)]，ワイヤー[26)〜28)]，フックナイフ[29)〜34)]などを使用して切除する方法や，MANOS CTR™ Hand Board（Thayer Intellectual Property社）[35),36)]またはSX-One MicroKnife®（Sones Health社）[22),37)〜39)]を使用する方法が報告されています。MANOS CTR™ Hand Boardについては，現在発売停止となっています。

　手根管症候群はアスリートには一般的ではないため，手順の詳細は省略しますが，MANOS CTR™ Hand BoardとSX-One MicroKnife®の両デバイスの詳細は以下の通りです。

　MANOS CTR™ Hand Boardは，手関節の皮溝から約2cm近位に挿入され，Kaplanの補助線の近くから出るワイヤー状の装置です。装置がTCLの深さに到達したら，ブレードが装置の手掌に配置されて前後に動き，TCLが切除されます[35),36)]。

　SX-One MicroKnife®は，シャフトの両側にバルーンを有する針状の装置

であり，Kaplanの補助線とtransverse safe zone（TSZ）の間の手関節の皮溝近位より挿入されます。MANOS CTR™ Hand Boardとは異なりSX-One MicroKnife®は遠位側での刺入を必要とせず，装置がTCLの深さに到達するとブレードが逆方向に展開される前に，TSZを延長するためにStealth MicroGuardとよばれるバルーンが膨張し，TCLがリリースされます[22),37)~39)]。

・その他の靱帯/支帯リリース

その他にリリースされる支帯としては，第1区画の支帯（1DC）が挙げられます[40)]。ある研究では，10体のキャダバーと35人の患者に対し，エコーガイド下で10本のガイド針と曲がった21G針および副腎皮質ステロイド注射を組み合わせた1DCリリースを行いました。キャダバーのみ屈筋支帯のリリースをエコーガイド下で行い，フックナイフを使用してキャダバーの12足関節の屈筋支帯リリースに成功しました[41)]。

腱，腱膜，筋膜リリース

・上腕二頭筋長頭腱リリース

これまで3つの研究において，合計22体のキャダバーでエコーガイド下での上腕二頭筋長頭腱のリリースが行われています[42)~44)]。さまざまな装置（フックナイフ，メス，バナナ刃，格納式刃，鋸歯状刃），位置（腱板疎部，上腕二頭筋アンカー，および結節間溝）で二頭筋腱のリリースを行っています。

エコーガイド下で前述の位置にそれぞれの装置を挿入し，抵抗がなくなるまで内側から外側方向に腱を切断します。メスまたはフックナイフを使用して結節間溝で行われた症例が最も上腕二頭筋腱の長頭のリリースの成績がよく，外科的処置の適応ではない，上腕二頭筋腱長頭の腱障害および痛みを有する患者の症例報告では，エコーガイド下リリースの有効性が報告されています[45)]。

肩甲下筋腱の遠位端と大胸筋付着部近位端の位置で上腕二頭筋長頭腱の短軸像を描出します。外側からフックナイフを挿入し，ナイフの長軸像を描出しながら内側から外側に向かって逆行性に切開を加えます[45)]。

・足底筋腱リリース

足底腱膜およびアキレス腱障害に対するエコーガイド下足底筋腱リリースの妥当性は，20体のキャダバーを用いた研究で報告されています[46)]。腹臥位で足底筋腱を同定し，腓腹神経および小さな伏在静脈を避けながら，ブレードを足底筋腱に対して平行にし，エコーガイド下で外側方向から内側方向にフックナイフを挿入します。フックナイフの先端が足底筋腱より内側に来たところで，腱に対して90°回転させ，足底筋腱をリリースするために逆方向へ内側から外側方向に引っ張ります[46)]。

・腓腹筋リリース[47)]

22体のキャダバーと25人の患者（アキレス腱障害，尖足および足底fascia障害）を対象とした研究では，キャダバーではフックナイフを使用して神経血管を損傷することなくリリースすることができ，患者に対しては1年経過後に痛みの改善がみられたことが報告されています。これらは，外側から内側へのアプローチで，下腿中央部筋腱移行部付近においてエコーガイド下でフックナイフを使用して行われました。

・**足底腱膜リリース**

　患者を腹臥位にします。エコーガイド下で局所麻酔薬注入後，皮切を置きます。内側からフックナイフを挿入し，足関節を屈曲した後，フックナイフを内側から外側に向かって逆方向に引き，筋層を切断します[48]。Debruleら[49]は，足底fasciaの内側1/3をエコーガイド下にビーバー型ブレードを用いて深層から浅層に向かって切断する手順を報告しています。

・**慢性筋区画症候群の腱膜切開**[50]

　これまで慢性筋区画症候群に対し，エコーガイド下で周囲の神血管系を損傷することなく，半月板切除刀を用いて腱膜リリースを行ったキャダバー研究が報告されています。半月板切除刀はエコーガイド下で2箇所の挿入点（近位と区画の中心部）から挿入し，前側と外側の区画に対して順行性にリリースを行います。

第三世代：修復・再建

携帯性とアクセスが容易なこと，および空間分解能の進歩により，スポーツ領域におけるエコーは，診断ツールとしてだけではなく，より正確で低侵襲な処置のツールとしても利用が高まるでしょう。エコー解剖学の理解が深まるにつれて，工学分野と連携しながらTENEXやSX-One MicroKnife®のようなデバイスが今後も生まれてくると思われます。このようなエコーガイド下での使用を目的とした第一，第二世代のデバイスを発展・応用させ，組織の修復や再建を目指した第三世代であるエコーガイド下手術が現実に近付くと思います。

文献

1) Alfredson H. Ultrasound and Doppler-guided mini-surgery to treat midportion Achilles tendinosis: results of a large material and a randomised study comparing two scraping techniques. Br J Sports Med 2011; 45(5): 407-10.
2) Hall MM, Rajasekaran S. Ultrasound-Guided Scraping for Chronic Patellar Tendinopathy: A Case Presentation. PM R 2016; 8: 593-6.
3) Humphrey J, Chan O, Crisp T, et al. The short-term effects of high volume image guided injections in resistant non-insertional Achilles tendinopathy. J Sci Med Sport 2010; 13: 295-8.
4) Boesen, AP, Hansen R, Boesen MI, et al. Effect of High-Volume Injection, Platelet-Rich Plasma, and Sham Treatment in Chronic Midportion Achilles Tendinopathy: A Randomized Double-Blinded Prospective Study. Am J Sports Med 2017; 45: 2034-43.
5) Chan O, O'Dowd D, Padhiar N, et al. High volume image guided injections in chronic Achilles tendinopathy. Disabil Rehabil 2008; 30: 1697-708.
6) Maffulli N, Spiezia F, Longo UG, et al. High volume image guided injections for the management of chronic tendinopathy of the main body of the Achilles tendon. Phys Ther Sport 2013; 14: 163-7.
7) Abate M, Di Carlo L, Verna S, et al. Synergistic activity of platelet rich plasma and high volume image guided injection for patellar tendinopathy. Knee Surg Sports Traumatol Arthrosc 2018; 26: 3645-51.
8) Crisp T, Khan F, Padhiar N, et al. High volume ultrasound guided injections at the interface between the patellar tendon and Hoffa's body are effective in chronic patellar tendinopathy: A pilot study. Disabil Rehabil 2008; 30: 1625-34.
9) Maffulli N, Del Buono A, Oliva F, et al. High-Volume Image-Guided Injection for Recalcitrant Patellar Tendinopathy in Athletes. Clin J Sport Med 2016; 26: 12-6.
10) Morton S, Chan O, King J, et al. High volume image-guided Injections for patellar tendinopathy: a combined retrospective and prospective case series. Muscles Ligaments Tendons J 2014; 4: 214-9.

11) Morton S, Chan O, Price J, et al. High volume image-guided injections and structured rehabilitation improve greater trochanter pain syndrome in the short and medium term : a combined retrospective and prospective case series. Muscles Ligaments Tendons J 2015 ; 5 : 73-87.
12) Morton S, Chan O, Ghozlan A, et al. High volume image guided injections and structured rehabilitation in shoulder impingement syndrome : a retrospective study. Muscles Ligaments Tendons J 2015 ; 5 : 195-9.
13) Boden AL, Scott MT, Dalwadi PP, et al. Platelet-rich plasma versus Tenex in the treatment of medial and lateral epicondylitis. J Shoulder Elbow Surg 2019 ; 28 : 112-9.
14) Barnes DE, Beckley JM, Smith J. Percutaneous ultrasonic tenotomy for chronic elbow tendinosis : a prospective study. J Shoulder Elbow Surg 2015 ; 24 : 67-73.
15) Seng C, Mohan PC, Koh SB, et al. Ultrasonic Percutaneous Tenotomy for Recalcitrant Lateral Elbow Tendinopathy : Sustainability and Sonographic Progression at 3 Years. Am J Sports Med 2016 ; 44 : 504-10.
16) Williams RC, Pourcho AM. Percutaneous Ultrasonic Tenotomy for Refractory Common Extensor Tendinopathy After Failed Open Surgical Release : A Report of Two Cases. PM R 2018 ; 10 : 313-6.
17) Battista CT, Dorweiler MA, Fisher ML, et al. Ultrasonic Percutaneous Tenotomy of Common Extensor Tendons for Recalcitrant Lateral Epicondylitis. Tech Hand Up Extrem Surg 2018 ; 22 : 15-8.
18) Elattrache NS, Morrey BF. Percutaneous ultrasonic tenotomy as a treatment for chronic patellar tendinopathy—jumper's knee. Operative Techniques in Orthopaedics 2013 ; 23 : 98-103.
19) Sanchez PJ, Grady JF, Saxena A. Percutaneous Ultrasonic Tenotomy for Achilles Tendinopathy Is a Surgical Procedure With Similar Complications. J Foot Ankle Surg 2017 ; 56 : 982-4.
20) Hall MM, Woodroffe L. Ultrasonic Percutaneous Tenotomy for Recalcitrant Calcific Triceps Tendinosis in a Competitive Strongman : A Case Report. Curr Sports Med Rep 2017 ; 16 : 150-2.
21) Patel MM. A novel treatment for refractory plantar fasciitis. Am J Orthop (Belle Mead NJ) 2015 ; 44 : 107-10.
22) Henning PT, Yang L, Awan T, et al. Minimally Invasive Ultrasound-Guided Carpal Tunnel Release : Preliminary Clinical Results. J Ultrasound Med 2018 ; 37 : 2699-706.
23) McShane JM, Slaff S, Gold JE, et al. Sonographically guided percutaneous needle release of the carpal tunnel for treatment of carpal tunnel syndrome : preliminary report. J Ultrasound Med 2012 ; 31 : 1341-9.
24) Guo XY, Xiong MX, Lu M, et al. Ultrasound-guided needle release of the transverse carpal ligament with and without corticosteroid injection for the treatment of carpal tunnel syndrome. J Orthop Surg Res 2018 ; 13 : 69.
25) Guo XY, Xiong MX, Zhao Y, et al. Comparison of the Clinical Effectiveness of Ultrasound-Guided Corticosteroid Injection with and without Needle Release of the Transverse Carpal Ligament in Carpal Tunnel Syndrome. Eur Neurol 2017 ; 78 : 33-40.
26) Guo D, Guo D, Guo J, et al. A Cadaveric Study for the Improvement of Thread Carpal Tunnel Release. J Hand Surg Am 2016 ; 41 : e351-7.
27) Guo D, Guo D, Guo J, et al. A Clinical Study of the Modified Thread Carpal Tunnel Release. Hand (NY) 2017 ; 12 : 453-60.
28) Burnham R, Playfair L, Loh E, et al. Evaluation of the Effectiveness and Safety of Ultrasound-Guided Percutaneous Carpal Tunnel Release : A Cadaveric Study. Am J Phys Med Rehabil 2017 ; 96 : 457-63.
29) Capa-Grasa A, Rojo-Manaute JM, Rodriguez FC, et al. Ultra minimally invasive sonographically guided carpal tunnel release : an external pilot study. Orthop Traumatol Surg Res 2014 ; 100 : 287-92.
30) Rojo-Manaute JM, Capa-Grasa A, Chana-Rodriguez F, et al. Ultra-Minimally Invasive Ultrasound-Guided Carpal Tunnel Release : A Randomized Clinical Trial. J Ultrasound Med 2016 ; 35 : 1149-57.
31) Rojo-Manaute JM, Capa-Grasa A, Rodríguez-Maruri GE, et al. Ultra-minimally invasive sonographically guided carpal tunnel release : anatomic study of a new technique. J Ultrasound Med 2013 ; 32 : 131-42.
32) Chern TC, Kuo LC, Shao CJ, et al. Ultrasonographically Guided Percutaneous Carpal Tunnel Release : Early Clinical Experiences and Outcomes. Arthroscopy 2015 ; 31 : 2400-10.
33) Petrover D, Hakime A, Silvera J, et al. Ultrasound-Guided Surgery for Carpal Tunnel Syndrome : A New Interventional Procedure. Semin Intervent Radiol 2018 ; 35 : 248-54.
34) Petrover D, Silvera J, De Baere T, et al. Percutaneous Ultrasound-Guided Carpal Tunnel Release : Study Upon Clinical Efficacy and Safety. Cardiovasc Intervent Radiol 2017 ; 40 : 568-75.
35) Buncke G, McCormack B, Bodor M. Ultrasound-guided carpal tunnel release using the manos CTR system. Microsurgery 2013 ; 33 : 362-6.

36) Markison RE. Percutaneous ultrasound-guided MANOS carpal tunnel release technique. Hand (NY) 2013；8：445-9.
37) Henning T, Lueders D, Chang K, et al. Ultrasound-Guided Carpal Tunnel Release Using Dynamic Expansion of the Transverse Safe Zone in a Patient With Postpolio Syndrome：A Case Report. PM R 2018：10：1115-8.
38) Latzka EW, Henning PT, Pourcho AM. Sonographic Changes After Ultrasound-Guided Release of the Transverse Carpal Ligament：A Case Report. PM R 2018：10：1125-9.
39) Beckman JP, Sellon JL, Lachman N, et al. Sonographically Detected Transligamentous Median Nerve Branch. Am J Phys Med Rehabil 2018：97(9)：e87-8.
40) Lapègue F, André A, Pasquier Bernachot E, et al. US-guided percutaneous release of the first extensor tendon compartment using a 21-gauge needle in de Quervain's disease：a prospective study of 35 cases. Eur Radiol 2018：28：3977-85.
41) Iborra Á, Villanueva-Martínez M, Barrett SL, et al. Ultrasound-Guided Release of the Tibial Nerve and Its Distal Branches：A Cadaveric Study. J Ultrasound Med 2018. [Epub ahead of print]
42) Levy B, Ducat A, Gaudin P, et al. Ultrasound-guided percutaneous tenotomy of the long head of the biceps tendon a non-reliable technique. Knee Surg Sports Traumatol Arthrosc 2012：20：1027-30.
43) Aly AR, Rajasekaran S, Mohamed A, et al. Feasibility of ultrasound-guided percutaneous tenotomy of the long head of the biceps tendon-A pilot cadaveric study. J Clin Ultrasound 2015：43：361-6.
44) Sconfienza LM, Mauri G, Messina C, et al. Ultrasound-Guided Percutaneous Tenotomy of Biceps Tendon：Technical Feasibility on Cadavers. Ultrasound Med Biol 2016：42：2513-7.
45) Greditzer HG 4th, Kaplan LD, Lesniak BP, et al. Ultrasound-guided percutaneous long head of the biceps tenotomy：a novel technique with case report. HSS J 2014：10：240-4.
46) Smith J, Alfredson H, Masci L, et al. Sonographically Guided Plantaris Tendon Release：A Cadaveric Validation Study. PM R 2019：11：56-63
47) Villanueva M, Iborra Á, Rodríguez G, et al. Ultrasound-guided gastrocnemius recession：a new ultra-minimally invasive surgical technique. BMC Musculoskelet Disord 2016：17：409.
48) Vohra PK, Japour CJ. Ultrasound-guided plantar fascia release technique：a retrospective study of 46 feet. J Am Podiatr Med Assoc 2009：99：183-90.
49) Debrule MB. Ultrasound-guided weil percutaneous plantar fasciotomy. J Am Podiatr Med Assoc 2010：100：146-8.
50) Lueders DR, Sellon JL, Smith J, et al. Ultrasound-Guided Fasciotomy for Chronic Exertional Compartment Syndrome：A Cadaveric Investigation PM R 2017：9：683-90.

第3章 応用 2．リハビリテーションにおけるエコーの活用法

運動器リハビリテーションにおけるエコー評価

林　典雄（運動器機能解剖学研究所）

はじめに

　整形外科医と理学療法士は，運動器疾患の診療において常に両輪として患者にかかわる関係であるべきです．そのためには，両者のなかで共通言語，共通画像が必要であり，その中心に位置するのがエコー像です．ここでは運動器疾患の評価に動態観察をどう利用するかについて解説します．

動画①，②はこちらから
①：CHLの外旋動態正常例
②：CHLの外旋動態癒着例

烏口上腕靱帯の癒着評価

　烏口上腕靱帯（coraco-humeral ligament：CHL）は，肩関節可動域制限の原因としてきわめて重要な組織です．CHLは上腕二頭筋長頭（long head of the biceps：LHB）腱をランドマークに画像を描出します．

　結節間溝を通過するLHB腱に沿って短軸走査し，腱板疎部を描出すると（図1a），LHB腱，肩甲下筋腱，棘上筋腱，肩峰下滑液包（bursa）がきれいなコントラストをもって描出されます（図1b）．LHB腱の上方で各組織間を埋めるようにみえるのがCHLです．同部に癒着があると，各組織間が高エコーとなり各組織間のコントラストが鈍くなり，LHB腱とbursaとの距離が開大する肥厚像が確認できます（図1c）．

　次に，LHB腱に沿ってCHLの長軸像を描出します（図2a）．そのまま外旋運動時の動態を観察すると，CHLは外旋最終域で運動を制動する様子がわかります（図2b，動画①）．LHB腱とCHLに癒着のある症例では，外旋運動の途中で肥厚したCHLが早期に運動を制動している様子が観察できます（図2c，動画②）．

運動器リハビリテーションにおけるエコー評価

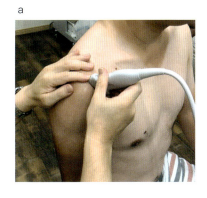
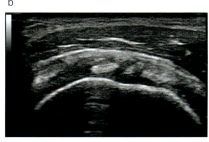
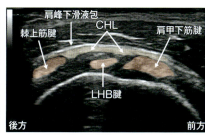
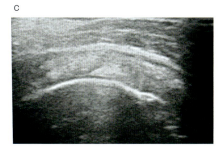
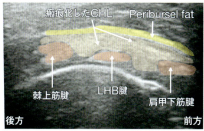

図1 癒着したCHLの短軸像
a：プローブの位置。腱板疎部でLHB腱をランドマークにして短軸走査します。
b：正常像。LHB腱と肩峰下滑液包との間を埋めているのがCHLです。各組織間のコントラストが明瞭です。
c：癒着像。瘢痕化したCHLにより各組織間のコントラストが不明瞭です。また，LHB腱と肩峰下滑液包との間が拡大しています。

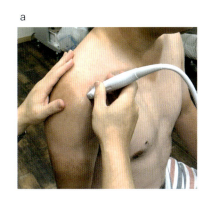
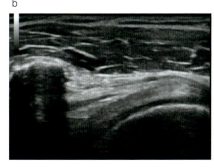
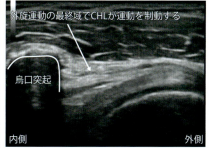
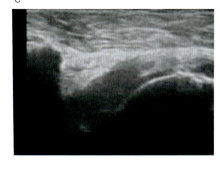
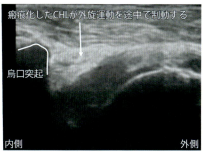

図2 外旋運動時のCHLの長軸動態
a：プローブの位置。LHB腱をランドマークにして長軸走査します。
b：正常動態。正常なCHLは外旋最終域で緊張し，運動を途中で妨げません。
c：癒着動態。瘢痕化したCHLが運動の途中で緊張し，その時点で外旋が制限されます。

② 烏口肩峰アーチを基準とした回旋運動時の求心性評価

動画③はこちらから
③：CALをガイドとした求心性評価 正常肩

肩関節障害に対する運動療法の目的を一言で表現すれば，「骨頭求心性の再獲得」につきます。投球時に発生するインピンジメント症候群は求心性の乱れにより生じる現象で，一般的にNeer test，Hawkins testによって評価されています。

烏口肩峰靱帯（coraco-acromial ligament：CAL）をガイドに肩関節の回旋動態を観察すると（図3a），骨頭変位の方向（肩峰側なのか烏口突起側なのか）が把握できます。動態観察を行う際の留意点として，プローブの観察面と回旋運動面が一致するように手台の高さを調整する必要があります。正常例では求心性の高い安定した回転運動が観察されます。（図3b，動画③）

a

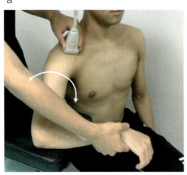

b

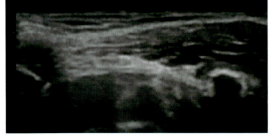 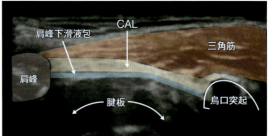

図3　CALをガイドとした骨頭の求心性評価正常例
a：プローブ位置。CALの長軸走査を通して，回旋運動中の骨頭求心性を評価します。
b：正常肩の回旋動態。正常肩では回旋運動時の求心性が維持されており，滑らかな回転運動が観察できます。

しかし，棘下筋の硬さが著明な症例では烏口下インピンジメントが（図4a，動画④），小円筋から上腕三頭筋長頭周辺の硬さが著明な症例では肩峰下インピンジメントが（図4b，動画⑤）観察される傾向があります．また，外旋運動の際に肩峰下に疼痛が生じる症例では，腱板の移動とともにCALが一緒に引かれる癒着像が観察される場合があります（図4c，動画⑥）．

動画④～⑥はこちらから
④：烏口下インピンジメント症例
⑤：肩峰下インピンジメント症例
⑥：肩峰下癒着症例

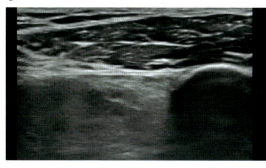 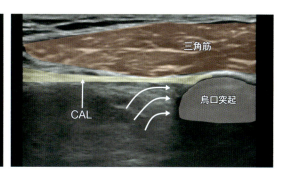

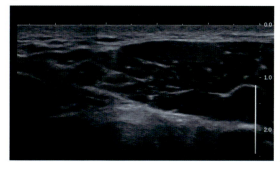 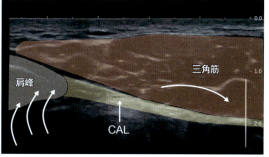

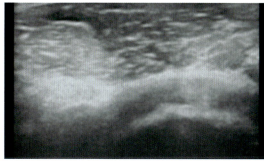 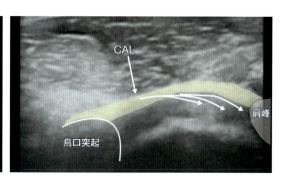

図4 CALをガイドとした骨頭の求心性評価異常例
a：烏口下インピンジメント．内旋運動に伴い腱板が烏口突起に衝突します．
b：肩峰下インピンジメント．内旋運動に伴い腱板が肩峰に衝突します．
c：癒着動態．外旋運動に伴う腱板の後方移動に同期してCALが引かれます．

③ Bennett骨棘部における滑走性評価

動画⑦はこちらから
⑦：Bennet骨棘部の確認

　Bennett骨棘は，投球に伴う肩関節後方部痛を訴える選手では常に頭に置いておきたい疾患の1つです。Bennett骨棘と診断された選手の疼痛出現時期を観察すると，cocking phase～acceleration phaseにかけて出現する場合と，ball release～follow through phaseにかけて出現する場合とに大別されます。前者の場合に有効な超音波検査として，外旋運動に伴う棘下筋の滑走動態を，Bennett骨棘部において観察することをお勧めします。

　超音波検査は，患者を坐位にして行います。まず，棘下筋を近位から遠位へと短軸走査しBennett骨棘部を確認します（図5，動画⑦）。その後，骨棘部を中心に棘下筋の長軸像を描出し，外旋運動時の棘下筋とBennett骨棘部との滑走動態を観察します。

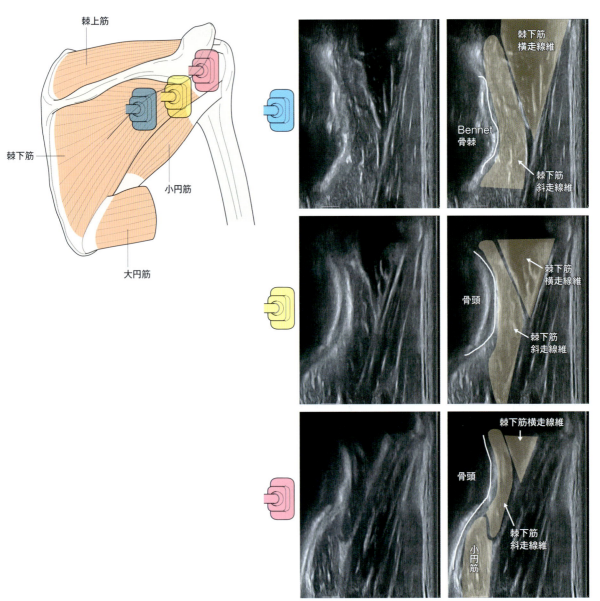

図5　Bennett骨棘部の確認と骨棘部に一致する腱板の同定
棘下筋斜走線維がBennett骨棘部上に位置していることがわかります。

運動器リハビリテーションにおけるエコー評価

　Bennett骨棘があっても疼痛がない症例では，骨棘部をスムーズに乗り越える棘下筋の様子を認めますが（図6a, b，動画⑧），疼痛を有する症例では骨棘部における棘下筋の滑走が癒着により制限され，癒着部遠位の組織が骨頭の回旋とともに挟み込まれる様子が観察できます（図6c，動画⑨）。

動画⑧〜⑩はこちらから
⑧：癒着がない無症候症例
⑨：Bennet骨棘部での癒着によるインターナルインピンジメント
⑩：橈骨輪状靱帯EDC区画の描出

④ 橈骨輪状靱帯の癒着評価

　橈骨頭を取り囲む橈骨輪状靱帯は，前腕の回内運動で緊張し回外運動で弛緩することが知られており，この靱帯の癒着は回内制限の主たる原因と考えられています。前腕回内運動に伴う橈骨輪状靱帯の緊張は，総指伸筋が位置する区画の伸縮によってコントロールされていることがわかっています。

　超音波検査は，患者を坐位とし，肘関節を伸展位で手台の上に置いた状態で行います。まず，前腕の背側中央部にプローブを当て，総指伸筋の短軸像を確認します。総指伸筋は長方形を呈しており，手指の伸展運動を行わせて同定し，そのまま橈骨輪状靱帯のレベルまでプローブを移動し総指伸筋区画を描出します（図7，動画⑩）。

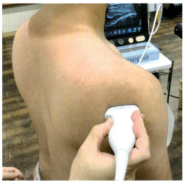
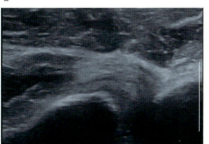
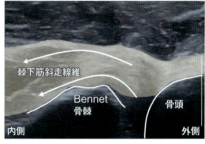
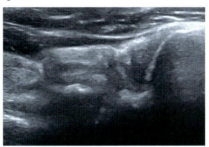
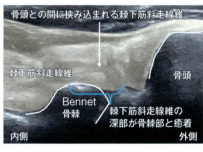

図6 Bennett骨棘部における外旋運動時の棘下筋動態

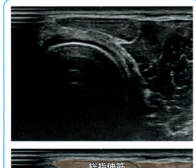
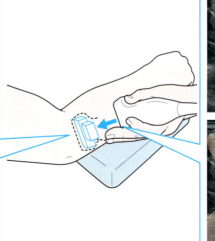
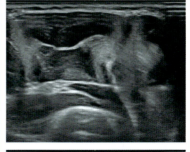
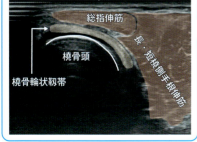
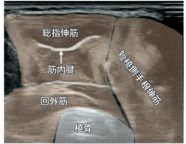

図7 橈骨輪状靱帯の総指伸筋区画の同定

第3章　応用

213

プローブを固定したまま前腕の回旋運動を行うと，回外に伴い縮み，回内に伴って伸張する橈骨輪状靱帯を観察できます（図8a，動画⑪）。回内制限を有する症例では，総指伸筋区画における伸長を観察することができません（図8b，動画⑫）。

動画⑪，⑫はこちらから
⑪：橈骨輪状靱帯EDC区画の回内外動態正常例
⑫：回内制限患者のEDC区画の動態

a

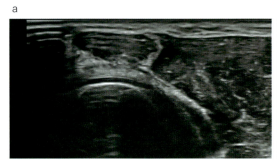 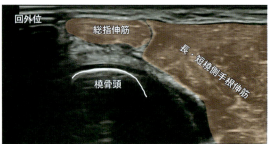

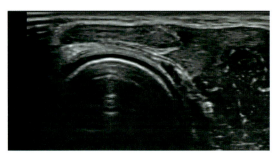 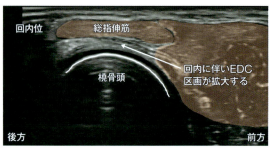

b

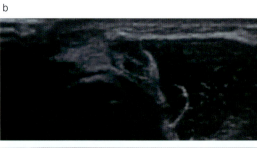 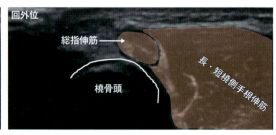

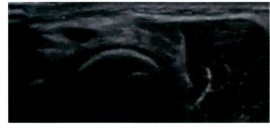 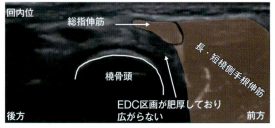

図8 前腕回旋運動に伴う総指伸筋区画の動態
a：回内・回外運動時の総指伸筋区画の正常動態。橈骨輪状靱帯の総指伸筋区画は回内に伴って2点間距離が拡大します。
b：回内・回外運動時の総指伸筋区画にて回内制限を有する症例の動態。回内に伴う総指伸筋区画の拡大がみられません。

⑤ 肘関節後方インピンジメント評価

　肘関節伸展時に後方に疼痛を訴えるスポーツ選手は，決して少なくありません。通常は骨棘を主体とした骨性インピンジメントの症状と認識されていることが多く，疼痛の程度に応じてクリーニング手術が行われています。一方で，骨棘の存在がないにもかかわらず疼痛を訴える選手では，後方脂肪体のインピンジメントを頭に浮かべる必要があります。

　肘関節後方の脂肪体は，関節包内，滑膜外に存在し，肘関節後方のスペースを埋めています（図9）。この脂肪体の動態評価は，肘頭窩のレベルで長軸走査を行い伸展運動時の肘頭と脂肪体との関係を観察します。このとき，プローブの遠位側で肘頭が観察できる位置から伸展させることできれいな動画が得られます。

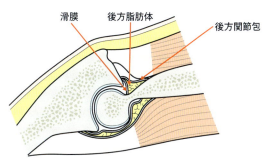

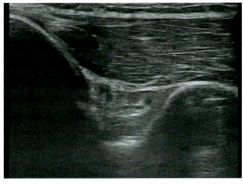 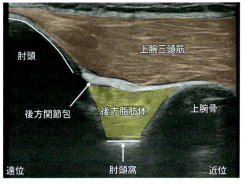

図9　肘関節にある後方脂肪体

正常な肘関節では，伸展とともに脂肪体は背側近位へと移動し肘頭との挟み込みを回避しますが（図10a，動画⑬），インピンジメントのある症例では，肘頭に脂肪体が挟み込まれ，この現象と同期して疼痛が発生します（図10b，動画⑭）。脂肪体の移動が制限される原因は，肘頭窩の近位で生じた上腕三頭筋内側頭と骨との癒着や内側頭がもつ関節筋機能の障害が多いようです。

動画⑬，⑭はこちらから
⑬：正常肘における肘後方脂肪体の動態
⑭：肘後方脂肪体インピンジメント

a
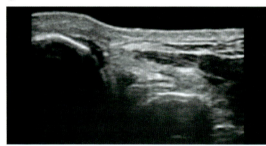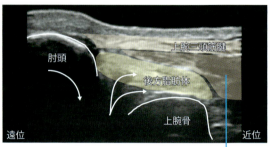

b
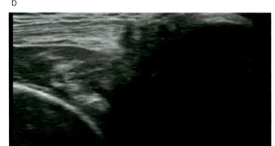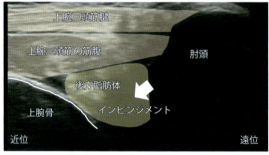

図10　肘関節伸展運動に伴う後方脂肪体の動態
a：正常肘の後方脂肪体の動態。肘頭窩に肘頭が進入すると同時に後方脂肪体は背側近位へと移動し，挟み込みを回避します。
b：後方脂肪体のインピンジメント。肘頭の進入により後方脂肪体が挟み込まれる様子が観察されます。

⑥ FAI症状に対する大腿直筋周辺組織の屈曲動態評価

　股関節深屈曲時に生じる鼠径部痛の原因として，大腿骨寛骨臼インピンジメント（femoroacetabular impingement：FAI）が挙げられています．一般に，寛骨臼側の問題であれ頚部側の問題であれ骨形態を重視した議論が多いようですが，骨形態に問題がないスポーツ選手の場合では，股関節屈曲運動時の前方軟部組織に注目した検討を行うべきです．

　股関節屈曲時の前方軟部組織の動態を観察するには，マイクロコンベックスプローブが必要です．評価は背臥位とし，被検者の掌を腰椎とベッドとの間に入れ，骨盤の後傾運動を止めます．その後，股関節の前方組織の短軸走査にて大腿直筋を同定し（図11a）長軸像を描出します（図11b）．

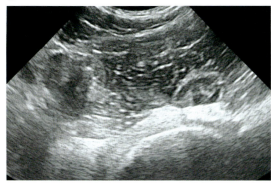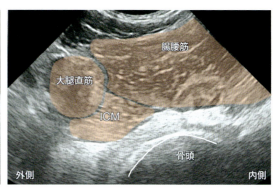
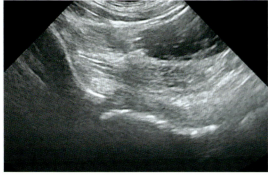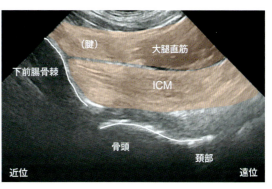

図11　マイクロコンベックスプローブを用いた大腿直筋起始部の描出
a：短軸走査による大腿直筋の同定．大腿骨頭レベルで短軸走査し，腸腰筋の外側に位置する大腿直筋を同定します．
b：大腿直筋起始部の長軸描出．短軸走査で同定した大腿直筋をガイドに長軸像を描出します．大腿直筋の深部に，下前腸骨棘，iliocapsularis muscle（ICM），骨頭，頚部が観察されます．

検者はプローブを固定し，助手が股関節を屈曲することで観察します．正常例では，大腿直筋腱の前方移動とともに深部に位置する軟部組織が引き上げられますが（図12a，動画⑮），FAIでは，大腿直筋腱の深部にある脂肪組織やiliocapsularis muscle（ICM）が，瘢痕とともに関節方向へと引き込まれる現象が観察できます（図12b，動画⑯）．この現象は炎症の繰り返しを伴う周辺癒着と解釈されますから，同部の癒着改善を運動療法として実施します．

動画⑮，⑯はこちらから
⑮：大腿直筋起始部屈曲動態正常例
⑯：大腿直筋起始部屈曲動態FAI症例

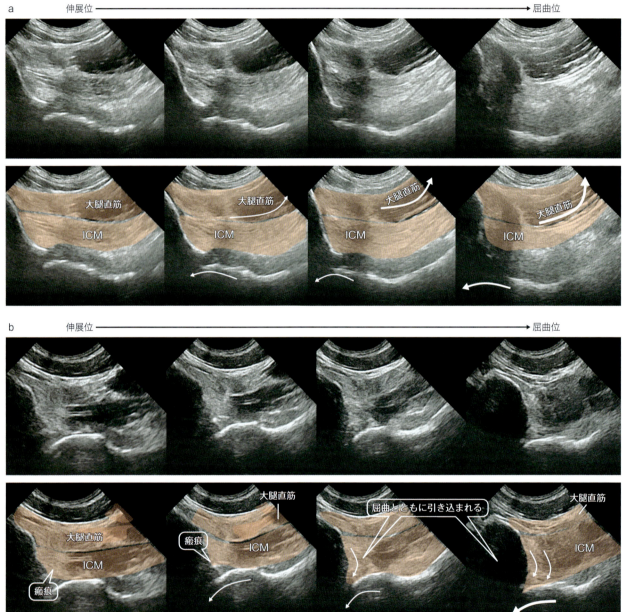

図12　股関節屈曲時の大腿直筋起始部周辺組織の動態
a：正常屈曲動態．大腿直筋の前方移動とともにICMを含めた周辺組織が引き上げられ挟み込みを回避します．
b：FAI例の屈曲動態．屈曲時に鼠径部痛を訴える症例では，ICM周辺組織が瘢痕組織とともに関節内方向へと引き込まれます．

運動器リハビリテーションにおけるエコー評価

⑦ 大腿神経障害の癒着評価

動画⑰はこちらから
⑰：大腿神経のprobe compression test

鼠径部痛を訴えるスポーツ選手を診る際には，必ず疼痛の範囲を選手自身に示してもらうことが大切です．股関節から大腿に向けて手が移動した場合には，大腿神経障害を念頭に置いた評価を行う必要があります．

超音波検査は，大腿骨頭レベルで腸腰筋の短軸像を描出し，大腿動脈のすぐ外側に位置する大腿神経を同定します（図13a）．大腿神経の深部にある腸腰筋（大腰筋に相当）の筋厚を健側と比較するとともに（図13b），プローブの角で神経を圧迫（probe compression test）し，放散痛の有無を確認します（図13c，動画⑰）．その後，大腿神経を画面の中央に置きそのままプローブを反復圧迫し，その際の動態を観察します．

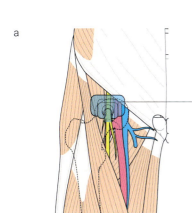

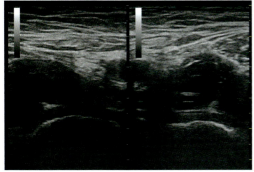
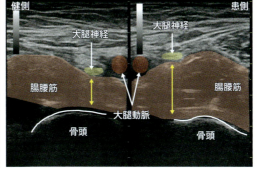

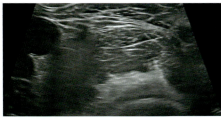
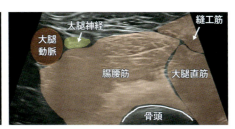

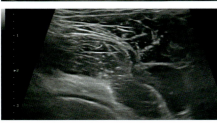
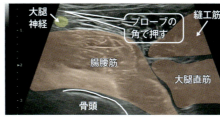

図13 大腿神経障害において確認すべき臨床所見

a：プローブの位置．大腿骨頭をランドマークに，短軸像を描出します．
b：大腿骨頭レベルの短軸像．大腿骨頭レベルの短軸像から，腸腰筋の筋厚を比較します．
c：大腿神経のprobe compression test．エコーガイド下に大腿神経をプローブの角で圧迫し疼痛を誘発します．

正常例では，圧迫に伴い大腿神経が腸腰筋の表面を内側下方へと滑り落ちる動きが観察できますが（図14a，動画⑱），癒着が存在すると神経の内側下方への移動は観られず，大腿動脈とともに神経が移動する所見が観察できます（図14b，動画⑲）。運動療法としては大腿神経の滑走性を改善する技術を提供し，再度超音波評価を行うというプロセスを繰り返します。

動画⑱，⑲はこちらから
⑱：大腿神経の圧迫動態健側
⑲：大腿神経の圧迫動態患側

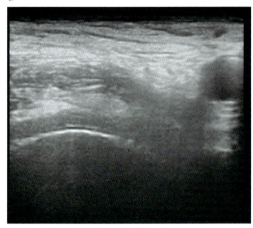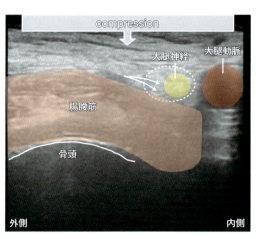

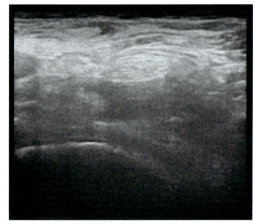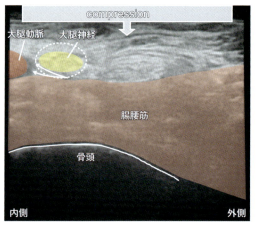

図14　反復圧迫にて観察できる大腿神経の動態
a：圧迫時の大腿神経の正常動態。圧迫に伴い，大腿神経は腸腰筋の表面を滑り落ちるように内側深部へと移動します。
b：圧迫時に癒着が存在する大腿神経の動態。大腿神経は腸腰筋の表面を滑り落ちず，血管に引かれるように内側へと移動します。

⑧ 膝蓋下脂肪体の硬さ評価

　膝蓋下脂肪体（infrapatellar fat pad：IFP）はpain generator（疼痛増幅器）とも称され，膝関節疼痛の原因組織として重要です。膝前十字靱帯再建術や半月板にかかわる縫合・切除術は関節鏡視下で行われますが，IFP内を内視鏡が貫通しますから術後は必ず瘢痕化します。また術後に限らず，anterior knee pain症状を呈するスポーツ選手は，多くの例でIFPの硬さを触診できますし，IFPの柔軟性が改善するとともに疼痛が緩解することを経験します。

　IFPの硬さを評価するためには，膝蓋靱帯に対してプローブを短軸に当て，ビームを大腿骨膝蓋面（顆部軟骨）に向けて描出すると，IFPを明確な塊として観察することができます（図15）。

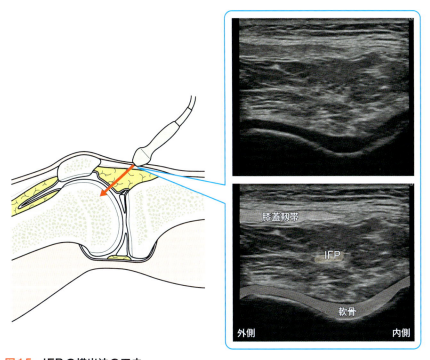

図15　IFPの描出法の工夫

ここから外側の関節面を画面上で水平となるようプローブを内側へと移動させ，IFP外側の輝度の状態を観察します。そのまま反復して圧迫操作を繰り返すと（図16a），IFP外側の歪み具合を把握することができます（図16b，動画⑳，㉑）。これにエラストグラフィを組み合わせることで，IFP内の部分的な硬さをとらえることが可能です。IFP内側の評価を行う際には，プローブを外側へと移動させ同様に行います。

動画⑳，㉑はこちらから
⑳：健側IFP外側の圧迫動態
㉑：患側IFP外側の圧迫動態

a
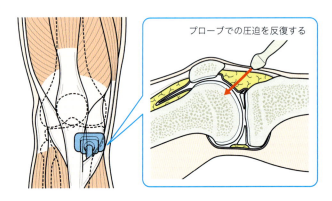

b
健側の圧迫動態
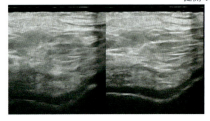 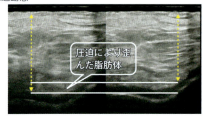

患側の圧迫動態
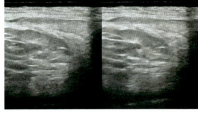 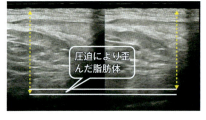

図16　IFPの圧迫動態観察
a：IFP（外側部）の圧迫動態の見方。外側の関節面が画面上水平になるようにプローブを内側へ移動させ，同部で反復して圧迫を加えたときの動態を観察します。
b：IFP（外側部）の圧迫動態例。健側はプローブの圧迫に同期して脂肪体の変形が確認できます。患側では圧迫に伴う脂肪体の変形が乏しく，変性・硬化しているのがわかります。

⑨ 足関節後方部でのFHLの癒着評価

　長母趾屈筋（flexor hallucis longus：FHL）は，母趾を屈曲する筋として一般に認識されていますが，足関節背屈制限因子の最たる組織です。FHL腱は距骨後方にある内側ならびに外側結節の間を通過しますので，足関節後方でFHLが癒着すると距骨が後方に移動することができません。

　FHLの癒着を評価するには，足関節の内側近位でFHLを短軸走査した後，FHLの筋内腱に沿って長軸像を描出します（図17a）。描出されたFHL腱に沿ってプローブを遠位へと進め，距骨後方を通過する様子を観察します（図17b）。

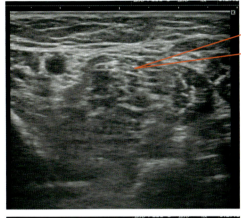
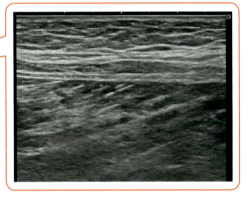
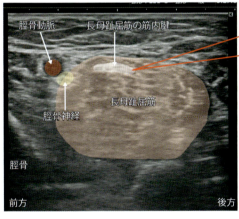
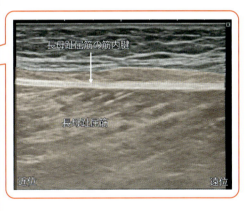
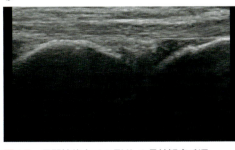
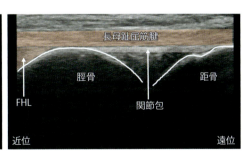

図17　足関節後方でのFHLの長軸観察手順
a：FHLの描出。足関節の近位内側でFHLの短軸走査から筋内腱を確認します。その後筋内腱に合わせて長軸像を描出します。
b：足関節後方でのFHLの描出。先に描出したFHL腱をガイドにプローブを遠位へ進め，足関節後方での腱走行を描出します。

FHL腱を観察したまま母趾の他動伸展を加えると，正常例ではFHL腱の遠位滑走とともにFHL筋腹が距腿関節を越えて距骨後方まで引き出てくる様子がわかります（図18a，動画㉒）。癒着例の評価では，FHL腱の滑走性だけでなく脛骨とFHLとの間に形成される瘢痕組織にも注意して観察するとよいでしょう（図18b，動画㉓）。

動画㉒，㉓はこちらから
㉒：足関節後方における母趾伸展時のFHL動態
㉓：FHL深部での癒着症例

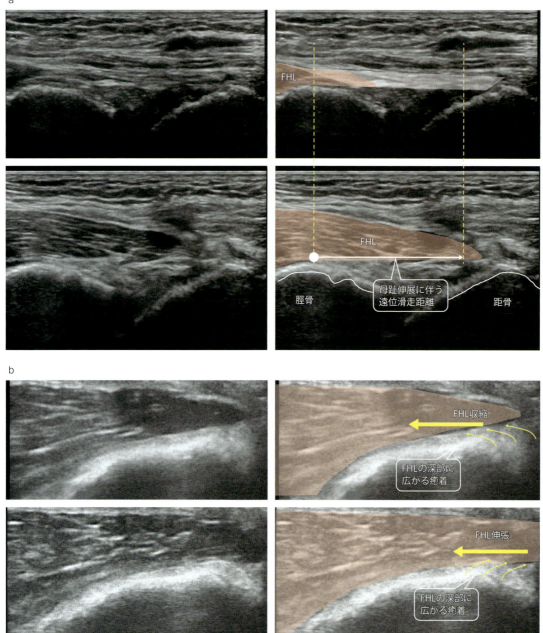

図18　足関節後方でのFHLの長軸動態観察
a：母趾伸展に伴うFHLの正常遠位滑走。母趾伸展により，FHLは距骨後方まで遠位滑走しているのがわかります。
b：FHL深部の癒着例。FHLの深部に高エコー域が観察できます。動態をみると，FHLと関節包とが癒着している様子がわかります。

⑩ 足底部脂肪組織の不安定性評価

動画㉔〜㉖はこちらから
㉔：踵部脂肪体圧迫動態正常例
㉕：踵部脂肪体圧迫動態急性発症例
㉖：踵部脂肪体圧迫動態慢性例

　踵部に疼痛を訴える症例では，足底腱膜起始部における疼痛と踵部脂肪組織の不安定性に起因する有痛性踵パッドによる疼痛とを区別する必要があります．超音波検査で足底腱膜起始部に腫脹がなく，母趾を他動伸展し足底腱膜を緊張させても疼痛が生じない場合には，踵部脂肪組織に起因した疼痛と解釈するとよいと思います．

　エコーを利用した踵部脂肪組織の不安定性評価では，脂肪組織を短軸観察したうえで反復して圧迫負荷を加え，その際の脂肪動態を観察すると一目瞭然に把握できます（図19a，動画㉔）．急性例では踵部脂肪組織が裂けている様子が観察できますし（図19b，動画㉕），慢性例では変性した脂肪組織との境界で生じる不安定性を観察できます（図19c，動画㉖）．

a

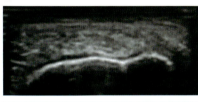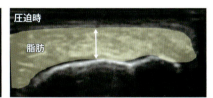

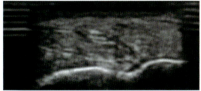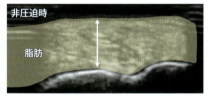

b

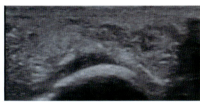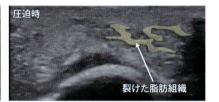

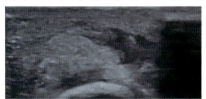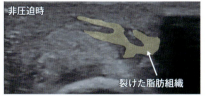

c

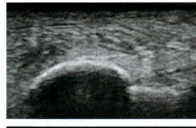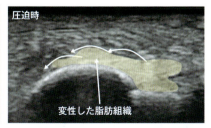

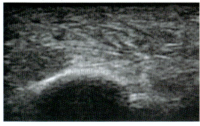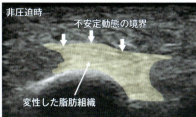

図19　踵部脂肪組織の不安定性評価
a：正常例．正常例の踵部脂肪組織では，圧迫に伴うクッション機能が効率よく作用しています．
b：急性例．圧迫により踵部脂肪組織が中間部で裂けている様子が観察できます．
c：慢性例．圧迫により変性した脂肪組織との境界で不安定性が観察できます．

また，足底部に疼痛を訴える症例でも同様に圧迫動態を観察することで，足底腱膜から足底部脂肪組織が剥離している様子を観察することができます（図20，動画㉗，㉘）。治療は，足底脂肪組織の広がりを抑制するようにホワイトテープを用いてテーピングを行うことで著明な除痛が得られます。

動画㉗，㉘はこちらから
㉗：患側足底脂肪圧迫動態
㉘：健側足底脂肪圧迫動態

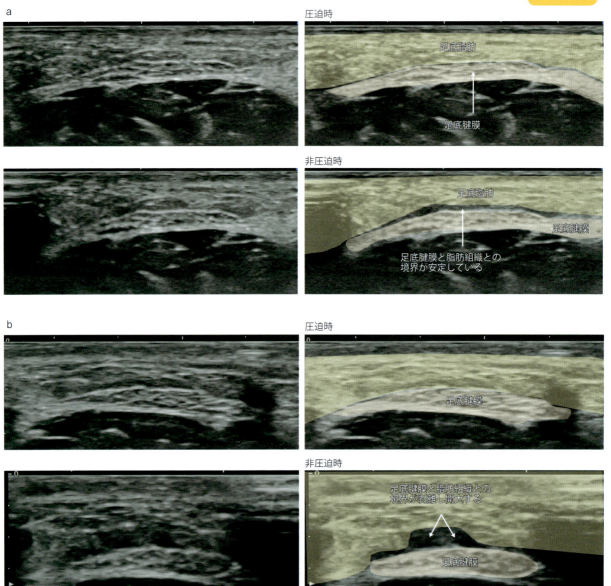

図20　足底部脂肪組織の不安定性評価
a：健側。健側では足底腱膜と脂肪組織との境界が安定しており間の開大がありません。
b：患側。患側では圧迫動態において足底腱膜と脂肪組織とが剥離しており，組織間が開大します。

第3章 応用　2．リハビリテーションにおけるエコーの活用法

超音波検査を用いた
リハビリテーションへの応用

工藤慎太郎（森ノ宮医療大学理学療法学科）

はじめに

超音波診断装置（エコー）のリハビリテーションへの応用は欧米では2006年に北米で始まり，rehabilitative ultrasound imaging（RUSI）として知られています[1]。

筆者はRUSIという範疇のなかで最も魅力的なことは，理学療法の「見える化」だと考えています。理学療法評価のなかで病態を「見える化」したり，運動療法中に本当に狙った組織にアプローチできているかを「見える化」したりできることがRUSIの特徴です。そしてRUSIの最大のメリットは，運動器の動きを「見える化」できることと考えています。

ここでは，スポーツ障害に対するRUSI，特に運動機能の動態評価の有用性を提示します。

動画①〜③はこちらから
①：健常者の手関節背屈時のECRBとEDCの動態
②：外上顆炎患者の手関節背屈時のECRBとEDCの動態
③：ECRB，EDCに対する徒手療法

① 上腕骨外上顆炎

上腕骨外上顆炎は，前腕伸筋群の短橈側手根伸筋（extensor carpi radialis brevis muscle；ECRB）と総指伸筋（extensor digitorum communis；EDC）の付着部の変性により疼痛が生じる疾患です。特徴的な所見として，ECRBとEDCの収縮時に上腕骨外側上顆の疼痛が生じます。これはなんらかの原因によりECRBとEDCによる過剰な張力が上腕骨外上顆に加わった結果だと考えられます。

手関節伸展時のECRBとEDCの収縮時の動態を観察するため，前腕長の近位20％の部位を短軸走査で撮影します（図1a）。この肢位から背屈運動を行うと，回外筋の表層でEDCが膨隆しながら外側に移動する様子が観察できます（図1b，動画①）。外上顆炎の症例では，この外側への移動が少なくなります（図1c，動画②）[2]。

リハビリテーションでは，ECRB，EDCと回外筋の間をずらすように徒手的に動かしています（図2，動画③）。

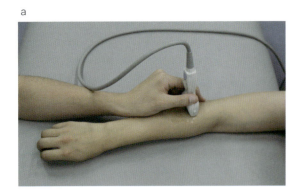
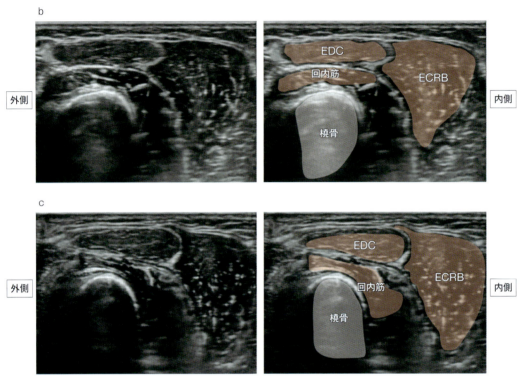

図1 ECRBとEDCの短軸像撮影
a：プローブの位置。
b：健常者の手関節背屈時のECRBとEDCの動態。
c：外上顆炎患者の手関節背屈時のECRBとEDCの動態。

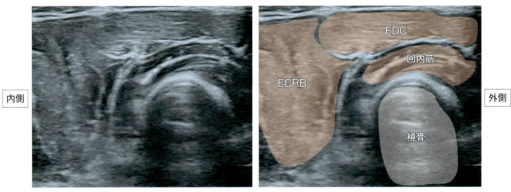

図2 ECRB，EDCに対する徒手療法中のエコー像

② 非特異的腰痛

非特異的腰痛は，X線やMRI上で骨や椎間板に明らかな変化がない腰痛を指します。リハビリテーションでは体幹の安定化機構に着目して，腹横筋（transverse abdomen：TrA）や腰部多裂筋（lumbar multifidus：LM）に注目したstabilization exerciseが重要視されます。

TrAやLMは深層に位置し，体表からの触診や視診による筋機能や病態の推察が困難を極めます。そのため，エコーを用いることでTrAやLMの筋機能評価を客観的に行うことができます。

・TrA

患者を股関節と膝関節を屈曲した背臥位とし，臍の高さで前腋窩線との交点にプローブを配置します。なお，プローブは体幹に対して短軸走査とします（図3a）。

この位置で体幹に位置する3層の側腹筋群が平行になっていることを確認します。側腹筋群の最深層に位置する筋がTrAです。この状態から「息を止めずに，腹部を引き込むようにしてください」とドローインを指示すると，TrAの筋厚が増加することが確認できます（図3b，動画④）。

先行研究において，健常者では筋厚変化率が100％を超えると報告されています[3]。TrA機能が低下している例では，ドローイン時にTrAの筋厚が十分に増加しないことがわかっています（図3c，動画⑤）。

プローブは体格に合わせて11MHz程度のリニアプローブを用いる場合と，3～5MHz程度のコンベックスプローブを使い分けます。特に筋収縮時にTrAが深層に移動し追視できない場合は，コンベックスプローブを用います。

動画④，⑤はこちらから
④：ドローイン中のTrAの動態（健常者）
⑤：ドローイン中のTrAの動態（腹横筋機能低下例）

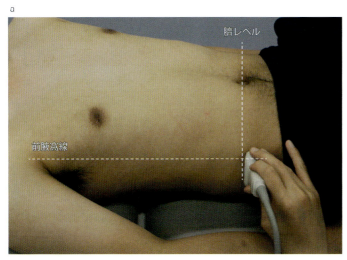

図3　TrA短軸走査時
a：プローブ位置。

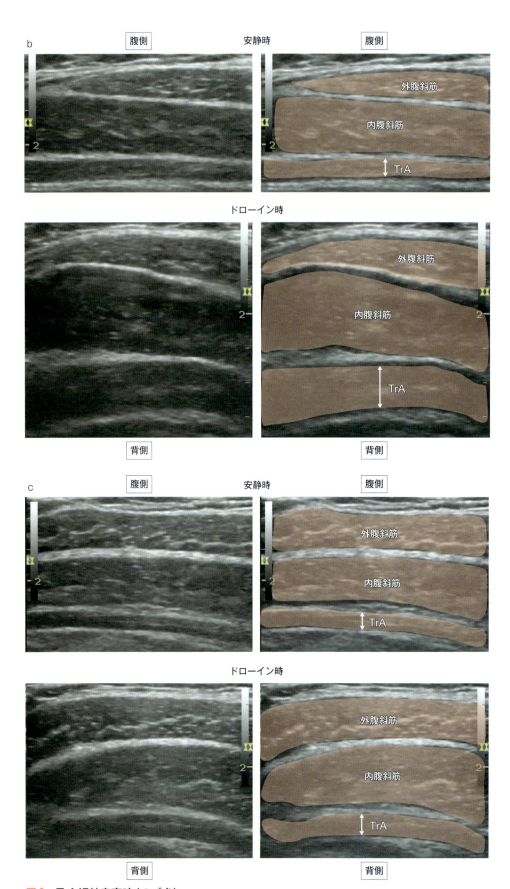

図3　TrA短軸走査時（つづき）
b：健常者のドローイン中のTrAのエコー像。
c：TrA機能低下例のドローイン中のTrAのエコー像。

・LM

患者を腹臥位とし，ベッドの端から非検査側上肢を出した肢位とします。プローブは対象とする棘突起の外側で椎間関節を構成する関節突起が映るように長軸走査（図4a）とし，LMの筋線維束を確認します（図4b，動画⑥）。反対側上肢を挙上すると，安静時に比べてLMが膨隆する様子が観察できます（図4c，動画⑦）。

LMの筋厚は椎間関節の表層から胸腰筋膜までの距離として計測し，腰痛のない例において，30％増加するとされています[3]。

動画⑥，⑦はこちらから
⑥：上肢挙上時のLMの筋厚変化
⑦：上肢挙上時のLMの筋厚変化（LM機能低下例）

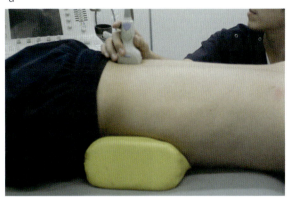

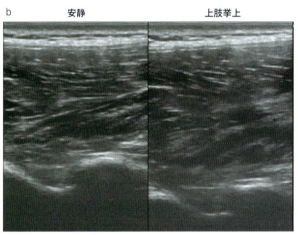
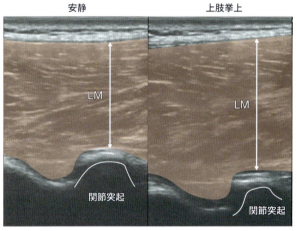
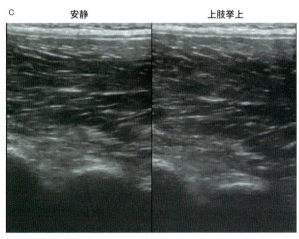
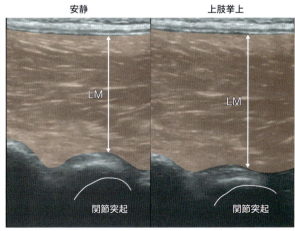

図4　LMの長軸走査
a：プローブ位置。腹部に枕やタオルを入れ，骨盤と腰部の傾斜を平坦にします。
b：上肢挙上時のLMの筋厚変化。
c：LM機能低下例での上肢挙上時のLMの筋厚変化。

・バイオフィードバック療法

 TrAやLMのトレーニングは，疾患非特異的腰痛のみならず，バランスなどのパフォーマンスにも好影響を及ぼすことが知られています。一方，TrAやLMのトレーニングの再現性は必ずしも高くない[4]ため，収縮しているかどうかをエコーで確認しながらエクササイズを実施する，バイオフィードバック療法が有効になります（図5）[5]。

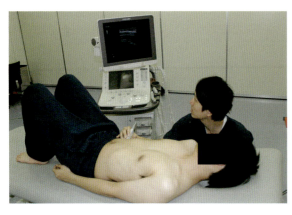

図5　TrAバイオフィードバック療法
TrAは深層に位置するため，セラピストが触診や視覚的に収縮しているかを確認できません。また，患者自身も正しく収縮できているかを確認しにくい筋です。そのため，エコーを用いて収縮できているかをセラピストと患者の双方にフィードバックすることで，筋収縮を学習することを目的としています。

③ アキレス腱断裂

 アキレス腱断裂後のリハビリテーションでは，足関節の背屈制限の解消と底屈筋力の低下を予防しながら早期スポーツ復帰を目指します。損傷したアキレス腱の縫合後は，アキレス腱周囲の拘縮が出現します。このアキレス腱周囲の拘縮に対して，筆者はKager's fat pad（KFP）の動態を評価しながら治療を展開しています。

 アキレス腱に長軸走査でリニアプローブを当てる（図6a）と，表層にアキレス腱が観察でき，深層に長母趾屈筋（flexor hallucis longus；FHL）が観察できます。この間を埋める脂肪性の結合組織をKFPとよびます（図6b）。

 正常なKFPは，①アキレス腱パート，②FHLパート，③retro calcaneus wedge（RCW）パートに分類できます[6]。

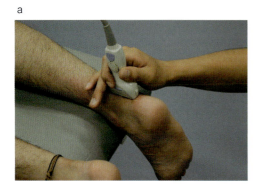

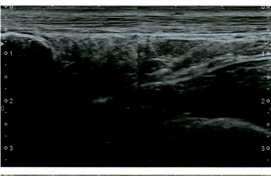

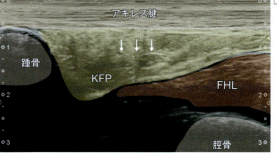

図6　アキレス腱長軸走査
a：プローブの位置。
b：アキレス腱周囲の構造。KFPは，アキレス腱パートとFHLパートにKFP中央部の線状高エコー（矢印）で分けられます。

超音波検査を用いたリハビリテーションへの応用

・アキレス腱パートの滑走性

注意深く観察すると，アキレス腱パートとFHLパートの境界となる高エコーが確認できます。足関節背屈運動時にはアキレス腱が遠位に滑走するため，アキレス腱パートも大きく遠位に滑走します（図7，動画⑧）。

・FHLパートの滑走性

母趾の屈曲伸展運動で，FHLが近位・遠位に滑走するため，FHLパートにも滑走が生じます（図8，動画⑨）。

・RCWパートの滑走性

RCWパートは足関節底屈運動時にアキレス腱と踵骨の間に滑り込みます（図9a，動画⑩）。この部分の動態を評価する場合は，アキレス腱とプローブが緩衝するのを防ぐために，アキレス腱とプローブの間に指を入れて踵骨付着部のみを撮像します（図9b）。

このような柔らかなKFPの滑走性を維持するために，アキレス腱断裂後のリハビリテーションでは足趾の屈曲伸展運動を行います。

動画⑧〜⑩はこちらから
⑧：足関節背屈運動時のアキレス腱パート
⑨：母趾の屈曲伸展運動時のFHLパート
⑩：滑走性足関節底背屈運動時のRCWパート

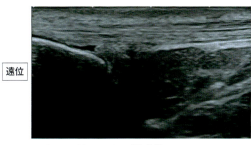 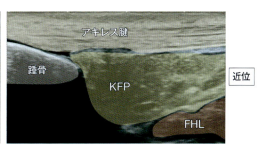

図7　アキレス腱パートの滑走性
足関節底背屈運動を行っています。アキレス腱パートは，背屈に伴ってアキレス腱とともに遠位に移動します。

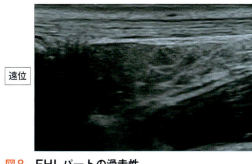 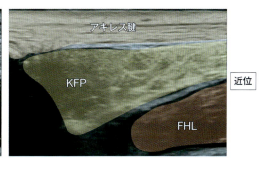

図8　FHLパートの滑走性
母趾の屈曲伸展運動を行っています。屈曲運動に伴いFHLが近位に移動するのに伴って，FHLパートも近位に移動します。

a
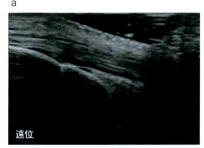 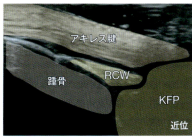

b
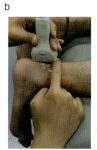 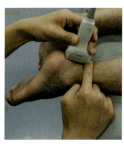

図9　RCWパートの滑走性
a：足関節底背屈運動を行っています。底屈に伴って，アキレス腱と踵骨の間にRCWが滑り込みます。
b：RCWパートの滑走性の撮影時のプローブ走査。

・アキレス腱断裂後にKFPと断端部の滑走性が低下する症例

　この症例では足趾の屈曲伸展運動で，アキレス腱の断裂部が深層に引き込まれるのが分かります（図10a，動画⑪）。

　そこで，アキレス腱パートの滑走性を獲得する目的で徒手療法をエコーガイド下にて行いました（図10b，動画⑫）。その結果，母趾屈曲伸展運動時のアキレス腱断端の引き込みはなくなりました（図10c，動画⑬）。

動画⑪～⑬はこちらから
⑪：アキレス腱断裂後の足趾屈曲伸展運動
⑫：アキレス腱断裂後のKFPに対する徒手療法
⑬：徒手療法後の足趾屈曲伸展運動

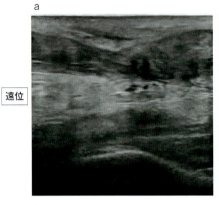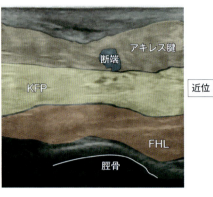
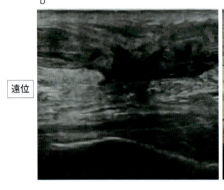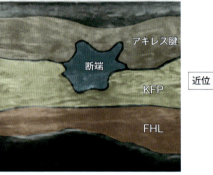
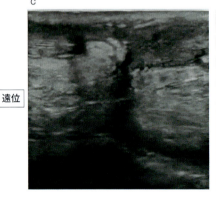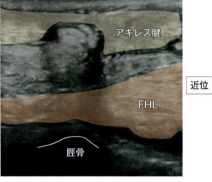

Point

徒手療法は，母趾屈曲・伸展の自動運動を繰り返しながら行っています。アキレス腱とKFPの間に指を置き，軽く圧迫し，エコーでアキレス腱の断端が，母趾の自動運動に伴い，長母趾屈筋の滑走に引かれない程度の自動運動の大きさを確認します。軽く圧迫した状態でKFPをアキレス腱から引き剝がすように，徐々にアキレス腱とKFPの間の滑走性を引き出していきます。

図10　アキレス腱断裂後にKFPと断端部の滑走性が低下する症例

a：アキレス腱断裂後の足趾屈曲伸展運動時のエコー像（保存療法，固定後8週）。FHLの収縮に伴って，アキレス腱断端が遠位に移動します。
b：アキレス腱断裂後のKFPに対する徒手療法中のエコー像。
c：徒手療法後の足趾屈曲伸展運動時のエコー像（保存療法，固定後8週）。母趾屈曲伸展運動時にアキレス腱断端の引き込みはなくなりました。

文献

1) Teyhen D. Rehabilitative Ultrasound Imaging Symposium San Antonio. J Orthop Sports Phys Ther 2006；36：A1-3.
2) 田中　矢，工藤慎太郎，掛川　晃，ほか．上腕骨外側上顆炎における手関節背屈時の筋動態の変化－超音波検査装置を用いた滑走性評価－．日整超会誌 2016；28：114-9．
3) Kiesel KB, Uhl T, Underwood FB, et al. Rehabilitative ultrasound measurement of select trunk muscle activation during induced pain. Man Ther 2008；13：132-8.
4) 青山倫久，工藤慎太郎，山岸秀平，ほか．超音波装置を用いたプランク動作における体幹側腹筋の筋厚測定信頼性．日整超会誌 2016；28：44-8．
5) Lee DH, Hong SK, Lee YS, et al. Is abdominal hollowing exercise using real-time ultrasound imaging feedback helpful for selective strengthening of the transversus abdominis muscle？：A prospective, randomized, parallel-group, comparative study. Medicine (Baltimore) 2018；97：e11369.
6) Theobald P, Bydder G, Dent C, et al. The functional anatomy of Kager's fat pad in relation to retrocalcaneal problems and other hindfoot disorders. J Anat 2006；208：91-7.

第3章 応用 2．リハビリテーションにおける超音波検査の活用法

超音波エラストグラフィによるリハビリテーション

福吉正樹（名古屋スポーツクリニック）

はじめに

① なぜ，超音波エラストグラフィで硬さを評価するのか？

　スポーツ障害や外傷における問題の中心は痛みです。この痛みを改善するために，われわれ理学療法士は機能的側面から痛みの原因を追求しつつ，運動療法を施行していきます。

　しかしながら，われわれの診療が手を媒体として行われる以上，圧痛や硬さなどの主観的評価を含む病態解釈は，あくまでも病態の推測に過ぎません。また，術後の運動療法などにおいても，必ずしも適時最適な運動療法が展開されているとは限らず，医師や理学療法士の経験則に基づいた主観的プロトコルが設定されていることも少なくありません。すなわち，理学療法士によるこれまでの臨床推論には数多くの主観的要素が含まれており，その臨床成績は個々人の技量や経験によって大きく影響されてきました。しかし，これらの主観的要素を客観化することができれば，病態推測ではなく病態把握が可能となります。また，確実な病態把握ができれば必要な運動療法が明確化し，その効果を検証することまで可能になります。

　従って，今後は上記のような系統的診療を構築することが必要であり，「硬さ」を客観的に評価することのできる超音波エラストグラフィが，従来の運動療法に変革をもたらす強力な武器になります。

② 超音波エラストグラフィとは

　超音波エラストグラフィとは，組織の弾性（硬さ）を画像化したものですが，その原理は大きく2つに分類されます。

- ① 「ひずみ」から硬さを画像化するstrain elastography

　用手的圧迫（プローブの圧迫操作など）によって，外部から応力を加えることで組織を変形させ，そのひずみから硬さを推定する手法です。硬さの違いがカラーマップで表示されるだけでなく，任意の2点のひずみ比を求めることで硬さの程度を数値化することも可能です（図1）。しかし，ここで得られる数値はあくまでも相対的な硬さの指標に過ぎず，個体間での比較を行うことはできません。

- ②「剪断波の伝搬速度」から硬さを画像化する
  shear wave elastography

用手的圧迫を必要とせず，音響放射圧によって組織内部に剪断波（横波）を発生させ，その伝搬速度から硬さを推定する手法です。剪断波の伝搬速度は硬さを表す弾性係数（ヤング率）と正の相関を示すため，本手法では組織の硬さを定量化できる点に最大の特長があり，個体間での比較が可能となります（図2）。

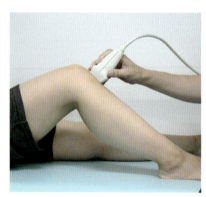
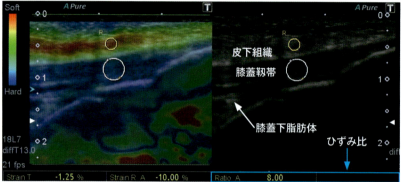

図1　ひずみデータを元に構築されるエラストグラフィ画像（strain elastography，膝蓋腱長軸像）
ひずみデータから推定される硬さの違いをカラーマップで表示するだけでなく，相対的な硬さの指標として，任意の2箇所のひずみ比を数値化することも可能です。
この機種ではStrain R A（黄色丸）に対するStrain T（白丸）のひずみ比が数値化されます（Strain R A/Strain T）。
赤色：平均より大きいひずみ
緑色：平均的なひずみ
青色：平均より小さいひずみ（硬い）

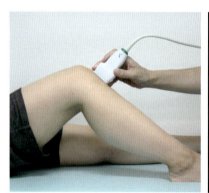
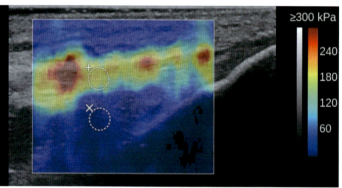
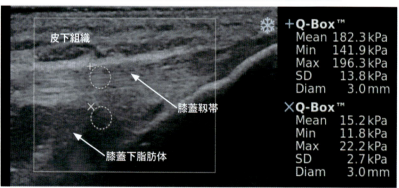

図2　剪断波の伝搬速度を基に構築されるエラストグラフィ画像（shear wave elastography，膝蓋腱長軸像）
剪断波の伝搬速度から組織の硬さを弾性係数（ヤング率：kPa）にて算出し，定量化します。ヤング率は高値を示すほど組織が硬いことを意味します。

超音波エラストグラフィの活用例

ここからはshear wave elastographyによる活用例を述べていきます。

投球障害肩の運動療法に対して[1]

投球障害肩の症例では，肩関節外転位での内旋可動域が制限されることが広く知られています。しかし，実際には外転位での内旋可動域制限だけでなく，屈曲位での内旋可動域や伸展位での内旋可動域なども著明に制限されるとともに骨頭の求心性が乱れることが明らかになっています。

一方，腱板構成筋の組織弾性をみると，投球側においては棘下筋ならびに小円筋の硬さが有意に増した状態にあります（図3）。また，棘下筋・小円筋の特性として，外転位での内旋に比べて，伸展位での内旋では棘下筋が，屈曲位での内旋では小円筋がそれぞれ有意に緊張することがわかっています（図4）。

棘下筋
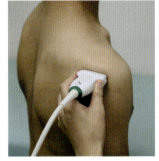 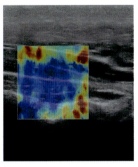

小円筋
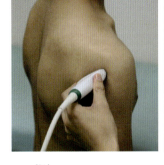 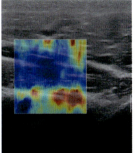

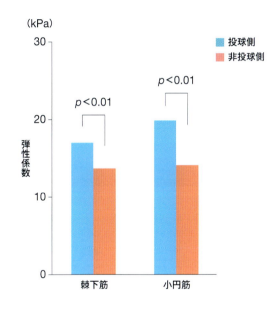

図3 Shear waveを用いた投球障害肩における棘下筋・小円筋の組織弾性
自然下垂位における棘下筋・小円筋の組織弾性としては，非投球側に比して投球側で有意に高値（硬い状態）を示しています。

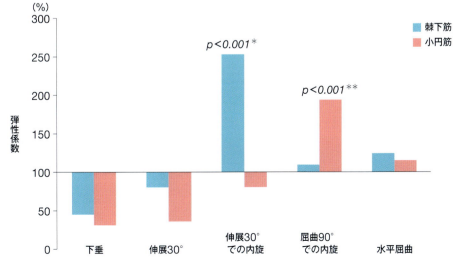

図4 組織弾性よりみた棘下筋・小円筋の特性
外転内旋位における棘下筋，小円筋それぞれの弾性係数を基準（100％）としたDunnett法による多重比較。棘下筋は外転内旋よりも伸展内旋で有意に緊張し，小円筋は外転内旋よりも屈曲内旋で有意に緊張することを意味しています。

＊：外転内旋位での棘下筋の弾性係数に対する有意差
＊＊：外転内旋位での小円筋の弾性係数に対する有意差

つまり，shear wave elastographyにて筋の硬さを計測することで，投球障害肩における可動域制限の原因を突き止めるだけでなく，行うべき運動療法の指南とその効果の程度を明示してくれます（図5，6，動画①〜④）。

動画①〜④はこちらから
①：運動療法前の棘下筋の伸展・内旋における動態
②：運動療法後の棘下筋の伸展・内旋における動態
③：運動療法前の小円筋の屈曲・内旋における動態
④：運動療法後の小円筋の屈曲・内旋における動態

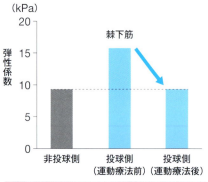
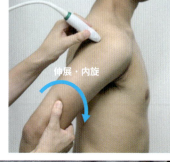
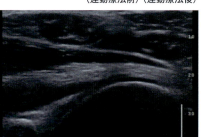
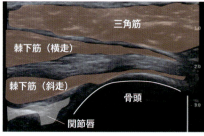
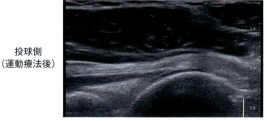
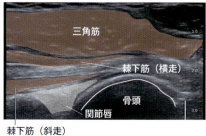

図5 運動療法前後の棘下筋の組織弾性と伸展・内旋動態

運動療法によって棘下筋の組織弾性が非投球側と同程度まで改善すると，伸展・内旋時も骨頭は求心性を維持したまま棘下筋が伸張されていきます。

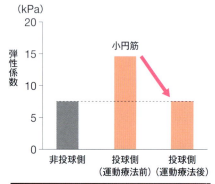
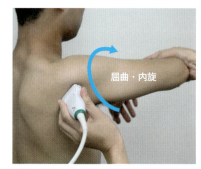
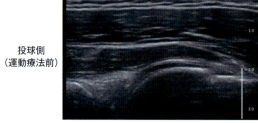
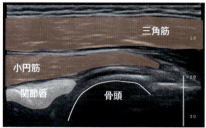

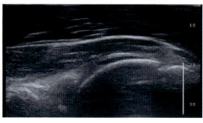
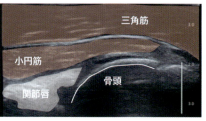

図6 運動療法前後の小円筋の組織弾性と屈曲・内旋動態

運動療法によって小円筋の組織弾性が非投球側と同程度まで改善すると，屈曲・内旋時も骨頭は求心性を維持したまま小円筋が伸張されていきます。

② 鏡視下Bankart修復術後の運動療法に対して[2),3)]

反復性肩関節脱臼に対しては，鏡視下Bankart修復術が広く行われていますが，術後の競技復帰プロトコルについては諸家によって大きく異なり，いまだコンセンサスが得られていないのが現状です．その1つの原因として，前下関節上腕靱帯-関節唇複合体（anterior inferior glenohumeral ligament labrum complex：AIGHL-LC）が，どの時期に安定して生着するのか明らかになっていないことが挙げられます．

このような背景のなかで，杉本[4)]は術後約3カ月で正常のAIGHL-LCとほぼ同様のエコー像が得られることを定性的に証明しています．しかしながら，この定性的評価のみではAIGHL-LCの力学的な修復状況までを把握することはできませんので，shear wave elastographyにてAIGHL-LCの組織弾性を定量的に評価し，その継時的変化を観察しました．その結果，エコー像と組織弾性の継時変化には関連があり，AIGHL-LCの組織弾性も術後3カ月時点で正常と同等の値まで回復し，その後は変化しないことが明らかになりました（図7，8）．

すなわち，shear wave elastographyを用いることで，AIGHL-LCの修復状況を把握することができ，競技復帰時期や運動強度を検討するうえでの客観的指標になり得ます．

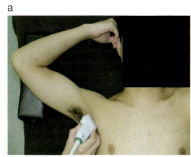

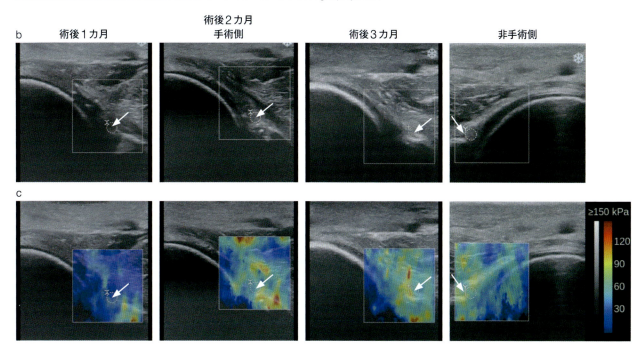

図7　AIGHL-LCの術後経過
AIGHL-LCは術後3カ月にかけて非手術側と同等のB-mode画像ならびにshear wave slastgraphy画像を示すようになります．
a：描出肢位．解剖学的基本肢位より肩甲骨面挙上100°かつ肘屈曲120°で行います．
b：B-mode画像．
c：shear wave elastography画像．

動画⑤はこちらから
⑤：浅指屈筋の収縮に伴う B-mode動態, shear wave elastography動態

図8 AIGHL-LCの組織弾性変化
AIGHL-LCの組織弾性は術後3カ月で非手術側と同等に改善し，その後は変化しません。

③ 投球障害肘の運動療法に対して[5]

　通常，投球動作における前腕屈筋群の筋活動は，early cocking phaseからacceleration phaseにかけて漸増していきます。これはしかるべき肘関節の外反負荷に対して，あらかじめ同筋群を収縮することで肘関節内側部の支持性を高めつつ外反制動効果を得ようとする合目的な反応と推察されます。

　これに対して，内側側副靱帯損傷例では健常例に比べて前腕屈筋群の筋活動が低下しているため，運動療法では筋力強化が重要であるとされています。しかし，浅指屈筋の組織弾性に着目してみますと，安静時よりすでに投球側の浅指屈筋が有意に硬く，一方で収縮に伴う組織弾性変化率は投球側で有意に劣ることがわかりました（図9，10，動画⑤）。

　つまり，shear wave elastographyを用いることで，内側側副靱帯損傷例では浅指屈筋の硬さに起因した筋出力低下をきたすことが明らかとなるだけでなく，優先すべき運動療法を教示してくれます。

a
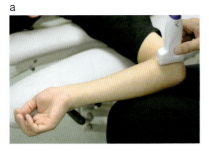

b
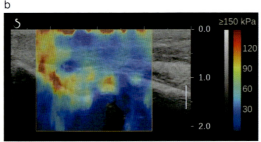

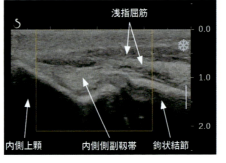

図9 肘内側側副靱帯・浅指屈筋の描出および浅指屈筋の動態観察
a：肘屈曲90°で描出します。
b：浅指屈筋の収縮に伴うB-mode動態，shear wave elastography動態。

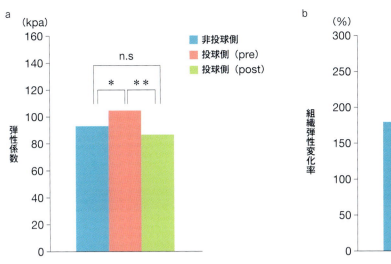
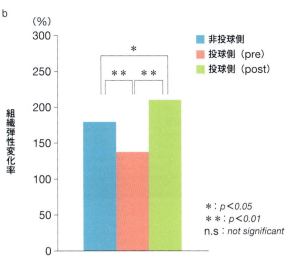

図10　安静時・収縮時における浅指屈筋の組織弾性
a：安静時における浅指屈筋の組織弾性。
b：安静時を基準としたときの浅指屈筋収縮に伴う組織弾性変化率。投球側の運動療法前では非投球側より有意に硬く，かつ収縮効率は有意に劣るものの，運動療法によって硬さが改善すると，収縮効率も改善します。

> **まとめ**
>
> 　超音波エラストグラフィは組織そのものの硬さだけでなく，組織の修復状況や筋の伸長特性・収縮力などを非侵襲的かつリアルタイムに評価することができ，これらの客観的データにもとづいた病態把握や運動療法の効果判定が可能となります。

文献

1) 福吉正樹, 林　典雄. 肩甲上腕関節の拘縮からみた肩関節インピンジメント症候群に対する運動療法：その評価と治療のコツ. 臨床スポーツ医学 2013；30：467-72.
2) 福吉正樹, 小野哲矢, 中川宏樹, ほか. Shear wave elastographyよりみた鏡視下Bankart修復術後の修復状況について. 日整超研誌 2015；27：74-9.
3) Fukuyoshi M, Takenaga T, Ono T, et al. Sonographic sequentiall change of the anteroinferior labrum following arthroscopic Bankart repair：quantitative and qualitative assessment. Skeletal Radiol 2018；47：1511-5.
4) 杉本勝正. 外傷性・反復性脱臼におけるエコー所見. MB Orthop 2009；22(8)：25-30.
5) 福吉正樹, 齋藤正佳, 中川宏樹, ほか. 肘内側側副靱帯損傷を基盤とした投球障害肘に対する運動療法の意義とは？浅指屈筋ならびに内側側副靱帯前斜走線維の組織弾性に着目して. 整形リハ会誌 2019；21. in press.

索引

あ

アーティファクト	10
アキレス腱	138, 155, 197
－周囲炎	146, 189
－断裂	148, 232
アスレティックリハビリテーション	28
インピンジメント症候群	186
陰部神経	93
ウェッジパート	153
烏口下インピンジメント	211
烏口下滑液包	168
烏口肩峰靱帯	38, 210
烏口上腕靱帯	38, 208
－損傷	26
烏口突起	38
腋窩神経	39
腋窩動脈	39
エコー	2
－ガイド下インターベンション	22
－ガイド下横手根靱帯リリース	203
－ガイド下経皮的腱膜切開術	203
－ガイド下fasciaハイドロリリース	32, 179
エコノミークラス症候群	6
エラストグラフィ	15
円回内筋	80
遠征	21
横走線維	64
オズグッドーシュラッター病	130
音響工学	4

か

外脛骨	160
外側半月板	119
－逸脱	135
－損傷	132
回内屈筋群損傷	80
外反ストレス	83
下前腸骨棘	109
鵞足炎	134
下腿	138
－肉離れ	144
－疲労骨折	141
肩関節	38
－脱臼	60
－前上方部損傷	47
滑膜炎	16
滑膜性関節	92
下殿神経	93
下頭斜筋	87
カラードプラ	15
ガングリオン	50
関節	13
－唇	39
－唇損傷	46
環椎棘突起	87
胸郭出口症候群	45
胸筋神経ワナブロック	176
胸骨	89
胸鎖関節	168
鏡視下Bankart修復術	62, 239
胸椎	89
棘下筋	38, 211
－萎縮	45
棘上筋	38
－腱断裂	44
距骨骨軟骨損傷	164
距腓靱帯	154
筋	15
－挫傷	136
－損傷	189
－膜	31
－膜性疼痛症候群	179
脛骨	119, 138, 154
－筋	138
－骨髄浮腫	143
－神経	125
－内側骨膜炎	143
－疲労骨折	143
頚椎横突起	88
頚椎椎間関節	88
経皮的エコー下腱切離術	200
血管	16
－新生	197
結節間溝	38
腱	14
－剥離術	197
肩甲下筋	38
－断裂	45
肩甲胸郭関節	168
－機能異常	85
肩甲挙筋	169, 173
肩甲骨	38, 168
肩甲上神経麻痺	50
肩甲上腕関節	168
肩甲背神経ブロック	176
肩鎖関節	168
－損傷	50
腱板	38
－疎部	38
－損傷	43
肩峰	38
－下インピンジメント	211
－下滑液包	168
高エコー	14
高解像度エコーガイド下大量注入法	197
後下腸骨棘	92
後脛骨筋腱	160
後十字靱帯	119
後上腸骨棘	92
鈎状突起	63

後仙腸靱帯	92,105	―外側上顆炎	78,227
後大腿皮神経	93	―滑車部骨軟骨障害	77
後頭下筋	87	―関節内遊離体	77
後方タイトネス	53	―後方インピンジメント	77
後方散乱	4	―骨棘障害	77
後方四角腔	39	―小頭	63
―症候群	52	―小頭部離断性骨軟骨炎	75
股関節	109	―大結節骨折	12
―筋	112	―頭	39
―屈曲制限	146	上腕三頭筋	64
―唇	113	―長頭	211
―内注射	113	上腕靱帯	39
骨	12	上腕二頭筋長頭腱	38,208
骨間仙腸靱帯	92	―炎	51
コッキングフェーズ	186	―リリース	204
骨盤	109	シンスプリント	138,143
コメットサイン	11	新生血管	16
コンベックスプローブ	61,110	靱帯	14
		診断的関節内注射	113

さ

載距突起	155	スポーツ外傷	25
最長筋	90	スポーツ傷害	23,25
鎖骨遠位端骨折	50	スポーツ障害	25
鎖骨下動脈	88	ゼロポジション	61
坐骨神経	93	前下脛腓靱帯	154
―痛	106	前鋸筋	169,171
三角骨	161	―上部線維過緊張	177
三角靱帯	155	前距腓靱帯	154
散乱	4	―損傷	20,27,162
軸椎横突起	87	仙結節靱帯	92
膝蓋下脂肪体	221	仙骨	93
膝蓋腱	129,189,197	浅指屈筋	80
膝蓋骨	119,122	前斜角筋	88,95
膝窩動静脈	125	前斜走線維	80
斜角筋	88	前十字靱帯	119
尺側手根屈筋	80	仙腸関節	92,100
斜走線維	64	―性腰痛	105
尺骨	63	僧帽筋	87,169,171,173
―神経脱臼	79	足関節	154
―神経障害	80	―外果骨折	20
舟状骨	155	―外側靱帯損傷	162
周波数	8	―捻挫	20,162
種子骨	162	足底筋腱リリース	204
小円筋	38,211	足底腱膜	161,225
小胸筋	38,169,174	―炎	164
―過緊張	177	―障害	201
小結節	38	―リリース	205
上後鋸筋	172		

た

踵骨	154	大円筋	38
―前方突起	159	大胸筋	174
上前腸骨棘	112	大結節	38
小転子	112	大後頭神経	87
上殿神経	93	大腿骨	109,119
踵腓靱帯	154	―壊死	133
踵部脂肪組織	225	―滑車部	122
上方関節唇（SLAP）損傷	48,54	―寛骨臼	112
踵立方靱帯	159	―寛骨臼インピンジメント	110,217
小菱形筋損傷	52	―関節軟骨	122
上腕骨	63,168	―頭	112
―外側上顆	63	大腿四頭筋	119

243

―腱	122
―損傷	129
大腿神経障害	219
大腿直筋	112,119,136
―肉離れ	194
大腿二頭筋長頭腱膜損傷	195
大殿筋	93
大転子	93
帯同	21
多血小板血漿注射療法	189
多重エコー	10
中斜角筋	88,95,170
注射針	10
中足骨疲労骨折	165
肘頭	64
肘部管症候群	79
超音波	3
―検査	8
長胸神経線維ブロック	176
腸脛靱帯	120,124
長趾屈筋	138
長母趾屈筋	155,161,223
腸腰筋	112,219
腸腰靱帯	91
―性腰痛	103
腸肋筋	90
椎弓板	90
突き指	27
低エコー	15
テニスレッグ	138,189
殿部筋	93,101
殿部神経	93,101
透過	4
投球障害肩	45,186,237
投球障害肘	240
橈骨	63
―骨折	27
―頭	63
―輪状靱帯	213
頭半棘筋	87
頭板状筋	87
トリガーポイント	179

な

内側上顆骨端障害	74
内側上顆裂離骨折	74
内側側副靱帯損傷	240
内側半月板	119
―逸脱	135
―損傷	132
内転筋	120
内閉鎖筋	93
肉離れ	128,129,136,144,189
二分靱帯	159
―損傷	162
乳様突起	90

は

バイオフィードバック療法	232
薄筋	119

ばね靱帯	155
ハムストリング	119,134,146
―伸展時痛	188
―肉離れ	128
鍼	24
半月板	119
―逸脱	135
―損傷	132
―縫合術	221
反復性肩関節脱臼	46,239
腓骨	138,154
―筋腱	159
―神経	125
微細損傷	81
膝関節	119
膝拘縮	146
膝前十字靱帯再建術	221
膝軟骨損傷	133
肘内側部障害	80
非特異的腰痛	229
腓腹筋	125,138,148
―内側頭	144
―リリース	204
ヒラメ筋	138,148
疲労骨折	138
フォーカス	9
副神経ブロック	176
プローブ	3
変形性膝関節症	133,135
変形性肘関節症	77
縫工筋	119

ま

末梢神経	15
慢性筋区画症候群	205
無エコー	6
無名結節	117
メディカルルーム	22
ももかん	136

や

腰椎横突起	90
腰椎棘突起	91
腰椎椎間関節	91
―症	104
腰椎分離症	105
腰部多裂筋	90
―肉離れ	103

ら

理学療法	28
梨状筋	93
リトルリーグ肩	43
リニアプローブ	61
菱形筋	169,172
輪状靱帯	63
肋横突関節	89
肋軟骨	89
―損傷	102
肋骨	89

―弓 — 89
―骨折 — 102
―頭関節 — 89
―突起 — 90

わ
腕神経叢 — 88,95

A
ALPSA病変 — 46
anterior inferior iliac spine — 112
anterior inferior tibiofibular ligament — 154
anterior knee pain症状 — 221
anterior oblique ligament — 80
anterior talofibular ligament — 154

B
Bankart病変 — 60
Bennett骨棘 — 53,212
black spot — 47

C
calcaneofibular ligament — 154,157
cam病変 — 116
coraco-acromial ligament — 210
coraco-humeral ligament — 208

E
enthesopathy — 81

F
fascia — 31
―リリース — 31
fibrillar pattern — 14
flexor carpi ulnaris muscle — 80
flexor digitorum superficialis muscle — 80
flexor pronator muscles — 80
foot baller's ankle — 13
funicular pattern — 15

G
Gerdy結節 — 124
glenohumeral — 168
gravity stress — 83

H
HAGL病変 — 46
head-neck offset — 116
high-volume image guided injection — 197
Hill-Sachs病変 — 13

I
iliocapsularis — 112,218
Impingement症候群 — 51
infrapatellar fat pad — 221
internal impingement — 48

K
Kager's fat pad — 153,155,232

L
Layer Concept — 109
leg heel alignment — 146

M
medial tibial stress syndrome — 143
microtrauma — 81
myofascia pain syndrome — 179

O
osteochondritis dissecans — 75
Osborne靱帯 — 79

P
pain generator — 221
paralabral cyst — 50
PC test — 45
percutaneous ultrasonic tenotomy — 200
platelet rich plasma — 189
pronator teres muscle — 80

R
rehabilitative ultrasound imaging — 227

S
shear wave elastography — 62,236
strain elastography — 235
subacromial bursa — 168
supraglenoid tubercle — 48

T
telos Stress Device — 83
TENEX — 200
TGF-β — 193
Thompson test — 148
Tinel徴候 — 82

U
ulnar collateral ligament — 80

W
World Baseball Classic — 34

これから始めるスポーツエコー

2019年7月10日　第1版第1刷発行

- ■編　集　後藤英之　ごとう　ひでゆき
- ■発行者　三澤　岳
- ■発行所　株式会社メジカルビュー社
  〒162-0845 東京都新宿区市谷本村町2-30
  電話　03(5228)2050(代表)
  ホームページ http://www.medicalview.co.jp/

  営業部　FAX 03(5228)2059
  　　　　E-mail　eigyo@medicalview.co.jp

  編集部　FAX 03(5228)2062
  　　　　E-mail　ed@medicalview.co.jp

- ■印刷所　株式会社創英

ISBN 978-4-7583-1871-6 C3047

©MEDICAL VIEW, 2019. Printed in Japan

- 本書に掲載された著作物の複写・複製・転載・翻訳・データベースへの取り込みおよび送信（送信可能化権を含む）・上映・譲渡に関する許諾権は，（株）メジカルビュー社が保有しています．
- JCOPY〈出版者著作権管理機構 委託出版物〉
  本書の無断複写は著作権法上での例外を除き禁じられています．複製される場合は，そのつど事前に，出版者著作権管理機構（電話 03-5244-5088, FAX 03-5244-5089, e-mail：info@jcopy.or.jp）の許諾を得てください．
- 本書をコピー，スキャン，デジタルデータ化するなどの複製を無許諾で行う行為は，著作権法上での限られた例外（「私的使用のための複製」など）を除き禁じられています．大学，病院，企業などにおいて，研究活動，診察を含み業務上使用する目的で上記の行為を行うことは私的使用には該当せず違法です．また私的使用のためであっても，代行業者等の第三者に依頼して上記の行為を行うことは違法となります．
- 本書のWeb動画サービスの利用は，本書1冊について個人購入者1名に許諾されます．購入者以外の方の利用はできません．また，図書館・図書室などの複数の方の利用を前提とする場合には，本書のWeb動画サービスの利用はできません．